Fortschritte der operativen
und onkologischen Dermatologie, Band 7

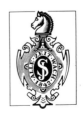

G. Burg A. A. Hartmann B. Konz (Hrsg.)

Onkologische Dermatologie

Neue Aspekte
Altersbedingte Besonderheiten

Mit 88 Abbildungen und 43 Tabellen

Springer-Verlag

Berlin Heidelberg New York London Paris
Tokyo Hong Kong Barcelona Budapest

Prof. Dr. med. Günter Burg
Dermatologische Klinik
Universitätsspital Zürich
Gloriastraße 31, CH-8091 Zürich

Prof. Dr. med. Albert A. Hartmann
Klinik u. Poliklinik für Haut- und
Geschlechtskrankheiten der Universität Würzburg
Josef-Schneider-Straße 2, W-8700 Würzburg
Bundesrepublik Deutschland

Dr. med. Birger Konz
Dermatologische Klinik und Poliklinik
der Universität München
Frauenlobstraße 9−11, W-8000 München 2
Bundesrepublik Deutschland

ISBN 3-540-55768-7 Springer-Verlag Berlin Heidelberg New York

© Springer-Verlag Berlin Heidelberg 1992
Printed in Germany

Satz: K+V Fotosatz GmbH, Beerfelden
27/3145-5 4 3 2 1 0 − Gedruckt auf säurefreiem Papier

Vorwort

Das vorliegende Werk bringt eine Auswahl von Referaten, die im Rahmen der 14. Jahrestagung der Vereinigung für operative und onkologische Dermatologie vom 10.–12. Mai 1991 in Würzburg gehalten wurden.

Die Themen wurden so ausgewählt und zusammengestellt, daß der Charakter eines Kongreßbandes zugunsten einer einheitlichen themenbezogenen Abhandlung mit zwei Schwerpunkten ersetzt wurde. Im ersten Teil werden nach einem medizinhistorischen Beitrag über die spätmittelalterlichen Anfänge der Nasenplastik molekularbiologische und pathophysiologische Grundlagen, moderne diagnostische und therapeutische Aspekte der dermatologischen Onkologie besprochen.

Im zweiten Teil kommen altersbezogene Aspekte der dermatologischen Onkologie bei sehr jungen oder sehr alten Patienten zur Diskussion.

Insgesamt gibt das vorliegende Werk einen aktuellen interessanten Überblick über die modernen Entwicklungen in der dermatologischen Onkologie und operativen Dermatologie und zeigt insbesondere in der Therapie neue Trends für die zukünftigen Jahre auf.

G. Burg   A. A. Hartmann   B. Konz

Inhaltsverzeichnis

Mitarbeiterverzeichnis

ACKERMANN, SVEN, cand. med.
Klinik und Poliklinik für Haut- und Geschlechtskrankheiten
der Universität Würzburg, Josef-Schneider-Straße 2, 8700 Würzburg

ARENSMEIER, MARLIES, Dr. med.
Klinik für Hautkrankheiten der Medizinischen Akademie Magdeburg,
Leipziger Straße 44, O-3090 Magdeburg

BAEBLICH, SÖREN, Dr. med.
Dermatologische Klinik und Poliklinik der Medizinischen Fakultät (Charité)
der Humboldt-Universität zu Berlin, Schumannstraße 20−21, O-1040 Berlin

BAHMER, FRIEDRICH, A., Priv.-Doz. Dr. med.
Hautklinik der Universität des Saarlandes, 6650 Homburg/Saar

BARTH, JOACHIM, Prof. Dr. med.
Klinik für Hautkrankheiten der Medizinischen Akademie „Carl Gustav Carus"
Dresden, Fetscherstraße 74, O-8019 Dresden

BECKER, JÜRGEN, C., Dr. med.
Klinik und Poliklinik für Haut- und Geschlechtskrankheiten der Universität
Würzburg, Josef-Schneider-Straße 2, 8700 Würzburg

BLUMENBERG, DETLEF, Priv.-Doz. Dr. med.
Institut für Anaesthesiologie der Universität Würzburg, Josef-Schneider-Straße 2,
8700 Würzburg

BON, ANITA, Dr. med.
Städtische Poliklinik für Haut- und Geschlechtskrankheiten,
Hermann-Greulich-Straße 70, CH-8004 Zürich

BREUNINGER, HELMUT, Priv.-Doz. Dr. med.
Hautklinik der Universität Tübingen, Calwer Straße 7, 7400 Tübingen

BÜCHNER, STANISLAW, A., Prof. Dr. med.
Dermatologische Universitätsklinik, Kantonspital, Petersgraben 4,
CH-4031 Basel

BURG, GÜNTER, Prof. Dr. med.
Dermatologische Klinik, Universitätsspital Zürich, Gloriastraße 31,
CH-8091 Zürich

CHRISTOPHERS, ENNO, Prof. Dr. med.
Hautklinik der Universität Kiel, Schittenhelmstraße 7, 2300 Kiel

DIEM, EDGAR, Univ.-Doz. Dr. med.
I. Universitäts-Hautklinik, Alser Straße 4, A-1090 Wien

DREPPER, H., Dr. Dr. med.
Fachklinik Hornheide an der Universität Münster, Dorbaumstraße 300,
4400 Münster/Westf.

DUMMER, REINHARD, Dr. med.
Dermatologische Klinik, Universitätsspital Zürich, Gloriastraße 31,
CH-8091 Zürich

EICHMANN, ALFRED, Prof. Dr. med.
Städtische Poliklinik für Haut- und Geschlechtskrankheiten, Hermann-
Greulich-Straße 70, CH-8004 Zürich

EILLES, CHRISTOPH, Priv.-Doz. Dr. med.
Klinik und Poliklinik für Nuklearmedizin der Universität Würzburg,
Josef-Schneider-Straße 2, 8700 Würzburg

FINK-PUCHES, REGINE, Dr. med.
Universitätsklinik für Dermatologie und Venerologie, Auenbruggerplatz 8,
A-8036 Graz

FRANK, ROMAN, Dr. med.
Hautklinik der Universität Leipzig, Liebigstraße 21, O-7010 Leipzig

FRITZ, FRANZ-JOACHIM, Dr. med.
Hautklinik Linden, Medizinische Hochschule Hannover, Ricklinger Straße 5,
3000 Hannover 61

GALBÁTS, GABRIELLE, Dr. med.
Hautabteilung, „St. Stephan" Universitäts-Krankenhaus, Nagyvárad tér 1,
1096 Budapest, Hungary

GARBE, CLAUS, Priv.-Doz. Dr. med.
Hautklinik und Poliklinik, Klinikum Steglitz der Freien Universität Berlin,
Hindenburgdamm 30, W-1000 Berlin 45

GÁT, ANDREA, Dr. med.
Hautabteilung, „St. Stephan" Universitäts-Krankenhaus, Nagyvárad tér 1,
1096 Budapest, Hungary

GEFELLER, OLAF, Dr. rer. nat.
Abteilung Medizinische Statistik, Universität Göttingen, Humboldtallee 32,
3400 Göttingen

GIESSLER, CHRISTINE, Dr. med.
Institut für Pharmakologie und Toxikologie der Martin-Luther-Universität
Halle, Halle/Saale

GILLESSEN, JÜRGEN, cand. med.
Klinik und Poliklinik für Haut- und Geschlechtskrankheiten der Universität
Würzburg, Josef-Schneider-Straße 2, 8700 Würzburg

GITT, HANS-A., Dr. med.
Hautklinik der Universität Leipzig, Liebigstraße 21, O-7010 Leipzig

GRESSNER-BROCKS, VERONIKA, Dr. med.
Abteilung für Strahlentherapie der Universität Münster,
Albert-Schweitzer-Straße 33, 4400 Münster

HABERKORN, U., Dr. med.
Institut für Radiologie und Pathophysiologie, Deutsches
Krebsforschungszentrum, Im Neuenheimer Feld 280, 6900 Heidelberg

HACKERT, INGRID, Dr. med.
Klinik für Hautkrankheiten der Medizinischen Akademie „Carl Gustav Carus"
Dresden, Fetscherstraße 74, O-8019 Dresden

HÄFFNER, ANDREAS C., Dr. med.
Klinik und Poliklinik für Haut- und Geschlechtskrankheiten der Universität
Würzburg, Josef-Schneider-Straße 2, 8700 Würzburg

HANEKE, ECKART, Prof. Dr. med.
Hautklinik, Ferdinand-Sauerbruch-Klinikum, Arrenbergerstraße 20,
5600 Wuppertal-Elberfeld

HARTMANN, ALBERG A., Prof. Dr. med.
Klinik und Poliklinik für Haut- und Geschlechtskrankheiten der Universität
Würzburg, Josef-Schneider-Straße 2, 8700 Würzburg

HAUSCHILD, AXEL, Dr. med.
Hautklinik der Universität Kiel, Schittenhelmstraße 7, 2300 Kiel

HAUSTEIN, UWE-F., Prof. Dr. med.
Hautklinik der Universität Leipzig, Liebigstraße 21, O-7010 Leipzig

HEFNER, HILTRUD, Dr. med.
Klinik und Poliklinik für Haut- und Geschlechtskrankheiten der Universität
Würzburg, Josef-Schneider-Straße 2, 8700 Würzburg

HEINISCH, GEORG, Dr. med.
Klinik für Hautkrankheiten der Medizinischen Akademie „Carl Gustav Carus"
Dresden, Fetscherstraße 74, O-8019 Dresden

HELIGE, CHRISTINE, Dr. med.
Universitätsklinik für Dermatologie und Venerologie, Auenbruggerplatz 8,
A-8036 Graz

HELUS, F., Dr. med.
Institut für Radiologie und Pathophysiologie, Deutsches
Krebsforschungszentrum, Im Neuenheimer Feld 280, 6900 Heidelberg

HOCHSCHEID, INGRID, Dr. med.
Abteilung für Dermatologie II der Universität Frankfurt, Theodor-Stern-Kai 7,
6000 Frankfurt/Main 70

HOFMANN-WELLENHOF, RAINER, Dr. med.
Universitätsklinik für Dermatologie und Venerologie, Auenbruggerplatz 8,
A-8036 Graz

HOLLE, ALFRED, Dr. med.
Hautklinik der Universität Kiel, Schittenhelmstraße 7, 2300 Kiel

HORN, KLAUS, Priv.-Doz. Dr. med.
Klinik für Hautkrankheiten der Medizinischen Akademie „Carl Gustav Carus"
Dresden, Fetscherstraße 74, O-8019 Dresden

HUNDEIKER, MAX, Prof. Dr. med.
Fachklinik Hornheide an der Universität Münster, Dorbaumstraße 300,
4400 Münster/Westf.

JATZKE, MARION, Dr. med.
Klinik für Hautkrankheiten der Medizinischen Akademie „Carl Gustav Carus"
Dresden, Fetscherstraße 74, O-8019 Dresden

KALHAMMER, URSULA, cand. med.
Klinik und Poliklinik für Haut- und Geschlechtskrankheiten der Universität
Würzburg, Josef-Schneider-Straße 2, 8700 Würzburg

KEHMEIER, BEATE, Dr. med.
Abteilung für Strahlentherapie der Universität Frankfurt, Theodor-Stern-Kai 7,
6000 Frankfurt/Main 70

KEIL, GUNDOLF, Prof. Dr. Dr. med.
Institut für Geschichte der Medizin der Universität Würzburg, Koellikerstraße 6,
8700 Würzburg

KAUFMANN, ROLAND, Priv.-Doz. Dr. med.
Universitäts-Hautklinik, Oberer Eselsberg 40, 7900 Ulm/Donau

KERL, HELMUT, Prof. Dr. med.
Universitätsklinik für Dermatologie und Venerologie, Auenbruggerplatz 8,
A-8036 Graz

KOHL, OLIVER, cand. med.
Klinik und Poliklinik für Haut- und Geschlechtskrankheiten der Universität
Würzburg, Josef-Schneider-Straße 2, 8700 Würzburg

KÖLMEL, KLAUS F., Priv.-Doz. Dr. med.
Universitäts-Hautklinik, von-Siebold-Straße 3, 3400 Göttingen

KUHN, ANDREAS, Priv.-Doz. Dr. med.
Universitäts-Hautklinik, Joseph-Stelzmann-Straße 9, 5000 Köln 41

KÜHNE, KARL-HENRY, MR Doz. Dr. med. habil.
Klinik für Hautkrankheiten der Medizinischen Akademie Magdeburg,
Leipziger Straße 44, O-3090 Madgeburg

LEHNERT, WOLFGANG, Dr. med.
Dermatologische Klinik und Poliklinik der Medizischen Fakultät (Charité)
der Humboldt-Universität zu Berlin, Schumannstraße 20 – 21, O-1040 Berlin

LEITINGER, GERHARD, Dr. med.
Universitätsklinik für Dermatologie und Venerologie, Auenbruggerplatz 8,
A-8036 Graz

LINSE, RUTHILD, Doz. Dr. med.
Klinik und Poliklinik für Hautkrankheiten der Medizinischen Akademie
Erfurt, Arnstädter Straße 34, O-5082 Erfurt

MAHRLE, GUSTAV, Prof. Dr. med.
Universitäts-Hautklinik, Joseph-Stelzmann-Straße 9, 5000 Köln 41

MENTZ, PETER, Doz. Dr. med.
Institut für Pharmakologie und Toxikologie der Martin-Luther-Universität
Halle, Halle/Saale

METZ, R., Dr. med.
Hautklinik der Universität Heidelberg, Voßstraße 2, 6900 Heidelberg

MICHAELIS, ANDREA, cand. med.
Klinik und Poliklinik für Haut- und Geschlechtskrankheiten der Universität
Würzburg, Josef-Schneider-Straße 2, 8700 Würzburg

MÜLLER, ROLAND P. A., Privat-Dozent Dr. med.
Dermatologische Klinik, Kreiskrankenhaus Lemgo, Rintelner Straße 85,
4920 Lemgo

MÜLLER, WERNER, Dr. med.
Klinik und Poliklinik für Haut- und Geschlechtskrankheiten der Universität
Würzburg, Josef-Schneider-Straße 2, 8700 Würzburg

MZYK, REGINE, Dr. med.
Hautklinik der Universität des Saarlandes, 6650 Homburg/Saar

NEUKAM, DAGMAR, Dr. med.
Hautklinik Linden, Medizinische Hochschule Hannover, Ricklinger Straße 5,
3000 Hannover 61

NILLES, MARTIN, Dr. med.
Zentrum für Dermatologie und Andrologie, Universität Gießen,
Gaffkystraße 14, 6300 Gießen

ORFANOS, CONSTANTIN E., Prof. Dr. med.
Hautklinik und Poliklinik, Klinikum Steglitz der Freien Universität Berlin,
Hindenburgdamm 30, W-1000 Berlin 45

PANIZZON, RENATO G., Prof. Dr. med.
Dermatologische Klinik, Universitätsspital Zürich, Gloriastraße 31,
CH-8091 Zürich

PETRES, JOHANNES, Prof. Dr. med.
Hautklinik der Städtischen Kliniken Kassel, Mönchebergstraße 41 – 43,
3500 Kassel

PFAFFENTHALER, EVA CHRISTINE, cand. med.
Universitätsklinik für Dermatologie und Venerologie, Auenbruggerplatz 8,
A-8036 Graz

PHILIPP, ISA, Dipl.-Med.
Klinik und Poliklinik für Hautkrankheiten der Medizinischen Akademie
Erfurt, Arnstädter Straße 34, O-5082 Erfurt

PYZARA, ANNA, Dr. med.
Hautklinik der Universität Leipzig, Liebigstraße 21, O-7010 Leipzig

RASSNER, GERNOT, Prof. Dr. med.
Hautklinik der Universität Tübingen, Calwer Straße 7, 7400 Tübingen

REMY, WOLFGANG, Prof. Dr. med.
Dermatologische Klinik und Poliklinik der Technischen Universität München,
Biedersteiner Straße 29, 8000 München 40

RIEGER, EDGAR, Dr. med.
Universitätsklinik für Dermatologie und Venerologie, Auenbruggerplatz 8,
A-8036 Graz

RÖGER, JÜRGEN, Dr. med.
Klinik und Poliklinik für Haut- und Geschlechtskrankheiten der Universität
Würzburg, Josef-Schneider-Straße 2, 8700 Würzburg

ROMPEL, RAINER, Dr. med.
Hautklinik der Städtischen Kliniken Kassel, Mönchebergstraße 41 – 43,
3500 Kassel

RÜHLMANN, STEFAN, Dr. med.
Universitäts-Hautklinik, von-Siebold-Straße 3, 3400 Göttingen

RÜNGER, Thomas M., Dr. med.
Klinik und Poliklinik für Haut- und Geschlechtskrankheiten der Universität
Würzburg, Josef-Schneider-Straße 2, 8700 Würzburg

SCHILL, WOLF-BERNHARD, Prof. Dr. Dr. med. habil.
Zentrum für Dermatologie und Andrologie, Universität Gießen,
Gaffkystraße 14, 6300 Gießen

SCHOBER, CLAUDIA E., Dr. med.
Dermatologische Klinik und Poliklinik der Technischen Universität München,
Biedersteiner Straße 29, 8000 München 40

SCHÖFER, HELMUT, Dr. med.
Abteilung für Dermatologie II der Universität Frankfurt, Theodor-Stern-Kai 7,
6000 Frankfurt/Main 70

SCHOLZ, ALBRECHT, Doz. Dr. med.
Hautabteilung der Zentralen Hochschul-Poliklinik der Medizinischen
Akademie „Carl Gustav Carus" Dresden, Fetscherstraße 74, O-8019 Dresden

SCHOLZ, BIRTE, Dr. med.
Klinik für Hautkrankheiten der Medizinischen Akademie „Carl Gustav Carus"
Dresden, Fetscherstraße 74, O-8019 Dresden

SCHULTZ, ERWIN S., cand. med.
Klinik und Poliklinik für Haut- und Geschlechtskrankheiten der Universität
Würzburg, Josef-Schneider-Straße 2, 8700 Würzburg

SCHWIPPER, V., Dr. med.
Fachklinik Hornheide an der Universität Münster, Dorbaumstraße 300,
4400 Münster/Westf.

SEBASTIAN, GÜNTHER, Doz. Dr. med.
Klinik für Hautkrankheiten der Medizinischen Akademie „Carl Gustav Carus"
Dresden, Fetscherstraße 74, O-8019 Dresden

SEFRIN, PETER, Prof. Dr. med.
Institut für Anaesthesiologie der Universität Würzburg, Josef-Schneider-Straße 2,
8700 Würzburg

SMOLLE, JOSEF, Univ.-Doz. Dr. med.
Universitätsklinik für Dermatologie und Venerologie, Auenbruggerplatz 8,
A-8036 Graz

SOYER, H. PETER, Univ.-Doz. Dr. med.
Universitätsklinik für Dermatologie und Venerologie, Auenbruggerplatz 8,
A-8036 Graz

STEINKE, RAINER, Dr. med.
Abteilung für Nuklearmedizin, Klinik für Radiologie der Medizinischen
Akademie Magdeburg, Leipziger Straße 44, O-3090 Magdeburg

STRAUSS, L. G., Priv.-Doz. Dr. med.
Institut für Radiologie und Pathophysiologie, Deutsches
Krebsforschungszentrum, Im Neuenheimer Feld 280, 6900 Heidelberg

SZABÓ, EVA, Dr. med.
Hautabteilung, „St. Stephan" Universitäts-Krankenhaus, Nagyvárad tér 1,
1096 Budapest, Hungary

TALEGHANI, BEHRUZ M., Dr. med.
Klinik und Poliklinik für Haut- und Geschlechtskrankheiten der Universität
Würzburg, Josef-Schneider-Straße 2, 8700 Würzburg

TILGEN, WOLFGANG, Priv.-Dozent Dr. med.
Hautklinik der Universität Heidelberg, Voßstraße 2, 6900 Heidelberg

TILKORN, HUBERTUS, Dr. med.
Fachklinik Hornheide an der Universität Münster, Dorbaumstraße 300,
4400 Münster/Westf.

ULRICH, JENS, Dr. med.
Klinik für Hautkrankheiten der Medizinischen Akademie Magdeburg,
Leipziger Straße 44, O-3090 Magdeburg

VOGT, THOMAS, Dr. med.
Klinik und Poliklinik für Haut- und Geschlechtskrankheiten der Universität
Würzburg, Josef-Schneider-Straße 2, 8700 Würzburg

VOLLMERS, H. PETER, Priv.-Doz. Dr. med.
Institut für Pathologie, Universität Würzburg, Josef-Schneider-Straße 2,
8700 Würzburg

WALTHER, THOMAS, Dr. med.
Hautklinik der Universität Leipzig, Liebigstraße 21, O-7010 Leipzig

WEIDENHILLER, MICHAEL, cand. med.
Gneisenaustraße 24 C, 8700 Würzburg

WINTER, HELMUT, Doz. Dr. med.
Dermatologische Klinik und Poliklinik der Medizinischen Fakultät (Charité)
der Humboldt-Universität zu Berlin, Schumannstraße 20−21, O-1040 Berlin

WÖLFER, LUTZ-UWE, Dr. med.
Hautklinik und Poliklinik, Klinikum Steglitz der Freien Universität Berlin,
Hindenburgdamm 30, W-1000 Berlin 45

ZIEROTT, U., Dr. med.
Hautklinik der Universität Heidelberg, Voßstraße 2, 6900 Heidelberg

ZILL, ANGELA, Dr. med.
Klinik für Hautkrankheiten der Medizinischen Akademie „Carl Gustav Carus"
Dresden, Fetscherstraße 74, O-8019 Dresden

Medizinhistorischer Beitrag

Heinrich von Pfalzpaint
und die plastische Chirurgie der Haut

G. Keil

Πλάσσειν bedeutet „formen", „gestalten"; ὁ Πλάστης, „der Bildhauer", setzt an der Außenfläche seiner Werkstoffe an, ganz gleich, ob er sie mit dem Meißel oder dem Schnitzmesser bearbeitet; die Außenfläche des Holzstocks präpariert der Formschneider, die Außenfläche von Wachs, Teig oder Ton gestalten die Modeln, und letztlich ist es die Außenfläche, die die Gußform vermittelt und die beim Metallguß zählt. Kunststoffe sind bezeichnenderweise nach ihrer oberflächengestaltenden Formbarkeit benannt worden und laufen unter dem Sammelbegriff „Plastik".

Oberflächenbezogen versucht auch die plastische Chirurgie vorzugehen, die – im Gegensatz zur Orthopädie – nicht von Tiefenstrukturen ausgeht und nicht die Morphogenese von Wachstumsprozessen nutzt, sondern an der Außenfläche des Leibes ansetzt und von der Haut aus zu gestalten sucht.

Die „orthopédie" ist heuer 250 Jahre alt geworden, und die „plastische Chirurgie" blickt heuer auf ein Alter von 530 Jahren zurück. Aber ebenso, wie vor Nicolas Andry und seinem genialen Konzept orthopädische Maßnahmen durchaus bekannt und in Anwendung waren, lassen sich plastisch-chirurgische Eingriffe schon vor dem Pfalzpainter und seiner berühmten „Wündärznei" greifen.

Die plastische Chirurgie ist im späten Mittelalter entwickelt worden; sie erfuhr ihre methodische Ausformung in einer Periode, die sich als ausgesprochen innovativ auf medizinischem Sektor erweist und mit zahlreichen heilkundlichen Erfindungen aufwartet: Das Spektrum der mittelalterlichen Erfindungen fächert von der Brille bis zur Vollnarkose auf, greift Nervennaht, Hirnoperation sowie Armprothesen ein und stellt erstmals Herzglykoside, Antibiotika und Zellgifte in den Dienst therapeutischen Vorgehns. In einer Zeit, wo der Buchdruck erfunden, das Geschütz entwickelt und die erste Drei-Stufen-Rakete erprobt wurde, ist auch das Konzept der plastischen Chirurgie entworfen worden.

Bücher sind lange vor Gutenberg gedruckt worden, und plastisch-chirurgische Eingriffe lassen sich Jahrhunderte vor dem Pfalzpainter nachweisen. Trotzdem kann niemand Gutenberg-Gensfleisch die Erfindung des Buchdrucks streitig machen, wie es auch schwerfällt, das Konzept plastischen Operierens in die Jahre vor 1460, das heißt auf die Zeit vor Heinrich von Pfalzpaint zurückzudatieren.

Das Konzept plastisch-operativen Gestaltens ist der Chirurgie lange Zeit fremd geblieben. Noch 1363 – hundert Jahre vor Pfalzpaints „Wündärznei" – hat Guy de Chauliac, berühmtester Chirurg des 14. Jhs. und bestgehaßter Arzt der Renaissance, sein Fach folgendermaßen definiert: „Die Chirurgie" (so sagt er im führenden operativen Lehrbuch), „die Chirurgie ist auf dreierlei Weise tätig: *solvit continuum* = sie löst Zusammenhängendes, *iungit separatum* = sie verbindet Getrenntes, *et exstirpat superfluum* = sie entfernt, was überflüssig ist". Kein Wort vom Neubilden und Gestalten: Daß die Chirurgie auch in der Lage sein könnte, Verlorenes nachzubilden und aus der Oberfläche heraus zu formen, lag dem medizinischen Denken des 14. Jhs. noch fern. Und die drei Vorgehensweisen, wie Guy de Chauliac sie für den Wundarzt fordert, entstammen antiker Sichtweise und sind bis an die Schwelle der Neuzeit nicht in Zweifel gezogen worden.

Der Beitrag der Antike zur plastischen Chirurgie fällt bescheiden aus; er ist so geringfügig, daß er als eigenständig-rekonstruktives Verfahren gar nicht in Erscheinung trat und entsprechend nicht erkannt wurde: Bei Celsus und Antyllos begegnet eine schlichte Vorgehensweise, die auf das Decken von Substanzverlust zielt: Der Defekt wird quadratisch ausgeschnitten, und durch paralleles Weiterführen der Schnitte zweier gegenüberliegender Seiten des Vierecks gewinnt der Operateur zwei Lappen, die er oberflächlich mobilisiert, gegeneinander zieht und über der Stelle des Defektes durch Nähte vereint. Im ersten nachchristlichen Jahrhundert beschrieben, wurde die Methode zur Lippen-, Wangen-, Ohr- und Lidplastik benutzt und war noch byzantinischen Autoren bekannt. Die kargen Hinweise bei Galen und Paulos von Ägina machen indessen wahrscheinlich, daß das Verfahren kaum zur Anwendung kam; jedenfalls wurde es während des Mittelalters fast vergessen. Beherrscht hat es im 13. Jh. lediglich der sogenannte Chirurg von der Weser: Dieser Mann, dessen Haus und Instrumente wir zwar aus archäologischen Grabungen kennen und dessen Lehrbücher wir besitzen, dessen Name uns indessen unbekannt ist –: dieser Chirurg aus Westfalen hatte in Bologna Medizin studiert, war zu Montpellier durch Wilhelm Burgensis in die Chirurgie eingeführt worden und hatte in Paris praktiziert, bevor er sich um 1250 im heimatlichen Höxter niederließ. Auf Lidplastik spezialisiert, hatte er ein eigenes Instrument entwickelt, und wenn es auch nicht sicher ist, ob er über das Aufrichten entropionierter Unterlider weit hinauskam, so zeigt er doch mit seiner energischen, von einem Augenwinkel zum andern reichenden Schnittführung, daß er willens war, durch seine *decurtatio* dem erschlafften Lid eine neue Gestalt zu geben.

Spätestens im 8. nachchristlichen Jahrhundert hatte auch die indische Medizin ein Verfahren entwickelt, das mit der Mobilisierung und Stieldrehung von Hautlappen arbeitet und auf den Ersatz der abgeschnittenen Nase zielt, sich aber auch zur Cheiloplastik eignete. Die älteste Beschreibung im Susruta-Samhita empfiehlt den Nasenersatz durch einen Hautlappen aus der Wange, während jüngere indische Operateure den Defekt aus der Stirnhaut deckten. In dieser Gestalt wird das Verfahren nach 1400 in Süditalien greifbar: Branca der Ältere, Wundarzt zu Catania auf Sizilien, formt den Nasenersatz aus der Wangenhaut; sein Sohn Antonio Branca benutzt statt dessen einen Lappen aus dem Oberarm. Die Operation ist nach 1450 von mehreren italienischen Autoren erwähnt, aber nicht beschrieben worden und wurde bis ins 16. Jh. von der kalabresischen Ärztefamilie Vianeo (bzw. Bojani) ausgeführt. Umso mehr überrascht es, daß wir die Erstbeschreibung dieser Ferntransplantation bei einem preußischen Wundarzt des Spätmittelalters finden.

Heinrich von Pfalzpaint, Deutschordensritter und zugehörig zum preußischen Ordenszweig, ist als Erstbeschreiber gestielter Ferntransplantationen zum bekanntesten Wundarzt des deutschen Mittelalters geworden. Nachdem die Breslauer Kli-

niker Heinrich Häser und Albrecht Middendorpf 1868 sein Lehrbuch der „Wündärznei" herausgebracht hatten, gibt es keine Chirurgie-Geschichte, die nicht auf
seine operativen Leistungen einginge. Sein Ruhm ist indessen der biographischen
Erforschung vorausgeeilt: Erst eine Durchsicht des Ordensbriefarchivs am Staats-
archiv zu Königsberg gab Aufschluß über sein Wirken und gestattet uns seit 1966,
Genaueres über sein Leben auszusagen.

Heinrich von Pfalzpaint oder „Herr Pfalzpainter", wie er auch genannt wurde,
entstammte einem ritterbürtigen Ministerialengeschlecht, das zu Pfalzpaint an
der Altmühl seinen Sitz hatte, in landesherrlich-bayerischen Diensten stand und
sich bis ins 12. Jh. zurückverfolgen läßt. Sein Vater war vermutlich Heinrich
Pfalzpeunter, dem das Niedergericht in Pfalzpaint durch den Bayernherzog verlie-
hen worden war und der dementsprechend 1449 und 1451 in Landshut urkundete.
Die Schwester des Chirurgen wäre dann Margarete von Pfalzpaint gewesen, die
den Eichstätter Patrizier Michael Muckentaler geheiratet hatte, Rechte und Besitz
ihrer Familie übernahm, mit Zustimmung ihres Gatten das väterliche Erbe jedoch
1465 verkaufte. Heinrich von Pfalzpaint dürfte bald nach 1400 geboren sein. Die
wundärztliche Lehre durchlief er in Süddeutschland, und bei bayerischen Mei-
stern war er in Eichstätt, Weißenburg, München und am Tegernsee tätig; doch
führte ihn seine Wanderschaft auch zu fränkischen Wundärzten nach Bamberg
und Bayreuth sowie westwärts ins reichsstädtische Basel. Entscheidend ist er in
Lothringen durch den moselfränkischen Wundarzt Hans Beris geprägt worden,
der im Raum von Metz praktizierte und dem wir einen deutschsprachigen Leitfaden der Chirurgie verdanken.

In den Deutschen Orden ist der Pfalzpainter vor 1450 eingetreten; er wurde
wahrscheinlich in der Landkommende Ellingen aufgenommen und anschließend
von der Ballei Franken an den preußischen Ordenszweig abgestellt. Im nordost-
deutschen Ordensland tritt er als der „her Pfaleßpointer" in Erscheinung; er
selbst unterschreibt als „hainrich von pfolspeunt" und gibt durch den Zusatz
„brüder deucƶ ordens im konfent zur mergenburg" zu erkennen, daß er dem Kon-
vent Marienburg angehörte und in unmittelbarer Umgebung des Hochmeisters
tätig war.

Der Deutsche Orden hatte ab 1226 begonnen, in Preußen und Livland den
modernsten Staat Europas aufzubauen. Die Verwaltung wird vom Hochmeister,
von Landmeistern und Großgebietigern getragen und durch das Generalkapitel
moderiert. Als Heinrich der Ritterbruder nach Nordostdeutschland kam, hatte
sich der Preußische Bund aus Städten und Edelleuten als innere Opposition bereits gebildet, und den polnischen Vorstößen war es gelungen, nicht unerhebliche
Gebiete dem Orden zu entreißen bzw. in den Friedensschlüssen von Thorn und
Melnosee den preußischen Ordenszweig empfindlich zu schwächen. Die entscheidende Auseinandersetzung zwischen dem Ordensstaat und dem polnischen Ex-
pansionsdrang stand indessen noch aus.

So nimmt es nicht wunder, daß der Chirurg Pfalzpainter in den ersten Jahren
seines Wirkens im Deutschen Orden vor allem als Verteidigungs-Sachverständiger
und als Militärberater der Ordensleitung tätig war: Im Auftrag Ludwigs von Er-
lichhausen, des Hochmeisters, unternahm er Visitationsreisen, die der Wehrfähig-
keit der Ordensfestungen galten. Mit seinem *alten knecht Steffan* bereiste er das
besonders kriegsgefährdete Kulmerland; mit dem Söldner Niklas Queis visitierte

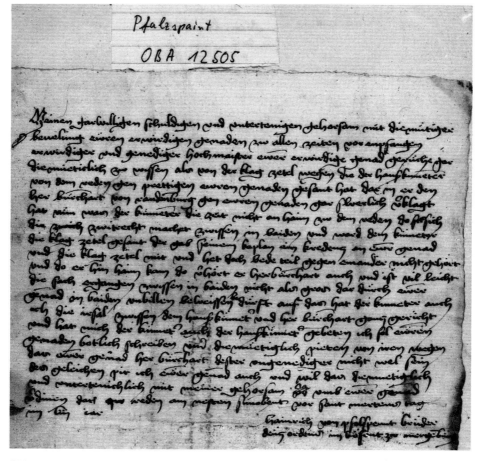

Abb. 1

er im Sommer 1453 die Ordensfestung Rheden, die nach der polnischen Erobe-
rung des Nessauer Landes unversehens in Grenznähe geraten war. Sein Visita-
tionsbericht vom 11. August an den Hochmeister − als Depesche durch Eilboten
auf den Weg gebracht − beweist seinen politischen Scharfblick: Mit nüchternen
Worten zeichnet der Chirurg den Zustand einer Burgbesatzung, die trotz Massie-
rung feindlicher Truppen auf dem jenseitigen Weichselufer sich in ihrem gewalti-
gen Vierecksbau relativ sicher dünkt und nicht im entferntesten daran denkt, den
Rüstungsrückstand in Zeug oder Mannschaft auszugleichen. Im Gegenteil: als es
wenig später wegen gekürzter Bierrationen zu Unmutsbezeugungen und Ausein-
andersetzungen kommt, sieht sich der Chirurg zu einem Niederschlagungs-Antrag
veranlaßt und greift im Interesse des Burgfriedens beschwichtigend in die Zwistig-
keiten ein.

Als im Februar 1454 die gegnerischen Haufen die gefrorene Weichsel queren
und die Ordenshäuser berennen, kann sich die Burg Rheden trotz „standhafter

Gegenwehr" nur kurze Zeit gegen die feindliche Übermacht behaupten. Heinrich von Pfalzpaint – grade noch rechtzeitig in seinen Heimatkonvent zurückgekehrt – wird auf der Marienburg mit dem Hochmeister eingeschlossen, und hier ist er nun in der Lage, seine ärztlichen Fähigkeiten unter Beweis zu stellen: Zusammen mit dem hochmeisterlichen Leibarzt Jakob Schillingholz hat er jenes vorbildliche Heeressanitätswesen organisiert, das es der deutschen Verteidigung gestattete, über dreieinhalb Jahre sich gegen die Angriffe der polnischen und bündnischen Belagerer zu halten. Seine operative Arbeitsleistung grenzt ans Unvorstellbare: Täglich hat er bis zu zehn Verwundete zu versorgen, die *schwerre grosse ... schaden* davongetragen hatten, die also keineswegs nur leichtverwundet waren, sondern zum Teil *schwerlich mit schyßen vndt sthichen, auch schlegen gewundt gewest* sind. Insgesamt hat er in den dreieinhalb Jahren über 4000 Ritter und Söldner behandelt und neben den sanitätsdienstlichen auch zivile Fälle geheilt, wobei die Therapie der Ulcera cruris – wie bei Rittern nicht anders zu erwarten – im Vordergrund stand.

Heinrich von Pfalzpaint gehörte zu jenen überlebenden Ritterbrüdern, die an Pfingsten 1457 von ihren eigenen Knechten wegen Zahlungsunfähigkeit aus der Marienburg vertrieben wurden. In der Umgebung des Hochmeisters, der nach Königsberg auswich, läßt sich der Pfalzpainter dann aber nicht mehr nachweisen; es wäre denkbar, daß er wie viele seiner Ordensbrüder *das land czw preusßen* verlassen und fern dem Kriegsgeschehen sich auf eine der Balleien zurückgezogen hat. Als er 1460 seine „Wündärznei" in Angriff nahm, berichtet er von dem *großßen krige zcwischen denn deuczenn vnd dem koninge czu polenn* wie einer, der sich schon nicht mehr auf dem Kriegsschauplatz befand. Auf jeden Fall hat er das schicksalhafte Ende des Dreizehnjährigen Krieges nicht mehr erlebt: Als Margarete Muckentalerin, seine Schwester, 1465 das Pfalzpainter Erbe veräußerte, wurde in der Verkaufsurkunde neben ihr kein Glied der väterlichen Familie mehr genannt.

Heinrich von Pfalzpaint hat keineswegs das erste chirurgische Lehrbuch in deutscher Sprache verfaßt. Die Tradition wundärztlicher Lehrtexte geht in Deutschland bis 1280 zurück und beginnt mit Ortolf von Baierland, der seinen medizinischen Leitfaden, den meistgelesenen Text mittelhochdeutscher Literatur, im bischöflichen Würzburg als Nachschlagewerk für Wundärzte zusammenstellte.

Die sich anschließende chirurgische Fachliteratur, die traditionellerweise den dermatologischen Sektor mit einbezieht, läßt zwei regionale Schwerpunkte erkennen, von denen der eine in der Oberrheinebene liegt und der andere mit dem Oderland zusammenfällt. Während die südwestdeutsche Fachliteratur die chirurgische Materia medica und die Ulcus-cruris-Behandlung akzentuiert, haben die ostdeutschen Wundärzte Schlesiens im 14. und 15. Jh. mehr auf operative Verfahren abgehoben und die feldärztliche Versorgung Verwundeter in den Vordergrund gestellt.

Heinrich von Pfalzpaint nimmt mit seiner „Wündärznei" eine Zwischenstellung ein, was sich schon an seiner Sprache zeigt, die bairische Elemente in den fürs Ordensland verbindlichen schlesischen Schreibdialekt mengt. In Süd- und Südwestdeutschland ausgebildet, bietet er reichlich Rezepte für traumatologisch-dermatologische Indikationsstellungen und erweist sich erwartungsgemäß als Spezialist für Stauungsdermatosen. In Norddeutschland ist er dann aber mit der

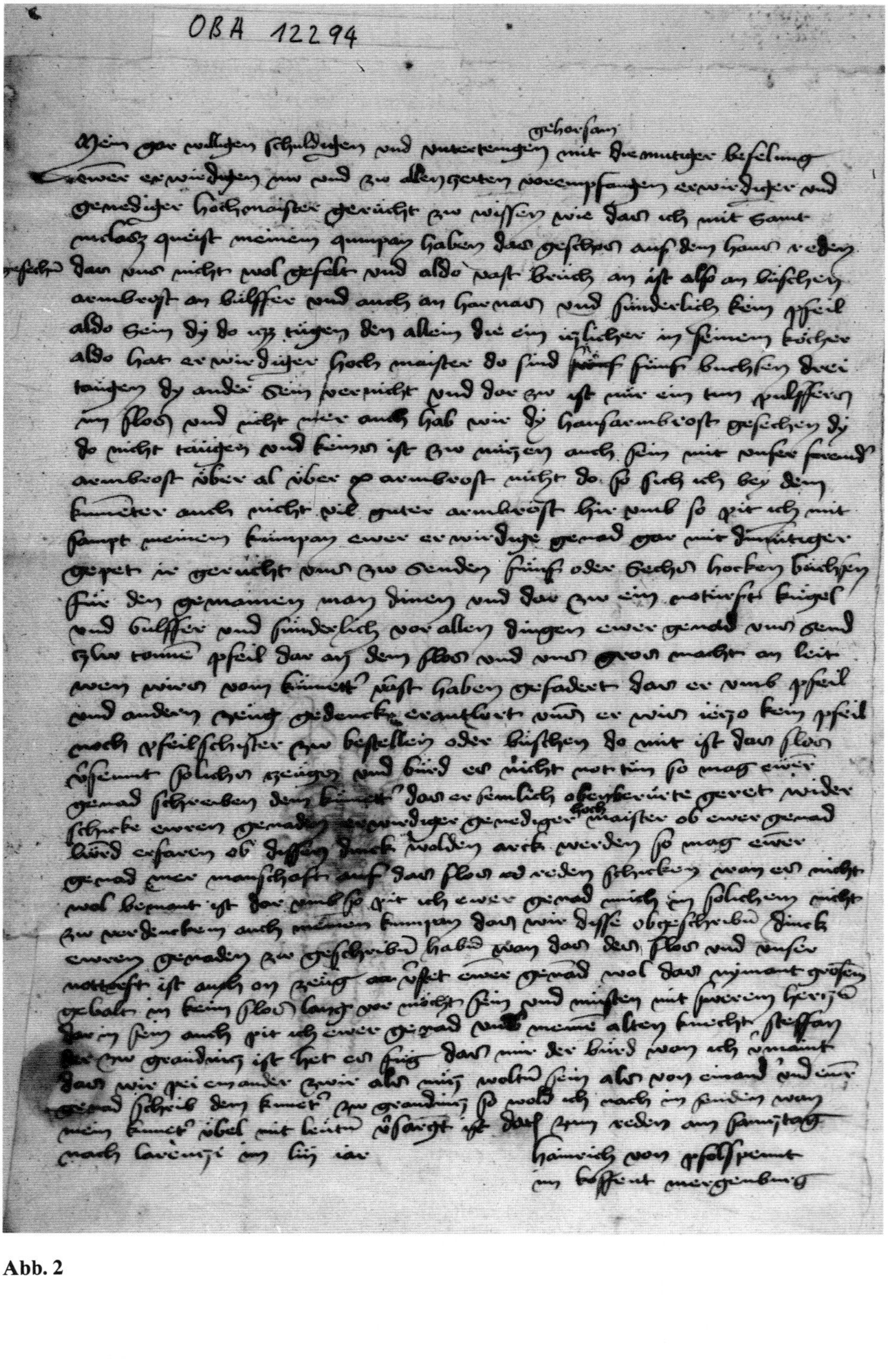

Abb. 2

feldärztlichen Tradition Schlesiens in Berührung gekommen, was ihn zur Berücksichtigung auch operativer Methoden veranlaßte und den thematischen Mischcharakter seines Werkes bestimmt.

Heinrich von Pfalzpaint hat im Deutschen Orden hohes Ansehen genossen, das er als Verwaltungsfachmann und militärischer Berater des Hochmeisters erwarb, das ihm aber auch als Feldarzt und Chirurg zuteil wurde. Es entspricht der hohen Einschätzung der Medizin im Deutschen Orden, daß Pfalzpaint auch als feldärztlicher Ausbilder zum Einsatz kam und mehrere Deutschherren − darunter den Schweizer (?) Heinrich von Waldenstetten und den späteren Hochmeister Hans von Tiefen − in die Kriegschirurgie einführte sowie zu fähigen Operateuren heranbildete. Waldenstetten hat ihm in seiner Textredaktion denn auch ein anerkennendes Denkmal gesetzt, indem er behauptete, daß das segensreiche feldärztliche Wirken des Pfalzpainters noch *manchem guten man wol wissentlich* sein müsse, *der auff diezeit jn dem lande zu preussen gewest ist.* Als Schüler des berühmten Meisters rechnet er sich selbst zu diesen Zeitzeugen; als Operationszögling macht er aber auch deutlich, wie schwer es im 15. Jh. war, innovatives mittelalterliches Wissen durch Demonstration weiterzugeben und textgestützt zu vermitteln. Denn obwohl Waldenstetten zugeben muß, daß der Pfalzpainter *gentzlich vil nutz* mit seinem *artzneyen* gestiftet habe, gesteht er doch ein, daß er die quellenorientierte Darstellungsweise seines Lehrers nicht durchschaut und die Vielfalt des Gebotenen nicht begriffen habe, *wan er macht ⟨e m⟩ ich dar mit jrre.* Verwirrt durch die Komplexität der „Wündärznei", hat Heinrich von Waldenstetten versucht, den Leitfaden seines Lehrers zu bearbeiten und auf ein für ihn überschaubares Ausmaß zusammenzustauchen, wobei er praxisgerecht vorzugehn verspricht und eklektisch *auß den besten vnd nutzten stucken* nur diejenigen herauszugreifen vorgibt, die sich als *die aller treffenlichsten* erwiesen hätten. Was er mit seiner kürzenden Redaktion dann aber bietet, „ist ein Bruchstück" und kann nicht einmal als dürftiger Auszug bezeichnet werden: „völlig...fehlen...die interessanten Kapitel über Einrenkungen und Schienenverbände, über das Nähen der Wunden, Wiederbrechen schlecht geheilter Glieder usw., während die Nasenplastik allerdings" beibehalten ist.

Auf das Abschreiben der Rhinoplastik-Passagen hat Heinrich von Waldenstetten nicht verzichtet: einmal deswegen, weil sein Lehrer sich viel Mühe geben mußte, ihn *sulche kunst...ßo reynigklich ⟨zu⟩ le*ren; zum andern darum, weil Waldenstetten die Nasenplastik als *meysterkunst* erahnt und als eigentlichen Kern des Lehrbuchs begriffen hatte.

Den Terminus *meysterkunst* verwendet Heinrich von Pfalzpaint selbst, und das rhinoplastische Verfahren hat er in der „Wündärznei" unter besonderen Kautelen vorgetragen. Er beschreibt das rekonstruktive Vorgehn wie folgt: Die zu bildende Nase wird über dem Defekt aus einem Pergamentblatt vorgeformt, das als Modell für das auszuschneidende Hautstück dient. Die Stelle der Entnahme des Transplantats bestimmt der Wundarzt auf dem Bizepswulst, und zwar dort, wo die Vorderfläche des Oberarmes den Nasenstumpf berührt. Er legt zum Bestimmen dieser Stelle probeweise dem Patienten dessen Arm auf den Kopf. Anschließend überträgt er mit Tinte die Form des Pergamentmodells auf den Oberarm und umschneidet die Konturen mit dem Messer, wobei er nach distal eine Gewebsbrücke stehen läßt. Der so gewonnene Hautlappen wird zusammen mit dem Unterhautgewebe mobilisiert – *nim des vleisches ouch ein wênec mit*, sagt Heinrich von Pfalzpaint –, und noch im selben Operationsgang heftet der Pfalzpainter das proximale Lappenende auf den angefrischten Nasenstumpf. Der Arm wird mit Lederbandagen und Polstern am Kopf fixiert und bleibt in dieser Stellung zwischen acht und zehn Tagen, bis das freie Lappenende am Nasenstumpf eingeheilt ist und von dort aus vaskularisiert wird –: Heinrich von Pfalzpaint spricht von „heil" und „gestôzen". In einem zweiten Operationsgang durchtrennt er die Gewebsbrücke auf dem Oberarm, formt aus dem ehemals fixierten Lappenende die Nasenspitze und vereint durch Nähte Nasenflügel und Septum mit der angefrischten Oberlippe, wobei er sich durchaus im klaren ist, daß er mit seinem mittleren Hautstreifen nur eine äußere Septumattrappe und kein eigentliches Septum gewinnt: *sô wirt diu nase ûzen wider zwiveltic oder zwislehtic, aber innen niht.*

Zusätzliche Maßnahmen fördern die Heilung und versuchen die Formung des Transplantats: Heinrich von Pfalzpaint schiebt in jedes Nasenloch eine Charpie aus Hanfwerg, die er mit einem eingelegten Federkiel für die Atemluft durchgängig macht, und er sucht die Gestalt der neuen Nase durch Verbände zu beeinflussen. Ist sie beispielsweise zu breit, versucht er durch beiderseits angebrachte Wergpolster, ihr eine hohe und schmale Form zu geben.

Heinrich von Pfalzpaint ist nicht Erfinder des rhinoplastischen Verfahrens – *ein Wâlach hat mich daz gelêrt*, sagt er lapidar –, aber wenn er auch das operative Vorgehen über einen italienischen Gewährsmann von Antonio Branca übernommen hat, so ist er doch der Erstbeschreiber. Und mehr als das: Heinrich von Pfalzpaint hat sich um Wissensvermittlung und berufsinterne Weitergabe des plastisch-chirurgischen Könnens bemüht; er wies seine Schüler an, *sulche kunst fúrbaß andere leutte* zu lehren, so wie er sie gelehrt und an *sulchen beyspilln* praktisch unterrichtet habe. Und wie sieben erhaltene Abschriften seiner „Wündärznei" erkennen lassen, hatte er mit seiner Wissensweitergabe durchaus Erfolg: Das rhinoplastische Verfahren breitete sich aus; um 1500 hatte die rekonstruktive Methode aufgehört, allein in esoterischen Kreisen angewandt zu werden; 1561 berichtete Pierre Franco von seiner Verschiebeplastik mit Wangenhaut und seinem Abpräparieren der Lippe von spannender Schleimhaut, und 1597 verhalf Gaspare Tagliacozzi mit seiner „chirurgia curtorum" der rekonstruktiven Chirurgie zu einem ersten Höhepunkt, der um 1600 mit dem Transplantieren von Fingern erreicht wurde. Zugleich zeigen sich aber auch gegenläufige Bewegungen: Tagliacozzi bleibt im operativen Können deutlich hinter seinem preußisch-bayerischen Vorläufer zurück, dessen rekonstruktives Vorgehen erst 1816 durch Carl Ferdinand Graefe in Berlin wieder eingeholt wird.

Der Innovationsschub des Mittelalters war so gewaltig, daß er mit seinen klinischen Entwicklungen der theoretischen Medizin weit vorauseilte und von den Grundlagenwissenschaften erst im 19. (wenn nicht 20.) Jh. eingeholt wurde. Von vielen Errungenschaften mittelalterlicher Kliniker hat die frühmoderne Medizin sich getrennt, und wie die Nervennaht und die Vollnarkose wurde auch die plastische Chirurgie in der frühen Neuzeit aufgegeben: Die Medizin der Aufklärung hielt rekonstruktive Verfahren grundsätzlich für „bisshero unmöglich". Aber wenn Pfalzpaints Nasenersatz im 17. Jh. auch vergessen wurde, ist es doch richtig, den preußisch-bayerischen Feldarzt als Begründer der plastischen Chirurgie vorzustellen. Denn was er mit seinem Beschreiben der Nasenplastik geleistet hat, ist nicht etwa bloß die Erstbeschreibung einer operativen Methode, sondern die Präsentation eines operativen Prinzips: Durch seine Erkenntnis, mit der lebenden Haut ein plastisch-formbares Material in der Hand zu haben, ist Pfalzpaint zum Initiator der plastisch-rekonstruktiven Chirurgie geworden. Und er hat dieses gestaltend-operative Vorgehn keineswegs auf den Nasenersatz beschränkt *.

Literatur

Pfolsprundt H v (1868) In: Haeser H, Middeldorpf AT (Hrsg) Buch der Bündth[!]-Ertznei, Berlin: Georg Reimer

Keil G (1978) Zur Geschichte der plastischen Chirurgie. Laryng Rhinol Otol 57: 581−591

Keil G (1981) Heinrich von Pfalzpaint. In: Ruh K, Keil G, Schröder W, Wachinger B, Worstbrock FJ (Hrsg) Die deutsche Literatur des Mittelalters. Verfasserlexikon, 2. Aufl, III. Berlin New York: de Gruyter 856−862

Probst C (1966) Zwei unbekannte Briefe des Chirurgen Heinrich von Pfalzpaint aus dem Jahre 1453. Sudhoffs Arch 50: 69−78

Schumacher B (1987) Geschichte Ost- und Westpreußens. 6. Aufl Würzburg: Holzner 1977, Neudruck ebd: Weidlich Verlag

Sudhoff K (1918) Beiträge zur Geschichte der Chirurgie im Mittelalter, II. Leipzig: Ambrosius Barth 531−564

Voigt J (1968) Geschichte Preußens von den ältesten Zeiten bis zum Untergange der Herrschaft des deutschen Ordens, VIII. Königsberg: Gebrüder Bornträger 1838, Neudruck Hildesheim: Georg Olms

* Meinem Mitarbeiter Dr. J. Domes danke ich für das Lesen der Korrektur.

Molekularbiologische und pathophysiologische Grundlagen

Neuere Erkenntnisse über die Rolle der DNA-Reparatur in der Entstehung von Hautkarzinomen

T. M. RÜNGER

Zusammenfassung

Zelluläre DNA ist ständig Mutagenen ausgesetzt. Die Fähigkeit einer Zelle DNA-Schäden wieder zu reparieren ist notwendig zur Aufrechterhaltung ihrer Funktionen und Verhinderung einer malignen Transformation. Bakterielle DNA-Reparaturmechanismen sind gut charakterisiert – über menschliche Zellen steht ein detailliertes Wissen noch aus. Der Zusammenhang zwischen Exposition mit dem Mutagen UV-Strahlung und Hautkarzinogenese ist gut etabliert. Dies wird besonders deutlich bei der autosomal rezessiv vererbten, DNA-Reparatur-Defekten, zu Hautmalignomen neigenden Erkrankung Xeroderma pigmentosum (XP). In letzter Zeit sind in den Bemühungen die XP Defekte zu charakterisieren große Fortschritte gemacht worden. Weitere Erkrankungen mit nachgewiesenen oder vermuteten DNA-Reparaturdefekten sind das Cockayne Syndrom, die Trichothiodystrophie, das Dysplastische Nävus Syndrom, die Chromosomenbruchsyndrome, das Werner Syndrom und das Basalzellnävussyndrom. Wir messen DNA-Reparatur mit Hilfe von Plasmid Vektoren. Dabei wird die Fähigkeit von Zellen gemessen verschiedenste DNA-Schäden auf transfizierter Plasmid DNA zu reparieren. Wir hoffen in Zukunft diese Assays für die Diagnostik von DNA-Reparaturdefekten anbieten zu können.

Schlüsselwörter: DNA-Reparatur, Mutagenese, ultraviolette Strahlung, Xeroderma pigmentosum, Plasmid Vektor

Summary

Cellular DNA is continuously exposed to mutagens. The ability of a cell to repair DNA damage is necessary to maintain its functions and to prevent malignant transformation. DNA repair mechanisms are well characterized in bacteria, but not in human cells. The connection between exposure to the mutagen UV light and skin carcinogenesis is well established and clearly demonstrated in the autosomal-recessive, DNA repair deficient, skin cancer-prone disorder xeroderma pigmentosum (XP). Recently, progress was made in characterizing the defects of XP. Further diseases with proven or suspected DNA repair defects are Cockayne syndrome, trichothiodystrophy, dysplastic nevus syndrome, chromosome breakage syndromes, Werner syndrome, and basal cell nevus syndrome. We are using plasmid vectors to measure DNA repair, assessing the ability of cells to repair different kinds of DNA damage on transfected plasmid DNA. In the future, we hope to offer these assays for the routine laboratory diagnosis of DNA repair defects.

Die DNA jeglicher Zellen ist ständig schädigenden Einflüssen durch chemische und physikalische Mutagene ausgesetzt. Die Folge sind verschiedenste Arten von DNA-Schäden, wie Depurination, Depyrimidination, Dimerisierung von Basen, Interkalation, Intrastrang- und Interstrang- „cross links", Einzel- und Doppel-

Tabelle 1. DNA-Reparaturmechanismen in *Escherichia coli*

1. Direkte Reparatur von spezifischen Defekten
   - *Methylguanin-Methyltransferase:* demethyliert Methylguanin.
   - *Photolyase:* katalysiert unter Einfluß von sichtbarem Licht die Öffnung des Cyclobutan-ringes von Thymindimeren, d. h. repariert Thymindimere.

2. Exzisions-Reparatur
   - *UvrA, -B und -C Enzyme* inzidieren zu beiden Seiten eines DNA-Defektes den DNA-Ein-zelstrang und entfernen ein 12bp großes Nukleotid. Das Segment wird dann von der Poly-merase I neu synthetisiert und durch Ligase angebunden.
   - *Glycosylasen* entfernen eine unnatürliche Base, wie z. B. die Uracil DNA Glycosylase das aufgrund der natürlichen Instabilität von Cytosin entstandene Uracil, so daß eine soge-nannte „ap-site" (*ap*urinic oder *ap*yrimidinic site) entsteht. Diese „Löcher" werden dann von der AP-Endonuklease erkannt und mit dem Einzelstrang herausgeschnitten. Weitere Reparatur wie oben.
   - Die *„Mismatch" Reparaturenzyme mutH, -L und -S* exzidieren falsch eingesetzte Basen an neu synthetisierten DNA-Strängen, die trotz hoher Genauigkeit der Polymerasen vor-kommen. Dabei wird nur der neu synthetisierte Strang repariert. Wäre dies nicht der Fall würden in der Hälfte aller „mismatches" Mutationen entstehen.

3. Rekombination-Reparatur
   - Wenn der komplementäre DNA-Strang in der DNA-Doppelhelix nicht zur Verfügung steht, z. B. wenn beide Stränge geschädigt sind oder Doppelstrangbrüche vorliegen, dann kann nur mit Hilfe eines anderen, identischen DNA-Moleküls durch Rekombination repa-riert werden. Bakterien verfügen meist über mehrere Kopien ihrer Chromosomen, die da-zu verwendet werden können. Das *RecA Protein* heftet DNA-Sequenzen auf beiden Seiten der Läsion an die entsprechende Sequenz im ungeschädigten DNA-Molekül und leitet da-durch die erforderliche Rekombination ein.

strangbruch und Addition, z. B. von Alkylgruppen. Die Fähigkeit einer Zelle sol-che DNA-Schäden wieder zu reparieren spielt eine wichtige Rolle bei der Auf-rechterhaltung ihrer Integrität und Funktion.

In Prokaryonten, insbesondere in *Escherichia coli*, sind solche Reparatursyste-me und deren Enzyme inzwischen gut charakterisiert, die involvierten Gene klo-niert und deren Regulation verstanden – Tabelle 1 gibt eine Übersicht. Zur Auf-rechterhaltung und Stabilität des Genoms waren also schon frühzeitig in der Evo-lution komplizierte DNA-Reparaturenzymsysteme notwendig. In höheren, insbe-sondere menschlichen Zellen ist man von einem solch detaillierten Wissen über DNA-Reparatur-Mechanismen allerdings noch weit entfernt. Es ist jedoch anzu-nehmen, daß noch weitaus komplexere Systeme vorhanden sind. Genetische Er-krankungen des Menschen, die nachgewiesene oder vermutete Defekte in DNA-Reparatursystemen aufweisen, werden benutzt um Reparaturmechanismen weiter zu erforschen. Als ein solches Modellsystem spielt dabei eine dermatologische Er-krankung eine herausragende Rolle: Xeroderma pigmentosum.

DNA-Reparatursysteme sind meist in der Lage DNA-Schäden ohne eine Ba-sensequenzänderung zu korrigieren. Manchmal werden aber Fehler gemacht und es resultieren Mutationen: Punktmutationen oder größere Änderungen des Ge-noms, wie z. B. Deletionen. Die meisten solcher Mutationen bleiben ohne wesent-liche Folgen für die Zelle oder den Organismus, doch manche haben tragische

Konsequenzen: Werden nämlich infolge dieser Mutationen Proto-Onkogene akti-
viert oder Tumorsuppressorgene inaktiviert, so kann eine maligne Transformation
initiiert werden. In der Tat wurde dies in einigen Hautmalignomen nachgewiesen:
Aktivierung von verschiedenen ras-Onkogenen und von c-myc in Hautkarzino-
men von Xeroderma pigmentosum Patienten [1], und von N-ras und H-ras in malignen Melanomen [2]. In der Regel wird für eine maligne Transformation aber
mehr als eine einzige Mutation benötigt.

Die mutagene und karzinogene Wirkung von ultravioletter Strahlung

Das Barriereorgan Haut ist einer Vielzahl von Mutagenen ausgesetzt. Dabei
kommt dem potenten Mutagen UV-Strahlung eine herausragende klinische Bedeutung zu: Die Assoziation von UV-Exposition und Hautkarzinogenese ist insbesondere beim Spinaliom und Basaliom gut etabliert [3]: 1) Tumore treten in UV-
exponierten Arealen auf; 2) Tumorinzidenz steigt mit beruflicher Exposition, wie
z. B. bei Bauern oder Seeleuten; 3) Tumorinzidenz steigt mit abnehmendem Brei-
tengrad; und 4) Tumorinzidenz ist bei Hellhäutigen am höchsten. UV-Strahlung
dringt kaum über die Haut hinaus weiter in den Körper ein und hat neben der
Haut lediglich noch am Auge eine klinische Relevanz. Schädigende Wirkungen
sind also zu erwarten an Keratinozyten (insbesondere bedeutungsvoll in der rege-
nerierenden Basalzellschicht, deren Mutationen zeitlebens fixiert bleiben), Melanozyten, Fibrozyten, Endothelzellen und Fettzellen. Immer mehr wird allerdings
deutlich, daß auch die in der Haut lokalisierten oder durch diese zirkulierenden
immunkompetenten Zellen durch UV-Strahlung geschädigt werden. Immunmodulation und -Suppression nach UV-Bestrahlung ist nachweisbar. Ihr kommt
wahrscheinlich neben der direkten Schädigung lokaler Zellen eine weitere Bedeutung zu in der UV-induzierten Hautkarzinogenese. Insbesondere bei der Genese
des malignen Melanoms wird eine UV-induzierte Reduktion der Immunüberwa-
chung als Erklärung diskutiert für den Befund, daß dieser Tumor zwar eindeutig
mit UV-Exposition assoziiert ist, jedoch nicht am häufigsten in den Hautarealen
mit der größten UV-Dosis auftritt. Ein weiterer interessanter Befund in diesem
Zusammenhang ist, daß Interferone DNA-Reparatur beeinflussen und einen anti-
mutagenen Effekt haben.

UV-Strahlung induziert an der DNA die sogenannten DNA-Photoprodukte
[4, 5]. Unter der Vielzahl von verschiedenen Photoprodukten, die wellenlängenab-
hängig in verschiedener Verteilung gebildet werden, sind die am stärksten mutagen wirksamen die Cyclobutan-Dimere und die Pyrimidin-Pyrimidon (6,4)-
Photoprodukte. Beim Cyclobutan-Dimer werden unter dem Einfluß von UV-
Strahlung zwei benachbarte Pyrimidin-Basen an den Kohlenstoff-Atomen 5 und
6, unter Ausbildung eines Cyclobutanringes kovalent verbunden. Beim
6,4-Photoprodukt werden benachbarte Pyrimidin-Basen an Position 6 mit 4 kovalent verbunden. Das bei weitem häufigste Cyclobutan-Dimer, das Thymindimer
scheint allerdings nur sehr schwach mutagen zu sein. Als Theorie wird hierbei die
A-Regel zur Erklärung herangezogen: Wenn eine Polymerase an solch einem unre-
parierten Thymindimer ankommt und nicht weiß was sie machen soll, dann setzt
sie einfach ein Adenin ein. Damit hätte sie zumindest das häufigste Photopro-

dukt, das Thymindimer richtig komplementiert. Nicht allein die Photoprodukt-
frequenz an einer bestimmten Stelle der DNA bestimmt allerdings die Mutations-
rate an dieser Stelle, sondern auch die lokale Struktur der DNA.

Es ist nicht sicher bekannt welche UV-Wellenlängen besonders karzinogen
sind. UV-A (320–400 nm) ist zwar energieärmer als UV-B (280–320 nm), doch
in entsprechend höherer Dosierung, wie sie z. B. für eine Bräune in angeblich sicheren UV-A Sonnenstudios erforderlich ist, ist es ebenso mutagen und karzinogen wie UV-B. Es generiert ebenfalls DNA-Photoprodukte, verursacht Erytheme
und im Tierversuch Hautkarzinome [3, 6]. Durch UV-Karenz und/oder UV-Filte-
rung mittels Sonnenschutzcremes die DNA-Reparaturmechanismen gar nicht erst
zu strapazieren ist sicherlich der beste Weg zur Prävention von Hauttumoren. Dabei sollte die Sonnenschutzcreme nicht nur einen UV-B, sondern auch UV-A Filter
enthalten, da sich das Individuum ansonsten im Glauben an eine gute UV-Protek-
tion und unter Vermeidung des lästigen Sonnenbrandes eine umso höhere UV-A
Dosis zuzieht. Zusätzlich ist gerade das längerwellige, tiefer eindringende UV-A
auch für die kosmetisch so störenden Schäden an der Dermis verantwortlich, wie
z. B. die aktinische Elastose.

Ein neben diesen präventiven Maßnahmen chemotherapeutisch einsetzbarer,
Hauttumor vorbeugender Effekt konnte für intern gegebene Retinoide nachgewiesen werden – bisher allerdings nur bei einigen Xeroderma pigmentosum Patientin mit einer hohen Tumorrate [7]. Dabei handelt es sich aber wahrscheinlich
um epigenetische Effekte, so daß nicht von einem Einfluß von Retinoiden auf
DNA-Reparaturprozesse ausgegangen werden kann. Ein UV-Schaden reversieren-
der und damit eventuell auch tumorsuppressiver Effekt von topischen Retinoiden
ist weiter umstritten.

Genetische Erkrankungen mit defekter DNA-Reparatur

DNA-Reparaturprozesse korrigieren zwar die meisten DNA-Schäden, können
aber keinen absoluten Schutz bieten. Was passiert, wenn Photoprodukte nicht
oder fehlerhaft repariert werden, läßt sich besonders eindrucksvoll an der autosomal rezessiven Erkrankung Xeroderma pigmentosum erkennen [8]. Diese Patienten zeigen eine UV-Überempfindlichkeit und bekommen in UV-exponierten Hautarealen eine Vielzahl von malignen Hauttumoren (v. a. Basaliome, Spinaliome,
maligne Melanome). Damit ist Xeroderma pigmentosum ein sehr instruktives
Modellsystem für die schädlichen Wirkungen von UV-Strahlung auf die Haut. Alle bisher untersuchten Zellen dieser Patienten sind charakterisiert durch eine verminderte Fähigkeit zur DNA-Reparatur [9]. Klinisch und auch in-vitro ist das
Krankheitsbild heterogen: Durch Fusionsexperimente konnte nachgewiesen werden, daß sich die DNA-Reparaturdefekte von Zellen verschiedener Patienten z. T.
komplementieren. Als Grundlage dieser sogenannten Komplementationsgruppen
werden verschiedene DNA-Reparaturdefekte angenommen. Wie bereits erwähnt
sind die molekularen DNA-Reparaturmechanismen in menschlichen Zellen nicht
im einzelnen bekannt und so konnten sich auch die verschiedenen Xeroderma pigmentosum Gendefekte trotz größter Anstrengungen lange einer genauen Charakterisierung entziehen. Kürzlich sind aber doch einige Xeroderma pigmentosum

Gene erfolgreich kloniert worden [10], so daß nun bald ein weit detailliertes Verständnis der Xeroderma pigmentosum Defekte und damit auch der DNA-Reparaturvorgänge in menschlichen Zellen zu erwarten ist. So gibt es inzwischen Hinweise, daß z. B. bei der Komplementationsgruppe XP-E ein humanes Äquivalent der Photolyase defekt ist [11], ein Enzym, daß unter dem Einfluß von sichtbarem Licht Pyrimidin-Dimere repariert, und bei XP-B eine Reparatur DNA-Helikase [12]. Die sogenannte Xeroderma pigmentosum Variante ist bisher immer etwas separat von den anderen Komplementationsgruppen betrachtet worden. Die Zellen dieser Patienten sind nur etwas UV-sensitiv, weisen im UDS Assay (unscheduled DNA synthesis) eine fast normale Exzisionsreparatur auf und haben stattdessen eine reduzierte Postreklikationsreparatur. Man nahm daher an, daß die Xeroderma pigmentosum Variante nicht wie die anderen Komplementationsgruppen einen Defekt in der DNA-Exzisionsreparatur hat, sondern in der Postreplikationsreparatur. Neuere Untersuchungen stellen diese prinzipielle Unterscheidung allerdings wieder in Frage [13].

Bei der Haarerkrankung Trichothiodystrophie liegt ein von der Komplementationsgruppe XP-D nicht unterscheidbarer DNA-Reparaturdefekt vor [14]. Diese Patienten sind zwar UV-überempfindlich, entwickeln aber keine Hauttumore. Dies zeigt, daß Xeroderma pigmentosum als Modellerkrankung für den Zusammenhang zwischen DNA-Reparatur und Haut-Karzinogenese weiterhin noch viele Fragen aufwirft.

Neben Xeroderma pigmentosum ist bei einigen weiteren genetischen Erkrankungen eine beeinträchtigte DNA-Reparatur nachgewiesen, wahrscheinlich gemacht oder vermutet worden.

Beim Cockayne Syndrom ist die sogenannte „preferential DNA repair" beeinträchtigt, ein Mechanismus, der aktive Gene schneller repariert als nicht kodierende Genabschnitte [15]. Ein weiterer Befund beim Cockayne Syndrom ist eine beeinträchtigte Reparatur nur von 6,4-Photoprodukten, während im Vergleich dazu in Xeroderma pigmentosum sowohl diese, als auch Cyclobutan-Dimere nicht repariert werden [16].

Bei der Modellerkrankung für das maligne Melanom, dem Dysplastischen Nävus Syndrom, wird inzwischen auch eine defekte DNA-Reparatur diskutiert: In Zellinien solcher Patienten konnte eine UV-Hypermutabilität nachgewiesen werden [17], möglicherweise das *in-vitro* Korrelat zum erhöhten, UV-abhängigen Melanomrisiko. Chromosomenanalysen nach ionisierender Bestrahlung von Lymphozyten dieser Patienten während der G2 Phase zeigten bis zu 50mal mehr Chromosomenbrücke und -Lücken als in normalen Zellen [18].

Weitere Kandidaten für DNA-Reparaturdefekte sind die autosomal rezessiven Chromosomenbruchsyndrome Bloom's Syndrome (dem möglicherweise ein DNA Ligase I Defekt zugrundeliegt [19]), Ataxia teleangiektatika und Fanconi Anämie, das Genominstabilitätssyndrom Werner Syndrom (adulte Progerie), und das Basalzellnävussyndrom.

Mit Ausnahme des Cockeyne Syndroms sind alle erwähnten Erkrankungen durch ein erhöhtes Malignomrisiko gekennzeichnet.

Es ist immer wieder vermutet worden, und dafür gibt es inzwischen für interne Karzinome [20] und Hautkarzinome/Basaliome [21] auch fundierte Hinweise, daß auch bei einer Normalpopulation individuelle Unterschiede in der Fähigkeit zur DNA-Reparatur das Malignomrisiko beeinflussen. Dies macht deutlich, welch herausragende Rolle DNA-Reparaturmechanismen auch in der Karzinogenese spielen. Als ein weiterer Hinweis darauf ist zu werten, daß auch die klinischen unauffälligen, heterozygoten Träger des Ataxia teleangiektatika Gens ein erhöhtes Karzinomrisiko haben [22].

Messung der DNA-Reparatur mit Hilfe von Plasmid Vektoren

DNA-Reparatur kann mit Hilfe einer Vielzahl von unterschiedlichen Assays gemessen werden. Die Messung der UDS (unscheduled DNA synthesis) in verschiedensten Zellen nach UV-Bestrahlung ist z. B. ein vielfach angewendeter Assay. Diese DNA-Reparatur-induzierte, nicht S-Phasen abhängige DNA-Synthese ist zum Beispiel in den meisten Xeroderma pigmentosum Komplementationsgruppen deutlich erniedrigt.

Wir messen DNA-Reparatur mit Hilfe von Plasmid Vektoren. Dabei wird die Fähigkeit von Patienten-Zellen gemessen, DNA-Schäden auf einem in die Zellen transfizierten Plasmid zu reparieren. Wird z. B. UV-bestrahltes Plasmid transfiziert, dann wird die Reparatur von UV-Photoprodukten gemessen. Solche Vorgänge werden „host cell reactivation" (Wirtszellreaktivierung) genannt.

Als Screening-Methode benutzen wir das rekombinante Plasmid pRSVcat. Es enthält das bakterielle Chloramphenicol-Acetyltransferase (CAT) Gen in einer Konfiguration, die die Expression in menschlichen Zellen ermöglicht. Weist das Plasmid z. B. Photoprodukte auf, so müssen diese erst durch die Enzymsysteme der Wirtszelle repariert werden, bevor CAT exprimiert werden kann. Abbildung 1 zeigt das Ergebnis eines solchen Versuches: Es wird deutlich, daß die beiden normalen Zellinien die Photoprodukte bei weitem besser reparieren können als die Xeroderma pigmentosum Zellinie, bei der die CAT-Aktivität mit steigender UV-Dosis (am transfizierten Plasmid) rapide abnimmt. Bisher konnten solche Experimente nur an transformierten Zellinien durchgeführt werden. Im Vergleich zu den bisher verwendeten chemischen Methoden zur Plasmidtransfektion steht uns nun aber mit der Elektroporation eine weitaus effektivere Transfektionsmethode zur Verfügung, die es uns erlaubt auch nicht-immortalisierte Zellen für diese Experimente zu verwenden. Stimulierte periphere Blut-Lymphozyten sind z. B. einfach von Patienten zu gewinnen und wir hoffen damit in Zukunft unsere Plasmid Vektoren in der Routine-Diagnostik von DNA-Reparaturdefekten verwenden zu können.

In einer aufwendigeren Methode wird Plasmid wieder aus der Gastzelle isoliert und in Bakterien kloniert, so daß neben der Quantifizierung der DNA-Reparatur auch eine genaue Analyse der Mutationen auf Basensequenzebene möglich wird.

Natürlich sind diese Assays nicht beschränkt auf die Messung von UV-induzierten DNA-Schäden. Das Plasmid kann vor Transfektion mit verschiedensten Mutagenen behandelt werden. So untersuchen wir z. B. zur Zeit die Reparatur von DNA-Schäden, die durch reaktive Sauerstoffspezies gebildet wurden.

In unseren „host cell ligation assays" (Wirtszell-DNA Ligations Assay) haben wir das Plasmid nicht mit einem Mutagen behandelt, sondern mit Hilfe von Re-

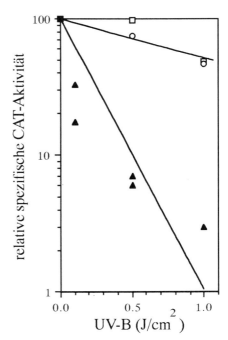

Abb. 1. „Host cell reactivation" von UV-B bestrahltem Plasmid pRSVcat. Die relative spezifische Aktivität ist angegeben als Einheiten CAT/mg Protein im Zellextrakt, in Prozent von der unbestrahlten Kontrolle.
□ = GM3715 und ○ = GM3657 (normale Lymphoblasten), ▲ = GM2250 (Xeroderma pigmentosum Lymphoblasten)

striktionsenzymen linearisiert. Damit können wir den Prozeß der DNA-Ligation in den Wirtszellen untersuchen, deren Effektivität und deren Genauigkeit, auch auf der Basensequenzebene. Dies kann auch gedeutet werden als Reparatur von DNA-Doppelstrangbrüchen. Mit Hilfe dieses Assays haben wir in Zellen von Patienten mit den drei Chromosomenbruchsyndromen, Bloom's Syndrom, Ataxia teleangiektatika und Fanconi Anämie Anomalien der DNA-Ligation nachweisen können, jeweils mit anderen Charakteristika. Beim Bloom's Syndrom ist dieser Befund gut vereinbar mit der Hypothese eines DNA-Ligase I Defektes [23]. Bei den beiden anderen Erkrankungen möchten wir dies als Hinweis deuten, daß ein anderes Enzym defekt ist, welches involviert ist in den Prozeß der DNA-Ligation, bzw. der Reparatur von DNA-Doppelstrangbrüchen.

Literatur

1. Suarez HG, Daya-Grosjean L, Schlaifer D, Nardeux P, Renault G, Bos JL, Sarasin A (1989) Activated oncogenes in skin tumors from a repair deficient syndrome, xeroderma pigmentosum. Cancer Res 49:1223–1228
2. Albino AP, Nanus DM, Mentle IR, Cordon-Cardo C, McNutt NS, Bressler J, Andreeff M (1989) Analysis of ras oncogenes in malignant melanoma and precursor lesions: correlation of point mutations with differentiation phenotype. Oncogene 4:1363–1374
3. National Institutes of Health, Consensus Development (1989) Sunlight, ultraviolet radiation, and the skin. Conference statement, volume 7, number 8
4. Brash DE (1988) UV mutagenic photoproducts in *Escherichia coli* and human cells: a molecular genetics perspective on human skin cancer. Photochem Photobiol 48:59–66

5. Mitchell DL (1988) The relative cytotoxicity of (6–4) photoproducts and cyclobutane dimers in mammalian cells. Photochem Photobiol 48:51–57
6. Lundgren K, Wulf HC (1988) Cytotoxicity and genotoxicity of UVA irradiation in chinese hamster ovary cells measured by specific locus mutations, sister chromatid exchanges and chromosome aberrations. Photochem Photobiol 47:559–563
7. Kraemer KH, DiGiovanni JJ, Moshel AN, Tarone RE, Peck GL (1988) Prevention of skin cancer in xeroderma pigmentosum with the use of oral isotretinoin. N Engl J Med 318:1633–1637
8. Kraemer KH, Lee MM, Scotto J (1987) Xeroderma pigmentosum (review article). Cutaneous, ocular, and neurologic abnormalities in 830 published cases. Arch Dermatol 123:241–250
9. Kraemer KH, Herlyn M, Yuspa S, Clark WH, Townsend GK, Neises G, Hearing V (1989) Reduced DNA repair in cultured melanocytes and nevus cells from a patient with xeroderma pigmentosum. Arch Dermatol 125:263–268
10. Tanaka K, Miura N, Satokata I, Miyamoto I, Yoshida MC, Satoh Y, Kondo S, Yasui A, Okayama H, Okada Y (1990) Analysis of a human DNA excision repair gene involved in group A xeroderma pigmentosum and containing a zinc-finger domain. Nature 348:73–76
11. Patterson M, Chu G (1989) Evidence that xeroderma pigmentosum cells from complementation group E are deficient in a homolog of yeast photolyase. Mol Cell Biol 9:5105–5112
12. Weeda G, van Ham RC, Vermeulen W, Bootsma D, van der Eb AJ, Hoeijmakers JH (1990) A presumed DNA helicase encoded by ERCC-3 is involved in the human repair disorders xeroderma pigmentosum and Cockeyne's syndrome. Cell 62:777–791
13. Wood RD, Robins P, Lindahl T (1988) Complementation of the xeroderma pigmentosum DNA repair defect in cell free extracts. Cell 53:97–106
14. Nuzzo F, Zei G, Stefanini M, Colognola R, Santachiara AS, Lagomarsini P, Marinoni S, Salvaneschi L (1990) Search for consanguinity within and among families of patients with trichothiodystrophy associated with xeroderma pigmentosum. J Med Genet 27:21–25
15. Hanawalt PC (1991) Heterogeneity of DNA repair at the gene level. Mutat Res 247:203–211
16. Barrett SF, Robbins JH, Tarone RE, Kraemer KH (1991) Evidence for defective repair of cyclobutane dimers with normal repair of other DNA photoproducts in a transcriptionally active gene transfected into Cockayne syndrome cells. Mutation Res, in press
17. Perera MIR, Um KI, Greene MH, Wataers HL, Bredberg A, Kraemer KH (1986) Hereditary dysplastic nevus syndrome: lymphoid cell ultraviolet hypermutability in association with increased melanoma susceptibility. Cancer Res 46:1005–1009
18. Sanford KK, Tarone RE, Parshad R, Tucker M, Greene MH, Jones GM (1987) Hypersensitivity to G2 chromatid radiation damage in familial dysplastic nevus syndrome. Lancet 14:1111–1116
19. Willis AE, Weksberg R, Tomlinson S, Lindahl T (1987) Structural alterations of DNA ligase I in Bloom's syndrome. Proc Natl Acad Sci USA 84:8016–8020
20. Pero RW, Johnson DB, Markowitz M, Doyle G, Lund-Pero M, Seidegard J, Halper M, Miller DG (1989) DNA repair synthesis in individuals with and without a family history of cancer. Carcinogenesis 10:693–697
21. Alcalay J, Freeman SE, Goldberg LH, Wolf JE (1990) Excision repair of pyrimidine dimers induced by simulated solar irradiation in the skin of patients with basal cell carcinoma. J Invest Dermatol 95:506–509
22. Swift M, Reinauer PJ, Morrell D, Chase CL (1987) Breast and other cancers in families with ataxia-telangiectasia. New Engl J Med 316:1289–1294
23. Rünger TM, Kraemer KH (1989) Joining of linear plasmid DNA is reduced and error-prone in Bloom's syndrome cells. EMBO 8:1419–1425

Zelladhäsion und Metastasierung: Inhibition mit monoklonalen Antikörpern am Beispiel des malignen Melanoms

H. P. VOLLMERS

Zusammenfassung

Die Metastasierung maligner Tumoren ist ein äußerst komplexer Vorgang und der Erfolg der Sekundärtumorbildung scheint abhängig zu sein von zahlreichen Interaktionen zwischen den malignen Zellen und Zellen und/oder Komponenten des Zielorganes.

Entscheidend ist die Eigenschaft der Tumorzelle, bestimmte Rezeptoren auf der Zelloberfläche, die eine wichtige Rolle in Zell-Substrat und Zell-Zell Interaktionen spielen, zu exprimieren und zu modulieren.

Dies könnte von entscheidender Bedeutung dafür sein, daß bestimmte maligne Tumoren eine Organpräferenz aufweisen.

Mit Hilfe monoklonaler Antikörper ist es heute möglich, tumor-assoziierte Adhäsionsmoleküle zu identifizieren und zu charakterisieren.

Entsprechend können Antikörper, die funktionell in Zell-Substrat und Zell-Zell Interaktionen eingreifen, genutzt werden, um Tumorwachstum und Metastasierung zu verhindern.

Schlüsselwörter: Zelladhäsion, Tumorwachstum, Metastasierung, Organpräferenz, Funktionelle monoklonale Antikörper

Summary

The metastatic process of malignant cells is a very complex phenomenon and it is most likely that the success of metastasis formation depends on numerous interactions between the tumor cell and cells or components of the target organ.

Most important is the ability of the tumor cell to express or to modulate receptors on the cell surface which play an important role in cell-substrate and cell-cell interactions.

This might be responsible for the fact that certain malignant tumors show a preference for specific organs during the metastatic process. Using monoclonal antibodies it is possible to identify and characterize tumor-associated adhesion molecules.

Functional monoclonal antibodies can interfere with cell-substrate and cell-cell interactions and can prevent tumor growth and metastases.

Einleitung

Bösartige (maligne) Tumoren besitzen die Eigenschaft, umgebendes normales Gewebe zu infiltrieren und an nahen oder entfernten Stellen im Organismus Sekundärtumore (Metastasen) zu bilden.

Einzelne Zellen lösen sich vom Primärtumor, gelangen in das lymphatische oder hämatogene System, binden an Endothelien bestimmter Zielorgane, durchdringen diese Barriere und wachsen im Stroma als neue Kolonien. Metastasierung ist sehr wahrscheinlich nicht, wie lange angenommen, ein rein zufälliger Prozeß, sondern beinhaltet eine ganze Reihe von spezifischen zellulären Interaktionen zwischen den malignen Zellen und Komponenten des Zielorganes. Dafür spricht vor allem eine auffällige Organpräferenz bestimmter Tumoren, z. B. metastasieren beim Menschen Klarzell Karzinome der Niere besonders häufig ins Skelettsystem, kleinzellige Karzinome der Lunge ins Gehirn oder Neuroblastome in die Leber. Wissenschaftliche Untersuchungen der letzten Jahre haben gezeigt, daß quantitative und qualitative Veränderungen in Zellmembranmolekülen der Tumorzelle, wie Oberflächenantigenen, Rezeptoren, Enzymen etc., die eine Rolle in Zell-Zell und Zell-Substrat Interaktionen spielen, entscheidend für den Erfolg der Metastasierung sind. Durch Veränderung der Adhäsions- (Bindungs) Eigenschaften im Vergleich zu normalen Zellen erreichen maligne Zellen offensichtlich die Fähigkeit zur Invasivität, Streuung, Implantation sowie Wachstum an sekundären Orten [1, 2].

Metastasierungskaskade

Nur 0,01 % der malignen Zellen, die sich von einem Primärtumor lösen und in die Gefäße gelangen, bilden auch Metastasen. Abbildung 1 zeigt schematisch die komplexen Vorgänge der Metastasierungskaskade am Beispiel eines Karzinoms: Maligne Zellen lösen sich vom Primärtumor und gelangen in das Blutgefäßsystem (Intravasation); während der Zirkulation kommt es häufig zu heterotypischen oder homotypischen Aggregationen, d. h. Zusammenlagerung mit Zellen des Blutes (Makrophagen, Lymphozyten, Plateletts etc.) oder mit anderen Tumorzellen. Dadurch kann es zu Verstopfungen der Gefäße (Embolien) kommen. Einigen Zellen gelingt es, sich an Endothelien oder Komponenten der basalen Lamina (Laminin, Kollagen, Fibronektin), anzuheften (Adhäsion), sie durchdringen diese Zell- und Matrixschichten (Invasion oder Extravasation) durch mechanische oder enzymatische Aktivitäten (siehe Abb. 1) und wachsen im Stroma als Metastase. Der letzte Schritt in der Kaskade ist der Anschluß an Blutgefäße (Angiogenese).

   Auf jeder der einzelnen Stufen überleben weniger Zellen und formen neue Kolonien. Entscheidend für den Erfolg der Metastasierung ist offensichtlich die Fähigkeit der Tumorzelle, ihre Adhäsionseigenschaften zu reduzieren, erhöhen oder neuen Gegebenheiten anzupassen, d. h. bestimmte Rezeptoren für Zell-Zell und Zell-Substrat Interaktionen auf der Zellmembran entsprechend zu exprimieren und zu modulieren [3].

Experimentelle Systeme

Zur Untersuchung spezifischer Metastasierungsprozesse und der Funktion bestimmter Adhäsionsmoleküle wurden einige tierexperimentelle Systeme entwickelt, von denen das B16 Mausmelanommodell sicher das am besten charakterisierte ist. Werden diese B16 Melanomzellen intravenös in C57BL/6 Mäuse gespritzt, formen sie nach 10–20 Tagen Melanin gefärbte Metastasen in verschiede-

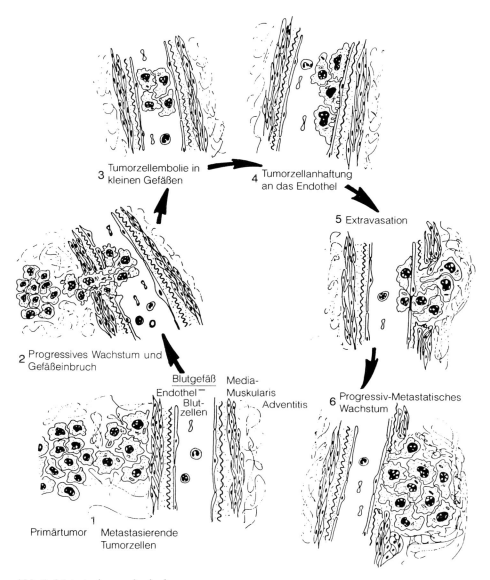

3 Tumorzellembolie in kleinen Gefäßen

4 Tumorzellanhaftung an das Endothel

5 Extravasation

2 Progressives Wachstum und Gefäßeinbruch

Blutgefäß
Endothel —
Blut-
zellen

Media-
Muskularis
Adventitis

6 Progressiv-Metastatisches Wachstum

1
Primärtumor   Metastasierende Tumorzellen

Abb. 1. Metastasierungskaskade

nen Organen der Tiere. Durch multiple Passagen konnten hoch maligne Varianten isoliert werden, die bis zu 1000 Kolonien in der Lunge bilden (Abb. 2) oder selektiv in Leber oder Ovarien metastasieren [4].

Weitere Untersuchungen in diesem System haben ebenfalls ergeben, daß die Zellmembran nicht nur eine entscheidende Rolle in Zelladhäsionsprozessen, sondern auch in der Metastasierungskaskade spielt. So konnten niedermaligne B16.F1 Melanomzellen durch Fusion mit Membranvesikeln von hoch malignen

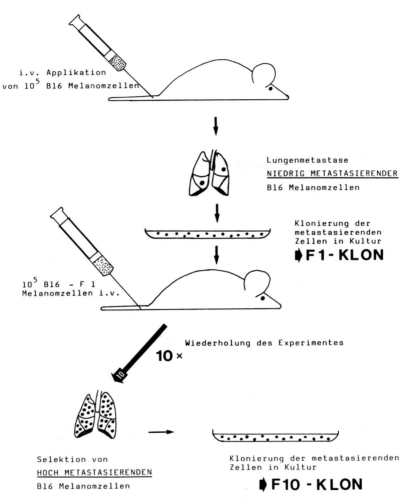

i.v. Applikation
von 10^5 B16 Melanomzellen

Lungenmetastase
NIEDRIG METASTASIERENDER
B16 Melanomzellen

Klonierung der
metastasierenden
Zellen in Kultur
▶F1-KLON

10^5 B16 - F 1
Melanomzellen i.v.

Wiederholung des Experimentes
10 ×

Selektion von
HOCH METASTASIERENDEN
B16 Melanomzellen

Klonierung der metastasierenden
Zellen in Kultur
▶F10 - KLON

Abb. 2. Selektion hoch metastasierender B16 Melanomzellen

B16.F10 Zellen so verändert werden, daß sie ähnlich viele Lungenmetastasen formten wie die B16.F10 Zellen (Abb. 3) [4].

Weiterhin wurden verschiedene Oberflächenparameter wie Ladung, Proteasen, Glycosidasen, Lectine, Transferasen etc. untersucht und in vielen Fällen konnte eine Korrelation zum Metastasierungsgrad festgestellt werden [2].

Monoklonale Antikörper

Eine Möglichkeit, Komponenten zu identifizieren, die eine Rolle in Adhäsionsprozessen bei Tumorwachstum und Metastasierung spielen, ist mit Hilfe von Reagenzien gegeben, die funktionell in derartige Prozesse eingreifen, d. h. sie stören oder verhindern.

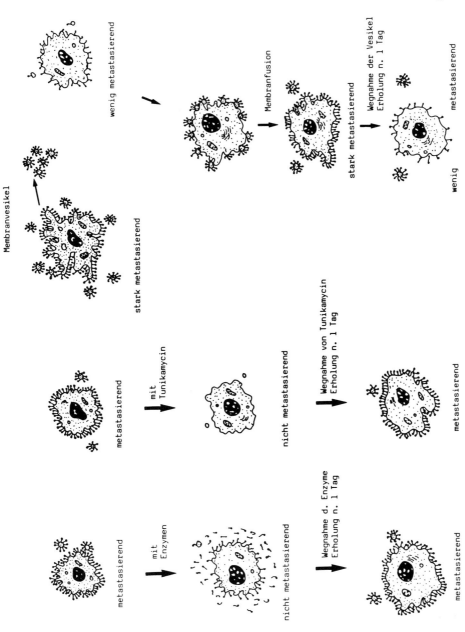

Abb. 3. Membranmodulation von metastasierenden B16 Melanomzellen

Dabei kann es sich um Enzyme, Proteine, Peptide oder Antikörper handeln. Während der letzten Jahre wurde von mehreren Laboratorien eine Reihe von polyklonalen Antiseren beschrieben, die in vitro mit Adhäsionsmechanismen bestimmter Zellen interferieren und die entsprechenden Membrankomponenten identifizieren [5, 6].

Die Hybridomatechnologie brachte neue Impulse für diese Untersuchungen. Monoklonale Antikörper können in unbegrenzter und reproduzierbarer Menge hergestellt werden und sind in der Lage, auch Antigene auf Zellen zu identifizieren, die nur in geringer Anzahl vorhanden sind, z. B. tumor-assoziierte Adhäsionsmoleküle [7 – 10].

Antikörperselektion

Um monoklonale Antikörper zu selektionieren, die spezifische Metastasierungskomponenten identifizieren und in Diagnostik und Therapie verwendbar sind, müssen bestimmte Kriterien erfüllt sein: die Antikörper müssen tumorspezifisch sein und funktionell mit Mechanismen der Metastasierungskaskade interferieren. Syngene Systeme (Tumorzelle und Antikörper produzierende Zelle sind identischen individuellen Ursprungs) sowie funktionelle in vitro Tests bieten hier geeignete Voraussetzungen.

Zur Herstellung muriner monoklonaler Antikörper wurden Inzuchtmäuse mehrfach mit eigenen (syngenen) Melanomtumorzellen immunisiert. Unter diesen Bedingungen ist die Immunantwort der Tiere gegen tumorspezifische Antigene gerichtet und nicht gegen normale Differenzierungsantigene, wie z. B. Histokompatibilitätsantigene auf den Tumorzellen. Anschließend wurden die Milzlymphozyten mit Myelomzellen fusioniert, die entstandenen Hybridome in einem ELISA-Test auf Antikörperproduktion getestet und die positiven Klone in vitro in folgenden funktionellen Assays untersucht, welche in vivo Bedingungen für metastasierende Zellen widerspiegeln: a) Morphologietest, um Antikörper zu finden, die Zell-Zell Interaktion und Proliferation verhindern; b) Zellbewegungstest, um Antikörper zu isolieren, die mit Zellwanderung interferieren; c) Adhäsionstest, für Antikörper, die in Zell-Substrat Interaktionen eingreifen. Abbildung 4 zeigt Beispiele für derartige Antikörper, die durch syngene Immunisierung und funktionelle in vitro Assays hergestellt wurden [7 – 9].

Ein ähnliches Modell läßt sich auch im humanen System anwenden, um Antikörper zu isolieren, die funktionell mit syngenen Tumorzellen reagieren. Dazu werden Lymphozyten aus Lymphknoten oder Milz von Karzinompatienten isoliert, mit Fusionspartnern hybridisiert, auf Antikörperproduktion untersucht und die Immunglobulin positiven Klone an Tumorzellen des gleichen Patienten getestet [11].

Therapiemöglichkeiten

Wie oben ausführlich beschrieben, ist die Adhäsion von Tumorzellen an bestimmte vaskuläre Endothelien des Organismus eine Grundvoraussetzung für die selek-

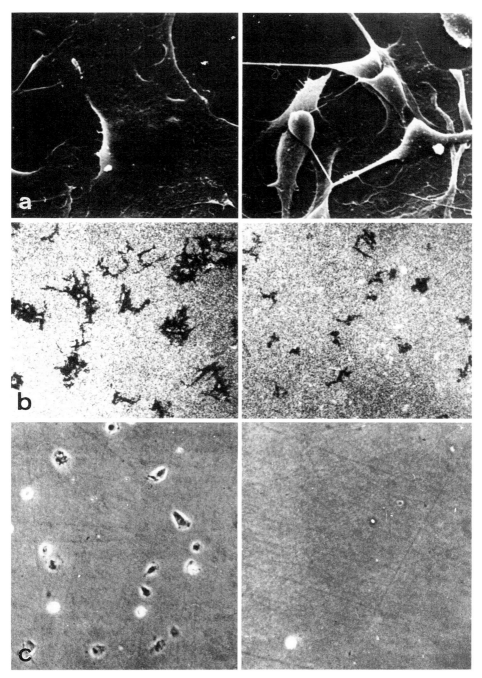

Abb. 4a – c. Funktionelle Aktivitäten monoklonaler Antikörper; **(a)** Morphologietest: kon-
fluente Zellrasen wurden für 1 – 2 h bei 370 °C mit Antikörpern inkubiert und die morphologischen Veränderungen mikroskopisch ausgewertet; **(b)** Zellbewegungstest: die Zellen wurden über
Nacht auf kolloidalem Gold ausplattiert, anschließend wurde die Länge der Tracks gemessen;
(c) Adhäsionstest: die Zellen wurden für 30 min mit und ohne Antikörper bei 370 °C inkubiert,
anschließend vorsichtig gewaschen, fixiert und die adhärenten Zellen unter dem Mikroskop gezählt; jeweils linke Reihe ohne Antikörper, rechte Reihe mit monoklonalem Antikörper

a   b

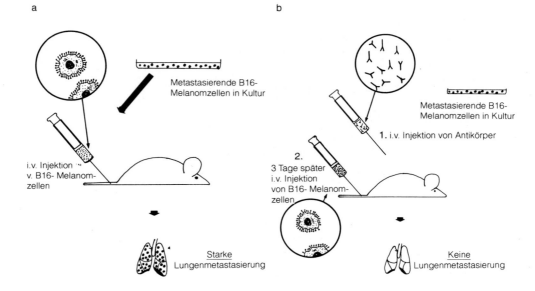

c

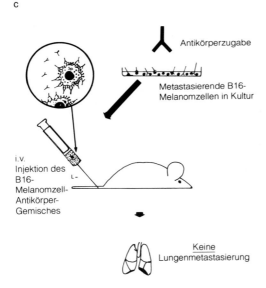

Abb. 5a–c. Schematische Darstellung der Therapieexperimente: **(a)** Kontrolle; **(b)** zuerst intravenöse Injektion der Melanomzellen, drei Tage später Injektion des Antikörpers; **(c)** Vorinkubation der Melanomzellen mit Antikörpern und anschließender intravenöser Applikation. Die Auswertung der Experimente erfolgte ca. nach 20 Tagen. Alle angegebenen Werte sind Durchschnittswerte aus mindestens 10 verschiedenen Experimenten mit einer Mindestanzahl von mindestens 10 Tieren pro Experiment

tive Metastasierung. Für die Proliferation von Metastasen spielen spezifische Zell-Zell Interaktionen eine entscheidende Rolle. Um zu überprüfen, ob monoklonale Antikörper, die in vitro derartige Prozesse stören, auch in vivo erfolgreich interferieren, wurden folgende Experimente durchgeführt: Hoch metastasierende, lungenspezifische B16 Melanomzellen wurden entweder mit monoklonalen Antikörpern, die Adhäsion verhindern, vorinkubiert und dann in syngene C57BL/6 Mäu-

Tabelle 1. In vivo Experimente

Antikörper	Experimentelle Metastasen %	
	Tumorzellen vorinkubiert	Antikörper 3 Tage später
Kontrolle	100	100
16/43	2	–
16/77	4	–
16/82	16	–
NORM-2	–	5

Die Antikörper 16/43, 16/77 und 16/82 inhibieren in vitro die Adhäsion von Tumorzellen auf Gewebekulturschalen und Lamininsubstraten; der Antikörper NORM-2 verändert die Morphologie von Tumorzellen, sehr wahrscheinlich durch Störung von Zell-Zell Kontakten und besitzt außerdem einen proliferationshemmenden Effekt

se gespritzt, oder es wurden zuerst Lungenmetastasen in Tieren induziert und dann mehrere Tage später proliferationshemmende Antikörper intravenös appliziert (siehe Abb. 5). Tabelle 1 gibt einen Überblick von den experimentellen Daten (für Details [7–9]). In beiden Fällen konnte eine spezifische Lungenmetastasierung von B16 Melanomzellen drastisch reduziert werden. Diese Ergebnisse zeigen, daß Antikörper, die funktionell in bestimmte Zell-Substrat oder Zell-Zell Interaktionen eingreifen, Tumorwachstum und Metastasierung verhindern können.

Literatur

1. Nicolson GL (1982) Biochim Biophys Acta 695:113–176
2. Schirrmacher V et al (1982) In: Salomon JC, Karger S (ed) Invasion and Metastasis. Basel, pp 313–360
3. Vollmers HP, Birchmeier W (1983) Trends in Biochemical Sciene 8:452–455
4. Poste G, Fidler IJ (1980) Nature 283:139–146
5. Yoschida C, Takeichi M (1982) Cell 28:217–224
6. Rutishauser U et al (1978) J Cell Biol 79:382–393
7. Vollmers HP, Birchmeier W (1983) Proc Natl Acad Sci 3729–3733
8. Vollmers HP, Birchmeier W (1983) Proc Natl Acad Sci 6863–6867
9. Vollmers HP et al (1985) Cell 40:547–557
10. Wieland I et al (1986) Cell 47:675–685
11. Vollmers et al (1990) Cancer Res 49:2471–2476

Adhäsionsmoleküle und Metastasierungsverhalten

R. Kaufmann

Zusammenfassung

Sämtliche Stufen der Metastasierung (Invasion von Basalmembranen und Bindegewebe, Intra- und Extravasation, Absiedelung am Metastasenort) erfordern Kontakte von Tumorzellen zu anderen Zellen (z. B. Endothelzellen) und zu Molekülen der extrazellulären Matrix (z. B. Basalmembrankomponenten). Das Migrationsverhalten invasiv wachsender Tumorzellen, möglicherweise auch die Aktivierung matrixdegradierender Enzymsysteme wird hierbei z. T. durch Signalvermittlungen über Zelloberflächenrezeptoren für Zell-Zell- und Zell-Matrix-Adhäsionen reguliert. Zu diesen Rezeptoren zählen Moleküle verschiedener Genfamilien, von denen die Rolle der sog. Integrine mit ihren einzelnen Subfamilien (VLA-Proteine, Cytoadhäsine, Leukozytenintegrine) als Hauptvertreter für Zell-Matrixkontakte und für Zell-Zell-Interaktionen im Rahmen der Tumorprogression wachsende Bedeutung gewinnt. Auch der Organotropismus von Metastasen bestimmter Primärtumoren kann teilweise durch eine selektiv bevorzugte Adhäsion von metastatischen Tumorzellen an Endothelien der Zielorgane als Voraussetzung für eine dortige Extravasation erklärt werden. Die Entschlüsselung der Interaktionen zwischen adhäsiven Zell-Zell- und Zell-Matrix-Interaktionen und den dabei involvierten Rezeptor-Liganden-Beziehungen ermöglicht somit nicht nur Einblicke in Regulationsvorgänge der Tumorinvasion auf molekularer Ebene, sondern erweitert auch das Verständnis um das Metastasierungsmuster und metastatische Potential bestimmter Malignome. Zukünftig könnten solche Erkenntnisse Bedeutung gewinnen für die Prognoseabschätzung maligner Primärtumoren, aber auch die Basis für neue therapeutische Ansatzpunkte (Adhäsionsblockade) eröffnen.

Schlüsselwörter: Metastasierung, Adhäsionsmoleküle

Summary

Each single step of the metastatic cascade (invasion of basement membranes and connective tissue, intra- und extravasation, formation of metastatic colonies) requires the establishment of contacts between tumor cells and other cells (e.g., endothelial cells) or extracellular matrix molecules (e.g., components of basement membranes). The migration of invading tumor cells, possibly also the activation of matrix-degrading enzyme systems, is thought to be regulated by adhesion-mediated signal transduction involving cell surface receptors for both cell-cell and cell-matrix adhesion. These adhesion receptors include different gene families, among which the integrins and their subgroups (VLA proteins, cytoadhesins, leukocyte integrins) seem to play a major role in tumor progression. Moreover, the organotropism of metastases originating from certain malignancies is believed to depend in part on a selective adhesion advantage of tumor cells in target tissues. The exploration of receptors and ligands involved in adhesive cell-cell and cell-matrix interactions thus permits insights into the regulation of tumor cell invasion on a molecular level and moreover will enhance our understanding about the metastatic behavior and potential of particular malignancies. Such knowledge could be of clinical value in the assessment of tumor prognosis and also provides a base for the development of innovative therapeutic approaches (adhesion blocking).

Einführung

Die Metastasierung maligner Tumorzellen ist nicht etwa die schicksalshafte Folge ihrer bloßen Vermehrung mit konsekutivem Gefäßeinbruch, embolischer Verschleppung und passiver Strandung am Metastasenort, sondern sie basiert vielmehr auf einer Sequenz aktiver Zellmigrationsvorgänge und unterliegt damit hierarchischen Selektionsprinzipien. So besitzen nur einzelne Zellklone innerhalb maligner Primärtumoren überhaupt das Potential, metastatische Kolonien fern vom Primärtumor zu etablieren („metastatischer Phänotyp"). Hierzu müssen sie sämtliche Stufen der sog. Metastasierungskaskade (Verlassen des Primärtumors, Invasion von Basalmembranen und interstitiellem Bindegewebe, Einwanderung und Verlassen des Gefäßsystems, Koloniebildung am Ort der Metastase) ebenso wie die Auseinandersetzung mit den Effektorzellen des Immunsystems bewältigen (Abb. 1) [27].

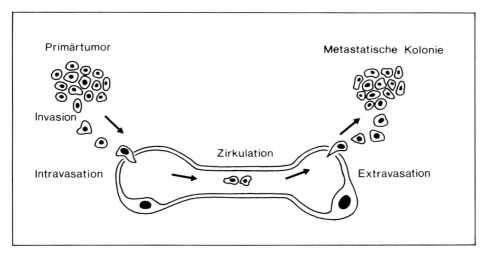

Abb. 1. Schematische Darstellung der einzelnen Schritte der sog. Metastasierungskaskade bei lymphogener oder hämatogener Tumorzellaussaat (modifiziert n. [27])

Neben matrixdegradierenden Enzymsystemen und motilitätsregulierenden Proteinen sind hierbei Kontake von Zellen untereinander (z. B. Tumorzellen – Endothelzellen, Tumorzellen – Makrophagen) und auch zu adhäsiven Molekülen der extrazellulären Matrix (z. B. TypIV-Kollagen beim Durchbrechen von Basalmembranen) beteiligt [12, 27, 38]. So müssen metastatische Tumorzellen einerseits in der Lage sein, Kontakte zu lösen, z. B. beim Verlassen epithelialer Zellverbände. Andererseits müssen sie Kontakte neu formieren, z. B. zu Matrixmolekülen (Invasion) oder Endothelzellen (Intra-, Extravasation). Von einigen der auf Tumorzelloberflächen exprimierten Adhäsionsmolekülen kann heute angenommen werden, daß sie nicht nur für die Tumorinvasion, sondern auch für das Metastasierungsverhalten eine zentrale Rolle spielen.

Adhäsionsmoleküle und ihre Bedeutung
für Zell-Matrix- und Zell-Zell-Interaktionen

Zu den Adhäsionsmolekülen der Zelloberfläche zählen neben den molekularen Komponenten interzellulärer Haftstrukturen (z. B. desmosomale Proteine wie Desmogleine, Desmoplakine u. a.) auch eine Reihe nicht strukturgebundener Zelloberflächenmoleküle verschiedener Genfamilien (Tabelle 1).

Von diesen gewinnen einzelne Vertreter der Immunglobulinsupergenfamilie (z. B. ICAM-1-Molekül), der kalziumabhängigen sog. Cadherine (z. B. Uvomorulin), der Homingrezeptoren (z. B. CD44) und vor allem der Integrine (VLAs, Leukozytenintegrine, Vitronektinrezeptorengruppe) für das Verständnis der Tumorprogression wachsende Bedeutung [2, 10, 11, 15, 31 – 34, 39]. Zur Immunglobulinfamilie gehören u. a. das ICAM-1 und ICAM-2 (intercellular adhesion molecule) ferner das VCAM-1 (vascular cell adhesion molecule) welche z. B. als Liganden auf Endothelzellen für Zelloberflächenrezeptoren der Integrinfamilie fungieren [9]. Das Adhäsionsmolekül CD44 (Lymphozyten-Homingrezeptor, Hermes-I Antigen) dient z. B. auf Lymphozyten im Rahmen der physiologischen Rezirkulation zur Anheftung an hochendothelialen Venulen bei deren Übertritt aus dem Blutweg in das Lymphgewebe [31]. Cadherine finden sich als kalziumabhängige Adhäsionsmoleküle in allen epithelialen Geweben und sind auch verwandt zu dem in epidermalen Desmosomen vorhandenen Desmoglein [3].

Die gegenwärtig bedeutsamste Familie adhäsiver Zelloberflächenmoleküle sind die Integrine [15, 21]. Diese heterodimer (aus jeweils einer α- und einer β-Kette) zusammengesetzten transmembranen Glykoproteine binden als Rezeptormoleküle an extrazelluläre Matrixkomponenten (z. B. Kollagene, Fibronektin, Vitronektin) oder auch an adhäsive Liganden-Moleküle auf anderen Zelloberflächen (z. B. ICAM, VCAM). Ihre Anbindung erfolgt z. T. über definierte kleine Aminosäuresequenzen (z. B. Arg-Glyc-Asp) und läßt sich durch solche Polypeptide aber auch durch funktionsblockierende Antikörper verhindern [24, 35]. Je nach ihrer Komposition aus variablen α- und β-Ketten besitzen Integrine unter-

Tabelle 1. Adhäsionsmoleküle (Übersicht)

Genfamilie	Adhäsionsmoleküle
1. Immunglobulin-Supergenfamilie	z. B. ICAM, VCAM, LFA-2 (CD2), LFA-3, CD4, u. a.
2. Homingrezeptoren	CD44 (Lymphozyten-Homingrezeptor)
3. Selektine („LEC-CAMS")	GMP-140, ELAM-1
4. Cadherine	z. B. Uvomorulin (E-cadherin)
5. Integrinfamilie	VLA-Moleküle, Leukozyten-Integrine, Vitronektinrezeptorgruppe (Cytoadhäsine), u. a.

ELAM = endothelial leucocyte adhesion molecule; GMP = granule membrane protein; ICAM = intercellular adhesion molecule; VCAM = vascular adhesion molecule; VLA = very late antigen

Tabelle 2. Integrinrezeptorenfamilie

Integrinsubfamilie	Rezeptormoleküle
β_1-Integrine: (VLA-Familie)	VLA-1 bis VLA-6
β_2-Intergrine: (Leukozytenintegrine)	LFA-1, Mac-1, p150, 95
β_3-Integrine: (Zytoadhäsine)	Vitronektinrezeptor gpIIb, IIIa
β_4-Integrine:	$\alpha^6 \beta_4$ (epitheliales Integrin)
β_5-Integrine:	$\alpha^v \beta_5$ (Vitronektinrezeptor)
...u. a.?	

gp = glycoprotein; LFA = lymphocyte function associated antigen; Mac = macrophage; VLA = very late antigen

schiedliche Bindungsspezifitäten, teilweise für verschiedene Liganden, teilweise erlauben sie nur die Bindung eines einzigen Ligandentyps. Hierdurch erwächst eine enorme Rezeptorvielfalt, die innerhalb verschiedener Zellen wiederum variiert.

Integrine mit gemeinsamer β-Kette faßt man in Subfamilien zusammen, wonach sich mindestens fünf Gruppen unterscheiden lassen (Tabelle 2). β_1-Integrine (VLA-Familie) sind wichtige Rezeptoren für extrazelluläre Matrixmoleküle (Fibronektin, Kollagene, Laminin). Sie vermitteln allerdings nicht nur Zell-Matrix, sondern auch Zell-Zell-Adhäsionen [15, 20]. Beispielsweise ist VLA-4 u. a. ein Rezeptor für das endotheliale Adhäsionsmolekül VCAM-1 der Immunglobulin-Genfamilie [9]. β_1-Integrine finden sich z. T. physiologischerweise im Gewebe exprimiert, so in basalen Epithelien [22]. β_2-Integrine, sogenannte Leukozytenintegrine, kommen nur auf weißen Blutzellen vor. Hier vermittelt z. B. der Rezeptor LFA-1 die Adhäsion von Lymphozyten an das ICAM-1 Molekül im Rahmen der Immunantwort [28]. Zu den β_3-Integrinen (Zytoadhäsine), zählen die Vitronektinrezeptoren, die neben Vitronektin auch andere extrazelluläre Matrixmoleküle binden. Neben dem in basalen Epithelien exprimierten β_4-Integrin ($\alpha^6 \beta_4$) und dem an Vitronektin bindenden β_5-Integrin wurden in jüngster Zeit weitere Vertreter dieser wichtigen Rezeptorenfamilie entdeckt. Zum Teil stehen Integrine in funktioneller Wechselwirkung mit anderen Zelloberflächenmolekülen (z. B. Ganglisiode), andererseits kann ihr Expressionsmuster auf Zelloberflächen auch von Wachstumsfaktoren (z. B. TGF-β) mitreguliert werden [5, 13].

Adhäsionsmoleküle und das metastatische Potential von Hauttumoren

Wenngleich Adhäsionsmoleküle z. T. auch physiologischerweise in gesunden Gewebezellen exprimiert werden, bleibt anzunehmen, daß ihre Regulation und Funktion in invasiv wachsenden und zur Metastasierung befähigten Zellen verändert ist und damit das Migrationsverhalten und die adhäsiven Eigenschaften dieser metatastatischen Zellklone beeinflußt wird [7, 8, 27, 29, 30]. Denkbar wäre dies beispielsweise durch Modifikationen solcher Rezeptoren selbst [7, 8] oder durch eine gestörte Interaktion mit benachbarten Zelloberflächenmolekülen (z. B. Proteoklykane, Ganglioside) und interzellulären Mediatorsubstanzen [13]. Auch wurden einzelne Adhäsionsmoleküle in vitro bisher selektiv auf bestimmten Tumorzelllinien gefunden, so z. B. das Integrin $\alpha_7\beta_1$, ein Lamininrezeptor auf Melanomzellen [26] oder der $\alpha_v\beta_x$-Vitronektinrezeptorkomplex auf Karzinomzellen [6].

Einige wenige Beispiele sollen nachfolgend die potentielle Bedeutung von Adhäsionsmolekülen in verschiedenen Stufen der Tumorprogression unterstreichen.

Bei epithelialen Tumoren wurde jüngstens erkannt, daß ein physiologischerweise exprimiertes interzelluläres Adhäsionsmolekül der Cadherinklasse, das E-Cadherin oder Uvomorulin bei zunehmender Dedifferenzierung in den Tumorzellen verschwindet. Möglicherweise ist dies entscheidend für die Fähigkeit der Tumorzellen, sich als Voraussetzung für den ersten Schritt der Metastasierungskaskade aus dem epithelialen Verband zu lösen [2, 10]. Bei Basaliomen wurde gezeigt, daß diese im Gegensatz zu den angrenzenden Keratinozyten die Expression

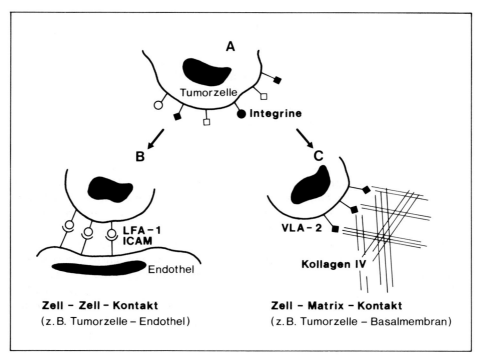

Abb. 2. Mögliche Interaktionen von Integrinrezeptoren auf der Tumorzelloberfläche. A: Tumorzelle mit membranständiger Expression unterschiedlicher Integrinrezeptoren. B: Beispiel einer Zell-Zell-Interaktion (hier: Lymphozelle – Endothelzelle) vermittelt durch den Rezeptor LFA-1 (β2-Integrin) und den auf der aktivierten Endotheloberfläche exprimierten Liganden ICAM-1 aus der Adhäsionsfamilie der Immunglobuline. C: Beispiel einer Zell-Matrixinteraktion. (hier: Tumorzelle – Basalmembran) vermittelt über den Rezeptor VLA-2 (β1-Integrin) mit dem Matrixliganden Kollagen Typ IV

des Immunglobulins ICAM-1 vermissen lassen [36]. ICAM-1 dient als Ligand für den auf tumorinfiltrierenden Lymphozyten exprimierten Adhäsionsrezeptor LFA-1 (β_2-Integrin) [28]. Damit könnten die zwar nicht metastasierenden Zellen sich aber dennoch selektiv der Immunantwort entziehen und somit im Gegensatz zu beispielsweise virusinduzierten Epitheliomen ungehindert invasiv wachsen.

Bei Pigmenttumoren werden u. a. verschiedene β_1-Integrinmoleküle (VLAs) sehr heterogen exprimiert. Unter diesen ist der Rezeptor VLA-2 in Nävuszellnävi kaum nachweisbar und findet sich analog auch nicht in kultivierten Melanozyten, hingegen z. T. beim metastasierenden Melanom und analog in kultivierten Melanomzellen, wo er als Kollagenrezeptor dient [19, 23, 25]. Klein et al. konnten in sequentiellen Immunpräzipitationen zeigen, daß VLA-2 identisch ist mit dem früher bereits von Bröcker et al. beschriebenen Melanomprogressionsmarker A1.43, also mit dem metastatischen Potential der Melanomzellen korreliert [23]. Chan et al. konnten zwischenzeitlich demonstrieren, daß durch cDNA-Transfektion der VLA-α^2-Kette in Rhabdomyosarkomzellen, diese Zellen im Gegensatz zu nicht VLA-2-exprimierenden Zelltypen in die Lage versetzt werden, in Nacktmäusen spontane und experimentelle Metastasen zu produzieren [4]. VLA-2 liefert ihnen also gewissermaßen den Schlüssel zum metastatischen Phänotyp. Auch gibt es Indizien, daß die Expression von ICAM-1 (Ligand des β_2-Integrins LFA-1) ebenso wie diejenige der Vitronektinrezeptoren (β_3-Integrine) mit der Tumorprogression beim malignen Melanom korrelieren [1, 18].

Bei malignen Lymphomen steht die Interaktion des lymphozytären Homingrezeptors CD44 (Hermes-I Antigen) mit hochendothelialen Venulen, aber auch die Interaktion des lymphozytären β_2-Integrins LFA-1 mit dem ICAM-1 Molekül auf Endothelien möglicherweise in Zusammenhang mit dem Verteilungsmuster und der Disseminationstendenz der Lymphomzellen [31, 34].

Beispielsweise wurde bei dem durch eine ausschließlich intravasale Tumorzellproliferation charakterisierten und auch kutan auftretenden sog. „angiotropic large cell lymphoma" (maligne intravaskuläre Lymphomatose) ein selektiver Defekt (fehlende β-Ketten-Expression) des Leukozytenintegrins LFA-1 (CD11a/CD18) auf Tumorzellen gefunden [17]. Diesen Lymphomzellen könnte damit ihre Fähigkeit zur Adhäsion an aktivierten Endothelien (Ligand ICAM-1) und so zum Verlassen des Gefäßkompartimentes als Voraussetzung für eine extravasale Koloniebildung verloren gehen.

Als letztes Beispiel sei das Problem des Organotropismus von Metastasen angeführt. Es erscheint plausibel, daß Lungenkarzinome in das Gehirn filiarisieren oder colorektale Tumoren in die Leber. Warum aber metastasieren z. B. ein Augenmelanom oder bestimmte Lymphome in die Leber? Auch hier könnten neben lokalen Mediatoren der Zellmigration die bevorzugte Adhäsion von Tumorzellen in bestimmten Zielorganen eine Rolle spielen, wie dies beispielsweise für Lymphomzellen am Hepatozyten mit LFA-1-rezeptorgesteuerter Anheftung postuliert wurde [31, 34].

Schlußfolgerungen und Perspektiven

Die Entschlüsselung der Interaktionen zwischen adhäsiven Zell-Zell- und Zell-Matrix-Interaktionen und den dabei involvierten Rezeptor-Liganden-Beziehungen ermöglicht somit nicht nur Einblicke in Regulationsvorgänge der Tumorinvasion auf molekularer Ebene, sondern erweitert auch das Verständnis um das Metastasierungsmuster und das metastatische Potential bestimmter Malignome.

Zukünftig könnten solche Erkenntnisse in der Diagnostik eine wichtige Bedeutung gewinnen für die Prognoseabschätzung maligner Primärtumoren (Markierung des metastatischen Phänotyps ?). Therapeutisch könnten sich ergänzend zum bisherigen Konzept der Zytostase und der Tumorzellzerstörung neue Ansatzpunkte durch die Strategie einer Adhäsionsblockade metastasierender Tumorzellen eröffnen. Denkbar erscheint einerseits der Einsatz funktionsblockierender Antikörper [37, 40], alternativ aber auch die Adhäsionsblockade durch einen Rezeptorbesatz mit systemisch verabreichten Polypeptiden bei bekannter Ligandensequenz [14, 16].

Literatur

1. Albelda SM, Mette SA, Elder DE, Stewart R, Damjanovich L, Herlyn M, Buck CA (1990) Integrin distribution in malignant melanoma: association of the beta 3 subunit with tumor progression. Cancer Res 50:6757–6764
2. Behrens J, Mareel MM, Van Roy EM, Birchmeier W (1989) Dissecting tumor cell invasion: epithelial cells acquire invasive properties after the loss of uvomorulin-mediated cell-cell adhesion. J Cell Biol 108:2435–2447
3. Boyer B, Thiery JP (1989) Epithelial cell adhesion mechanisms. J Membrane Biol 112:97–108
4. Chan BMC, Matsuura N, Takada Y, Zetter BR, Hemler ME (1991) In vitro and in vivo consequences of VLA-2 expression on Rhabdomyosarkoma Cells. Science 251:1600–1602
5. Cheresh DA, Pytela R, Pierschbacher MD, Klier FG, Ruoslathi E, Reisfeld RA (1987) An Arg-Gly-Asp-directed receptor on the surface of human melanoma cells exists in a divalent cation-dependent functional complex with the disialoganglioside GD2. J Cell Biol 105:1163–1173
6. Cheresh DA, Smith JW, Cooper HM, Quaranta V (1989) A novel vitronectin receptor integrin ($\alpha v \beta x$) is responsible for distinct adhesive properties of carcinoma cells. Cell 57:59–69
7. Dahl SC, Grabel LB (1989) Integrin phosphorylation is modulated during the differentiation of F-9 teratocarcinoma stem cells. J Cell Biol 108:183–190
8. Dedhar S, Saulnier R (1990) Alterations in integrin receptor expression on chemically transformed human cells: specific enhancement of laminin and collagen receptor complexes. J Cell Biol 110:481–489
9. Elices MJ, Osborn L, Takada Y, Crouse C, Luhowskyj S, Hemler ME, Lobb RR: VCAM-1 on activated endothelim interacts with the leukocyte integrin VLA-4 at a site distinct from the VLA-4/fibronectin binding site. Cell 60:577–584
10. Frixen UW, Behrens J, Sachs M, Eberle G, Voss B, Warda A, Löchner D, Birchmeier W (1991) E-Cadherin-mediated Cell-Cell adhesion prevents invasivness of human carcinoma cells. J Cell Biol 113:173–185
11. Günthert U, Hofmann M, Rudy W, Reber S, Zöllner M, Haußmann I, Matzku S, Wenzel A, Ponts H, Herrlich P (1991) A new variant of glycoprotein CD44 confers metastatic potential to rat carcinoma cells. Cell 65:13–24
12. Hart IR, Goode NT, Wilson RE (1989) Molecular aspects of the metastatic cascade. Biochim Biophys Acta 989:65–84
13. Heino J, Massagué (1989) Transforming growth factor-β switches the pattern of integrins expressed in MG-63 human osteosarcoma cells and causes a selective loss of cell adhesion to laminin. J Biol Cell 264:21806–21811

14. Humphries MJ, Yamada KM, Olden K (1988) Investigation of the biological effects of anti-cell adhesive synthetic peptides that inhibit experimental metastasis of B16-F10 murine melanoma cells. J Clin Invest 81:782–790
15. Hynes RO (1987) Integrins: a family of cell surface receptors. Cell 48:549–554
16. Iwamoto Y, Robey FA, Graf J, Sasaki M, Kleinman HK, Yamada Y, Martin GR (1987) YIGSR, a synthetic laminin pentapeptide inhibits experimental metastasis formation. Science 238:1132–1134
17. Jalkanen S, Aho R, Kallakoki M, Ekfors T, Nortamo P, Gahmberg C, Duijvestijn A, Kalimo H (1989) Lymphocyte homing receptors and adhesion molecules in intravascular malignant lymphomatosis. Int J Cancer 44:777–782
18. Johnson JP, Stade BG, Holzmann B, Schwaeble W, Riethmueller G (1989) De novo expression of intercellular-adhesion molecule 1 in melanoma correlates with increased risk of metastasis. Proc Natl Acad Sci USA 86:641–644
19. Kaufmann R (1990) Histochemische und immunelektronenmikroskopische Untersuchungen zur Bedeutung von Integrinrezeptormolekülen in der Haut, in Hauttumoren und im Zellkulturmodell. Habilitationsschrift. Universität Ulm
20. Kaufmann R, Frösch D, Westphal C, Weber L, Klein CE (1989) Integrin VLA3: ultrastructural localization at cell-cell contact sites of human cell cultures. J Cell Biol 109:1807–1815
21. Kaufmann R, Weber L, Klein CE (1990) Integrine: neue Rezeptormoleküle. Ihre Bedeutung für die Differenzierung, Regeneration und Immunantwort der Haut. Hautarzt 41:256–261
22. Klein CE, Steinmayer T, Mattes JM, Kaufmann R, Weber L (1990) Integrins of normal human epidermis: differential expression, synthesis and molecular structure. Br J Dermatol 123:171–178
23. Klein CE, Steinmayer T, Kaufmann D, Weber L, Broecker EB (1991) Identification of a melanoma progression antigen as integrin VLA-2. J Invest Dermatol 96:281–284
24. Knudsen KA, Tuszynski GP, Huang TF, Niewiaroski S (1988) Trigramin, an RGD-containing peptide from snake venom, inhibits cell-substratum adhesion of human melanoma cells. Exp Cell Res 179:42–49
25. Kramer RH, Marks N (1989) Identification of integrin collagen receptors on human melanoma cells. J Biol Chem 264:4684–4688
26. Kramer RH, McDonald KA, Vu MP (1989) Human melanoma cells express a novel integrin receptor for laminin. J Biol Chem 264:15642–15649
27. Liotta KA, Rao CN, Wever UM (1986) Biochemical interactions of tumor cells with the basement membrane. Annu Rev Biochem 55:1037–1057
28. Marlin SD, Springer TA (1987) Purified intercellular adhesion molecule-1 (ICAM-1) is a ligand for lymphocyte function-associated antigen 1 (LFA-1). Cell 51:813–819
29. Nicolson GL (1987) Tumor cell instability, diversification, and progression to the metastatic phenotype: from oncogene to oncofetal expression. Cancer Res 47:1473–1487
30. Ormerod EJ, Everett CA, Hart IR (1988) Adhesion characteristics of human melanoma cell lines of varying metastatic potential. Int J Cancer 41:150–154
31. Pals ST, Radaszkiewicz T, Willemze R, Meijer CJLM (1990) Expression of cell adhesion molecules in lymphoid malignancies. Curr Probl Dermatol 19:29–34
32. Plantefaber LC, Hynes RO (1989) Changes in integrin receptors on oncogenically transformed cells. Cell 56:281–290
33. Rice GE, Gimbrone MA Jr, Bevilacqua MP (1988) Tumor cell-endothelial interactions. Increased adhesion of human melanoma cells to activated vascular endothelium. Am J Pathol 133:204–210
34. Roossien FF, DeRijk D, Bikker A, Roos E (1989) Involvement of LFA-1 in lymphoma invasion and metastasis demonstrated with LFA-1-deficient mutants. J Cell Biol 109:1979–1985
35. Ruoslahti E, Pierschbacher MD (1987) New Perspectives in cell adhesion. RGD and integrins. Science 238:491–497
36. Taylor RS, Griffiths CEM, Brown MD, Swanson NA, Nickoloff BJ (1990) Constitutive absence and interferon-τ-induced expression of adhesion molecules in basal cell carcinoma. J Am Acad Dermatol 22:721–726
37. Vollmers HP, Birchmeier W (1983) Monoclonal antibodies that prevent adhesion of B-16 melanoma cells and reduce metastasis in mice: Cross-reaction with human tumor cells. Proc Natl Acad Sci 8:6863–6867

38. Weidner KM, Behrens J, Vandekerckhove J, Birchmeier W (1990) Scatter factor: molecular characteristics and effect on the invasiveness of epithelial cells. J Cell Biol 111:2097−2108
39. Wever UM, Liotta LA, Jaye M, Ricca GA, Drohan WN, Claysmith AP, Rao CN, Wirth P, Coligan JE, Albrechtsen R, Mudryj M, Sobel ME (1986) Altered levels of laminin receptor mRNA in various human carcinoma cells that have different abilities to bind laminin. Proc Natl Acad Sci USA 83:7137−7141
40. Yamada KM, Kennedy DW, Yamada SS, Gralnick H, Chen WT, Akiyama SK (1990) Monoclonal antibody and synthetic peptide inhibitors of human tumor cell migration. Cancer Res 50:4485−4496

Zytokin- und Zytokin-Rezeptor-Expression in kutanen Lymphomen

M. Weidenhiller, S. Ackermann, R. Dummer und G. Burg

Zusammenfassung

Zytokine sind hormonähnliche Nachrichtenmoleküle, die v. a. immunkompetente Zellen beeinflussen. Sie wirken in sehr niedrigen Konzentrationen über die Bindung an hochspezifische Rezeptoren. In den Zielzellen steuern sie Wachstum, Proliferation und Differenzierung. Wir untersuchten, ob für die malignen Lymphozyten kutaner Lymphome solche auto- oder parakrinen (über die Keratinozyten) „loops" beobachtet werden können. Dazu verwendeten wir Gefrierschnitte von 89 Patienten (48 kutane Lymphome, 41 benigne Läsionen und normale Haut), die wir mittels monoklonaler Antikörper und APAAP-Technik immunhistochemisch untersuchten. Kutane Lymphome zeigen kein einheitliches Muster an sezernierten Zytokinen oder exprimierten Rezeptoren, die generell auf stereotype Veränderungen maligner Zellen hinweisen würden. Einige Ergebnisse jedoch lassen weitere Spekulationen über die pathophysiologischen Vorgänge zu.

Schlüsselwörter: Kutane Lymphome, Zytokine, autokrine Wachstumsschleifen, Keratinozyten

Summary

Cytokines are hormon-like messenger molecules that influence mainly immunocompetent cells. They bind to specific receptors and are found in very low concentrations. In their target-cells, they control growth, proliferation and differentiation.

We examined whether there are auto- or paracrine (involving keratinocytes) loops for the malignant lymphocytes of cutaneous lymphomas.

For this screening procedure, we used frozen sections of 89 patients (48 cutaneous lymphomas, 41 benign lesions and normal skin). We used a panel of monoclonal antibodies and APAAP-technic.

Cutaneous lymphomas − like acute myeloid leukemias − don't show homogeneity concerning secreted cytokines or cytokine-receptor expression, which would point to stereotype changings of malignant cells in general terms. However, some results allow further speculations about the pathophysiological events.

Einleitung

Zytokine sind nach neueren Untersuchungen Abkömmlinge primitiver Zelladhäsionsmoleküle des Zentralnervensystems [8]. Sie dienen der Übermittlung von Nachrichten zwischen Zellen, die v. a. dem lymphatischen System angehören. Nach Bindung an ihre hochspezifischen Rezeptoren lösen sie in den Zielzellen vielfältige Reaktionen aus, z. B. Wachstum und Proliferation, Differenzierung und

Chemotaxis [11]. Sie steuern aber auch die Erneuerung interzellulärer Matrixproteine [15] und werden in einigen anderen Geweben ekto- und entodermaler Herkunft sezerniert [5]. Diese neue Gruppe von Signalmolekülen scheint entscheidend an der Aufrechthaltung der Homöostase im Körper beteiligt zu sein.

Mehrere Gründe veranlaßten uns, die Rolle der Zytokine und ihrer Rezeptoren bei kutanen Lymphomen zu untersuchen:
Bei einigen Zellreihen, die von Patienten mit myeloischer Leukämie (ML) gewonnen wurden, fand sich, daß die Überproduktion eines Zytokins oder Zytokin-Rezeptors den malignen Zellen zu einem intrinsischen Wachstumsvorteil verhilft [4]. Sie produzieren einen benötigten Wachstumsfaktor selbst und bauen sich eine autokrine Wachstumsschleife („loop") auf. Ein Proliferationsstimulus, der in den gemessenen niedrigen Konzentrationen eine Zelle sonst nur selten erreicht, steht ihr nun dauernd zur Verfügung. Ähnlich wie die von Liebig'schen Mangelfaktoren der Düngemitteltheorie trägt dieser Stimulus nun dazu bei, daß die betroffenen Zellen sehr viel schneller wachsen und sich wesentlich schneller teilen können [4].
    Ein anderer Mechanismus wird von Sporn u. a. beschrieben. Bei bestimmten Malignomzellen werden Rezeptoren für Zytokine, die eine negative Wachstumskontrolle ausüben, vermindert exprimiert. Auch auf diese Weise können sich die Tumorzellen ungehindert vermehren [13].
    Kutane Lymphome sind in ihrer Ätiologie weitgehend ungeklärt. Während man das Überwiegen von kutanen T-Zell-Lymphomen mit entsprechenden Homing-Rezeptoren der Haut und der T-Zellen begründet, ist noch keine Ursache bekannt, warum maligne Zellen in die Epidermis exozytiert werden und sich dort zu Pautrier'schen Mikroabszessen zusammenlagern [7].
    Der Nachweis, daß Zytokine auch von Keratinozyten sezerniert werden [9], legt Vermutungen nahe, daß maligne Lymphozyten sie als parakrine Wachstumsfaktoren nutzen könnten. Aber auch autokrine Mechanismen sind prinzipiell denkbar.

Material und Methoden

In unseren Untersuchungen screenten wir deshalb die Gewebe von 89 Patienten. Darunter waren 48 mit kutanen Lymphomen, davon 31 T-Zell-Lymphome mit 13 Mykosis fungoides, und 17 Hautmalignome der B-Zell-Reihe mit 7 monoklonalen Antikörpern (Tabelle 1). Außerdem untersuchten wir die Schnitte von Patienten mit normaler Haut, Psoriasis, Exanthemen und Ekzemen, Pseudolymphomen und lymphomatoider Papulose. Als Positivkontrollen dienten Tonsillen, auf denen auch die optimale Konzentration ermittelt wurde, als Negativkontrollen die Organe Hirn, Herz, Lunge, Magen, Darm, Leber, Pankreas, Niere, Prostata, Milz und Lymphknoten. Um auch Kreuzreaktionen von Bindegeweben auszuschließen, färbten wir Lektin-stimulierte Lymphoblasten.
    Für den immunhistochemischen Nachweis benützten wir die APAAP-Methode [2]. Dabei werden an einen Primärantikörper gegen das gesuchte Antigen, Zytokin bzw. Zytokin-Rezeptor, über einen Brückenantikörper Enzym-tragende

Tabelle 1

Antigen	Antikörper	Herkunft
M-CSF	YYG-106.17.23	Fa. dianova, Hamburg
M-CSF-R	2-4A5-4	Fa. dianova, Hamburg
TGF-α	213-4.4	Fa. dianova, Hamburg
PDGF-R	B2	Dr. Heldin, Uppsala
TNF-α-R-p55	htr-9	Dr. Brockhaus, Basel
TNF-α-R-p75	utr-1	Dr. Brockhaus, Basel
IFN-γ-R	γR	Prof. Garotta, Basel

Tertiärantikörper gekoppelt. Das Enzym, die alkalische Phosphatase, fällt einen Farbstoff aus und zeigt die Lokalisation des Antigens im Lichtmikroskop.

Ergebnisse

Makrophagen-Kolonie-stimulierender Faktor (M-CSF) und sein Rezeptor (M-CSF-R) werden in normaler Haut fast in der gesamten Epidermis exprimiert, besonders im stratum Malpighi scheinen hohe Konzentrationen vorhanden zu sein (Abb. 1). Ein ähnliches Bild zeigt sich auch in den meisten übrigen benignen Läsionen (Abb. 2). Bei kutanen Lymphomen finden sich andere Verhältnisse. Besonders die Frühformen der Mykosis fungoides und kleinzellig-pleomorphe T-Zell-Lymphome zeigen stark verminderte Expression beider Antigene (Abb. 3), die Spätformen und B-Zell-Lymphome ähneln mehr normaler Haut. Auch bei einer Patientin mit lymphomatoider Papulose, die später in ein kutanes T-Zell-Lym-

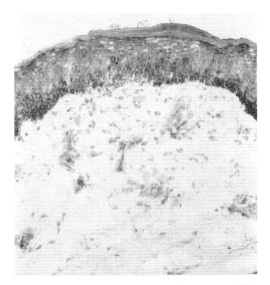

Abb. 1. Expression von M-CSF (Makrophagen-Kolonie stimulierender Faktor) im stratum Malpighi der normalen Epidermis

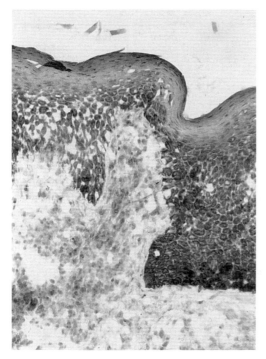

Abb. 2. Starke Expression von M-CSF in den basalen Zellschichten psoriatischer Epidermis

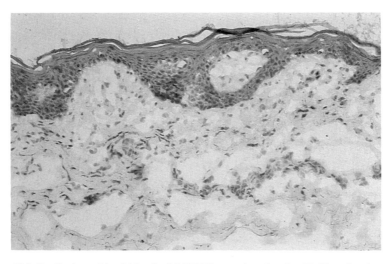

Abb. 3. Geringe bis fehlende M-CSF-Expression in der Epidermis einer frühen Mykosis fungoides

phom überging, beobachteten wir ein nur sehr schwaches Auftreten von Zytokin und Rezeptor.

Transformierender Wachstumsfaktor-alpha (TGF-α) tritt häufig in den dermalen Infiltraten von Mykosis fungoides im Stadium IVa und zentroblastischen B-Zell-Lymphomen auf.

Acht Patienten exprimieren gleichzeitig den Rezeptor für Plättchen-abhängigen Wachstumsfaktor (PDGF) und TGF-α; bei fünfen liegen die zugehörigen Zellen in der Dermis, bei dreien in der Epidermis.

Der kleinere Rezeptor für den Tumor-Nekrose-Faktor-alpha (TNF-α-R-p55) ist in der Epidermis von Immunozytomen und Pseudolymphomen sowie in der Dermis von Sézary-Syndromen sehr viel stärker exprimiert als in allen anderen Geweben. In der Dermis von Mykosis fungoides Ia und kleinzellig-pleomorphen T-Zell-Lymphomen sowie in der Dermis der Sézary-Syndrome fehlte er hingegen vollkommen.

Der größere Rezeptor für TNF-α (TNF-α-R-p75) war in den Infiltraten der Pseudolymphome und von Mykosis fungoides im Stadium IVa stärker exprimiert als in den übrigen Geweben.

Interferon-gamma-Rezeptor (IFN-γ-R) war in der Epidermis der Pseudolymphome fast nicht nachzuweisen, während er in der Oberhaut der lymphomatoiden Papulosen mehr exprimiert wurde als in allen anderen Geweben.

Diskussion

Der Nachweis von Markophagen-Kolonie-stimulierendem Faktor (M-CSF) und seinem Rezeptor (M-CSF-R) in der Epidermis wurde noch nicht beschrieben. Möglicherweise stimuliert M-CSF, analog zu den Befunden für Makrophagen, die Cytotoxizität von Langerhans-Zellen [12]. Zusätzlich ist denkbar, daß M-CSF, wie der Granulozyten-Makrophagen-Kolonie-stimulierende Faktor (GM-CSF), deren Vitalität in der Epidermis aufrecht erhält [1].

Da auch der Rezeptor auf Keratinozyten zu finden ist, stellt sich die Frage, ob M-CSF auch autokrine Effekte auf die Keratinozyten hat [1].

Die Frühformen der kutanen T-Zell-Lymphome zeichnen sich besonders durch ein sub-epidermales Infiltrat sowie Ansammlungen atypischer Zellen in der Epidermis, die sog. Pautrier'schen Mikroabszesse, aus. Im Gegensatz dazu verlagert sich der Schwerpunkt der malignen Zellen bei fortgeschrittenen Stadien mehr in die Tiefe der Dermis. Supprimierende Faktoren, die von den abnormen T-Zellen sezerniert werden [6], könnten für diese Minderexpression von M-CSF und seinem Rezeptor durch die Keratinozyten verantwortlich sein, die v. a. bei den Frühformen zu beobachten waren. In den Spätstadien sind die Lymphozyten entweder schon zu tief getreten, als daß sie die Epidermis mit ihren supprimierenden Faktoren noch beeinflussen könnten, oder die malignen Zellen sezernieren diese Faktoren nicht mehr, da sie nicht mehr auf Wachstumsstimuli der Keratinozyten angewiesen sind [10].

Da im Präparat der Patientin, deren lymphomatoide Papulose später in eine Mykosis fungoides überging, die Expression von M-CSF und M-CSF-R ebenfalls stark vermindert war, könnte bei fraglicher Prognose eine immunhistochemische Untersuchung Hinweise auf den späteren Verlauf der Krankheit geben.

Der transformierende Wachstumsfaktor alpha (TGF-α) bewirkt die maligne Transformation von Fibroblasten [14] und wird im menschlichen Körper nur in fetalen Geweben und im Kompartiment der Epidermis gefunden [3]. Die Expression im dermalen Infiltrat der fortgeschrittenen Krankheitsstadien Mykosis fungoides IVa und den hochmalignen zentroblastischen B-Zell-Lymphomen könnte auf eine autokrine Wachstumsschleife hinweisen.

Meager zählt Literaturstellen auf, in denen beschrieben wird, daß der Plättchen-abhängige Wachstumsfaktor (PDGF) die Expression von Rezeptoren für den epidermalen Wachstumsfaktor (EGF) vermindert [11]. An diesen binden EGF und TGF-α. Es ist denkbar, daß die betroffenen Zellen auf diese Weise versuchen, dem abnormen Proliferationsreiz zu entgehen, der durch die hohen Mengen an TGF-α auf sie ausgeübt wird.

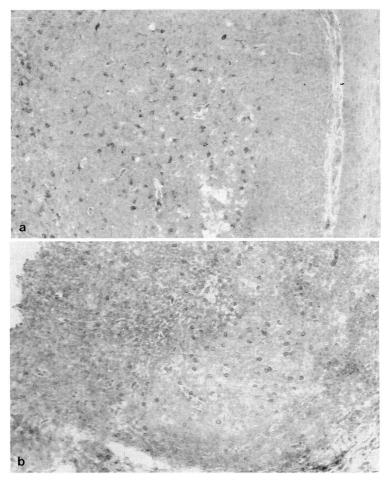

Abb. 4a, b. TNF-α-R-p55 auf Tonsille

Den kleineren Tumor-Nekrose-Faktor-alpha-Rezeptor (TNF-α-R-p55) beob-achteten wir u. a. auf monozytären (Abb. 4) und Langerhans-Zellen. Sein Fehlen in der Epidermis früher Mykosis fungoides (Stadium Ia) und kleinzellig-pleomor-phen T-Zell-Lymphomen sowie in der Dermis von Sézary-Syndromen könnte durch supprimierende Faktoren maligner Lymphozyten [6] bedingt sein, die auf Monozyten-Makrophagen und Langerhans-Zellen wirken und eine Anergie der regulären Immunzellen auslösen.

Die starke Expression in der Epidermis von Pseudolymphomen und Immuno-zytomen könnte einerseits auf eine starke Aktivierung der Langerhans-Zellen hin-weisen [11], andererseits bei Persistenz über einen chronischen Entzündungsreiz auch den Boden für ein Malignom wie ein Immunozytom bereiten.

Der größere Rezeptor des Tumor-Nekrose-Faktors-alpha (TNF-α-R-p75) fand sich v. a. auf T- und B-Zellen. In Pseudolymphomen und Mykosis fungoides IVa könnte TNF-α einen starken Wachstumsstimulus [11] auf benigne und maligne Infiltratzellen ausüben und sowohl reaktive als auch maligne Proliferation unter-stützen. Zellen, die den Rezeptor exprimieren, verfügen mit TNF-α über einen der potentesten Stimuli des Zellstoffwechsels.

Unsere Ergebnisse weisen darauf hin, daß die von uns untersuchten Maligno-me wahrscheinlich nicht eine gemeinsame Ursache besitzen, sondern auf unter-schiedlichen Aberrationen im Zellstoffwechsel beruhen. Ein einheitliches mali-gnes Krankheitsbild entspräche dann einer gemeinsamen Endstrecke ursprünglich getrennter Entwicklungen.

Möglicherweise werden die abnormen Zellen im Laufe ihrer Entwicklung un-abhängig von externen Stimuli wie den Zytokinen [10].

Für therapeutische Bemühungen würde dies bedeuten, daß nicht alle Maligno-me für eine Zytokin-Behandlung bzw. für bestimmte Antikörper gegen Zytokine oder deren Rezeptoren empfänglich sind. Der geeignete Anteil müßte erst durch entsprechende immunhistochemische Untersuchungen bestimmt werden. An-schließend wäre dann aber bei diesen ausgewählten Fällen eine selektive Inhibi-tion der malignen Zellen möglich. Dies wäre ein erster Schritt in Richtung auf eine gezielte Therapie und könnte mit wesentlich geringeren Nebenwirkungen als die unspezifischen zytostatischen oder immuntherapeutischen Therapieansätze mit systemischer Applikation von Zytokinen durchgeführt werden [10].

Literatur

1. Chodakewitz JA (1990) Macrophage colony-stimulating factor production by murine and human keratinocytes. JI 144/6:2190–2196
2. Cordell JL, Falini B, Erber WN, Ghosh AK, Abdulaziz Z, Macdonald S, Pulford KAF, Stein H, Mason DY (1984) Immunoenzymatic labeling of monoclonal antibodies using im-mune complexes of alkaline phophatase and monoclonal anti-alkaline phosphatase (APAAP complexes). J Histochem Cytochem 32/2:219–229
3. Elder JT, Fisher GJ, Lindquist PB, Bennet GL, Pittelkow MR, Coffey R Jr, Ellingsworth L, Derynck R, Vorhees JJ (1989) Overexpression of transforming growth factor alpha in psoriatic epidermis. Science 243:811–814
4. Emanuel PD, Bates LJ, Castleberry RP, Gualtieri RJ, Zuckerman KS (1991) Selective hypersensitivity to granulocyte-macrophage colony-stimulating factor by juvenile chronic myeloid leukemia hematopoietic progenitors. Blood 77:925–929

 5. Heijnen CJ, Kavelaars A, Ballieux RE (1991) β-endorphin: Cytokine and neuropeptide. Imm Reviews 119:63
 6. Kerl H (1981) Das Sézary-Syndrom. Ztschr f Haut- und Geschlechtskrankh 144:359–370
 7. Lever WF, Schaumburg-Lever G (1985) Histopathology of the skin, Philadelphia, 6. Aufl
 8. Liesen H (1991) Sport und Immunsystem. Herz, Sport und Gesundheit 3:18
 9. Luger TA, Köck A, Danner M, Colot M, Micksche M (1985) Production of distinct cytokines by epidermal cells. Br J Derm 113, suppl 28:145–156
10. Marx J (1990) Oncogenes evoke new cancer therapies. Science 249:1376–1378
11. Meager A (1990) Cytokines, Buckingham, 1. Aufl
12. Sherr CJ (1990) Colony-stimulating factor-1 receptor. Blood 75/1:1–12
13. Sporn MB, Roberts AB (1989) Transforming growth factor β. JAMA 262/7:938–941
14. Todaro GJ, Marquardt H, Twardzik DR, Reynolds FH Jr, Stephenson JR (1983) Transforming growth factors produced by viral-transformed and human tumor cells. In: Genes and proteins in oncogenesis, New York (Raven press)
15. Vlassara H, Brownlee M, Manogue KR, Diarello CA, Pasagian A (1988) Cachectin/TNF and IL-1 induced by glucose-modified proteins: role in normal tissue remodeling. Science 240:1546–1548

Charakterisierung Tumor-infiltrierender Lymphozyten in *Primären* Melanomen

J. C. BECKER, R. DUMMER, A. A. HARTMANN und G. BURG

Zusammenfassung

Da primäre maligne Melanome trotz identischer Tumordicke und Histologie ein unterschiedliches Progressionsverhalten zeigen, untersuchten wir die phänotypischen und funktionellen Merkmale der Immunantwort gegen diese Tumore. Tumor-infiltrierende Lymphozyten (TIL) wurden aus primären Melanomen gewonnen und in vitro expandiert. Sofern TILs bereits zu Beginn der Kultur im nennenswerten Umfang den hochaffinen Interleukin-2 (IL-2) Rezeptor exprimieren, finden sich nach in vitro Expansion im wesentlichen T-Zellen in der Kultur. Falls der IL-2 Rezeptor nur auf einen kleinen Prozentsatz der TILs nachzuweisen ist, werden die Kulturen nach Expansion von natürlichen Killer (NK) Zellen dominiert. In Proliferationstudien zeigten Kulturen in denen, IL-2 Rezeptor exprimierende Zellen mehr als 25% der TILs darstellten, ein größeres Wachstumspotential als die übrigen Kulturen. In Zytotoxizitätsassays von in vitro expandierten TIL Kulturen demonstrierten T-Zell dominierte Kulturen eine hohe T- und NK-Zell Aktivität, während in NK-Zell dominierten Kulturen lediglich nur eine NK-Aktivität nachzuweisen war.

Schlüsselwörter: Melanom, Immunantwort, IL-2 Rezeptor, Tumor-infiltrierende Lymphozyten

Summary

Since primary melanoma with the same tumor thickness and histology may present different clinical courses, we analyzed the primary immune response directed against these skin tumors. Tumor-infiltrating lymphocytes (TILs) from primary melanomas were expanded in vitro. TILs containing more than 25% interleukin-2 (IL-2) receptor expressing cells were dominated by T cells after in vitro expansion, all other cultures were dominated by NK cells at the end of the culture. Proliferation assays showed the greatest proliferative response in TIL cultures containing more than 25% IL-2 receptor positive cells. Cytotoxicity assays demonstrated a high T and NK cell activity in T cell dominated TIL cultures after in vitro expansion, whereas NK cell dominated cultures show only a high NK activity.

Einleitung

Die Vorstellung, daß Tumore immunogen sind, sie eine zelluläre Immunantwort hervorrufen und von daher tumorspezifische Lymphozyten in den Tumor infiltrieren um eine Tumorregression zu bewirken, hat zu Therapieversuchen mit tumor-infiltrierenden Lymphozyten (TIL) geführt [1]. Dafür werden TILs, die im wesentlichen aus Metastasen gewonnen werden ex vivo in IL-2 enthaltenden Medium expandiert und dem Patienten reinfundiert [2]. Obwohl fast 55% der Patienten, die an einem metastasierten Melanom leiden in dem bisher größtem Therapieversuch mit TILs eine objektive Tumorregression zeigten [3], besteht immer noch Unklarheit über die genauen Mechanismen die in vivo zur Induktion von TILs führen.

Zwei Arten von Stimuli – entweder der direkte Zell-Zell-Kontakt zwischen Tumorzellen und Lymphozyten, oder lößliche Faktoren – können das Wachstum von spezifischen T-Zellen beeinflussen. Die Induktion des hochaffinen IL-2 Rezeptors auf T-Zellen durch Stimulierung des T-Zellrezeptors durch Antigenkontakt spiegelt das Zusammenwirken dieser beiden Stimulationsarten wider [4]. Zudem konnte gezeigt werden, daß lößliche Faktoren, die von Tumorzellinien sezerniert werden, das Wachstum von TIL-Kulturen aktivieren können [5]. Maligne Melanome entwickeln sich stufenweise. Histophatologisch läßt sich die Tumorprogression in die frühe primäre (radiales Wachstum), späte primäre (vertikales Wachstum) und die sekundäre Phase einteilen [6]. Es konnte gezeigt werden, daß Tumorzelllinien, welche von frühen primären Melanomen gewonnen wurden, autologe T-Zellen zum Wachstum zu stimulieren, wohingegen Tumorzellinien von Melanommetastasen dazu nicht in der Lage waren [7]. Dies konnte durch in situ Studien bestätigt werden in denen gezeigt wurde, daß frühe primäre Melanome von einen Infiltrat von aktivierten T-Zellen durchsetzt werden während in Melanommetastasen dieses Infiltrat nur gering ausgeprägt oder überhaupt nicht vorhanden ist [7, 8].

In der hier vorgestellten Studie sollten der Phänotyp und die funktionelle Kapazität von TILs in frühen primären Melanomen (Clark Level III) charakterisiert werden. Diese TIL-Kulturen wurden nach in vitro Expansion entweder von T- oder NK-Zellen dominiert. Die Dominanz von NK-Zellen wurde nur nach in vitro Expansion gefunden und lediglich in Kulturen in denen zu Beginn der Kultur nur ein geringer Prozentsatz der Zellen den hochaffinen IL-2 Rezeptor exprimierten.

Methodik

Präparation von TILs. Tumorgewebe wurde in kleine Stücke geschnitten, für 12 Stunden mit 0,1% Kollagenase Typ IV (200 U/g, Sigma, St. Louis, MO) und 0,005% Desoxyribonuclease Typ I (100 U/g, Sigma) verdaut und anschließend durch ein Stahlsieb mit einer Porengröße von 100 µm gepreßt. Diese Zellsuspensionen wurden über eine Ficolldichtegradientenzentrifugation von toten Zellen und Tumorzellen gereinigt, anschließend zweimal in RPMI 1640 gewaschen. Die Kultur der Zellen erfolgte in RPMI 1640, dem 10% FCS, 1% Penicillin/Streptomycin, 1% Glutamin, 1% Natriumpyruvat und 30 C.U. IL-2/ml (Eurocetus, Amsterdam, Niederlande) zugesetzt wurde in 6-Napf-Zellkulturplatten in einer Zelldichte von 5×10^4 Zellen/ml.

Monoklonale Antikörper (mab). Alle benutzten Antikörper wurden bereits detailliert beschrieben. TU27 ist ein mab der sich gegen die p75 β-Kette des IL-2 Rezeptors richtet [9]. Er war ein Geschenk von Kazuo Sugamura, Osaka University, Japan. Alle anderen mab sind komerziell erhältlich (Beton Dickinson, San Jose, CA).

Phänotypisierung. 10^6 Zellen wurden zunächst zur Blockade der Fc-Rezeptoren für 10 min mit gereinigtem human IgG inkubiert, nach zweimaligem Waschen für 30 min mit dem spezifischen FITC konjugierten mab. In Doppelfluoreszenzstudien folgte nach erneutem Waschen eine ebenfalls 30minütige Inkubation mit einem zweiten spezifischen PE konjugierten mab. Anschließend wurden die Zellen mit einem FACScan (Becton Dickinson) analysiert [10].

Proliferationsassay. Die Proliferation der Zellen wurde durch den Einbau von ^{3}H-Thymidin während einer 18stündigen Kultur gemessen.

Zytotoxizitätsassay. Das zytotoxische Verhalten der Zellen wurde in einem Standard 4-Stunden-^{51}Cr-Freisetzungstest gemessen [10]. Die Teste wurden in jeweils zwei E/T-Verhältnissen (1:10, 1:40) mit 5×10^3 ^{51}Cr markierten Targetzellen durchgeführt. Als Targets zur Detektion der NK-Aktivität diente K562, zum Nachweis der T-Zell-Aktivität EL-4 unter Zusatz von anti-CD3/anti NP chimären mab.

Ergebnisse

In vitro Expansion von TILs. Unter Benutzung der oben beschriebenen Techniken wurden TILs aus frühen primären Melanomen (Clark Level III) in vitro expandiert. In Abbildung 1 ist die Zunahme der Zellzahl während der Kultur dargestellt.

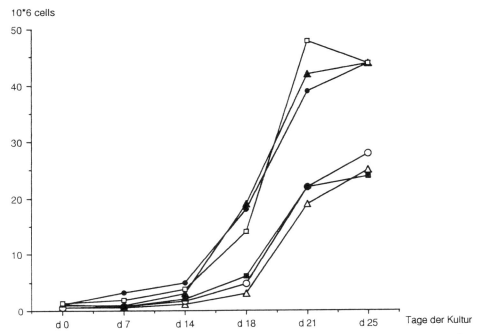

Abb. 1. In vitro Expansion von Tumor-infiltrierenden Lymphozyten (TILs). Die Zunahme der Zellzahl ist in Abhängigkeit von der Kulturzeit dargestellt

Die Zellen wurden alle 3 bis 7 Tage geerntet und in frischem Medium in einer Konzentration von 5×10^4 Zellen/ml neu ausgesät. Die TILs wachsen zunächst in Anwesenheit von Tumorzellen, welche nach dem 14. Kulturtag nicht mehr nachweisbar waren. Nach 25tägiger Kultur ist nur noch eine geringe Zunahme der Zellzahl festzustellen. Das Ausmaß der Expansion der Zellen korreliert nicht mit der Zahl der mononukleären Zellen zu Beginn der Kultur, aber mit dem Prozentsatz der IL-2 Rezeptor exprimierenden Zellen.

Phänotyp der TILs nach in vitro Expansion. Die Phänotypisierung der TILs nach 3wöchiger Kultur zeigte drei unterschiedliche Verteilungsmuster der jeweils dominierenden Zellpopulationen auf. Zwei davon werden von CD3[+] T-Zellen, entweder CD4 oder CD8 positiv, das dritte von CD56[+] NK-Zellen dominiert. Die Phänotypisierung der TILs unmittelbar nach deren Isolierung zeigte, daß nur T-Zellen dominierten. Selbst in Kulturen, welche später von NK-Zellen dominiert werden, konnten fast keine CD56[+] NK-Zellen nachgewiesen werden (Abb. 4). Diese Beobachtungen konnten auch anhand von in situ Phänotypisierungen der Infiltrats in primären Melanomen bestätigt werden [7, 8, eigene Beobachtungen].

Zytotoxische Charakterisierung der TILs. Nach in vitro Expansion wurden die TIL-Kulturen auf ihre zytotoxischen Eigenschaften hin untersucht (Abb. 2). Dabei zeigten die CD4[+] und CD8[+] T-Zell dominierten Kulturen ein identisches Verhalten, mit einer ausgeprägten T-Zell-Aktivität und einer etwas geringeren NK-Akti-

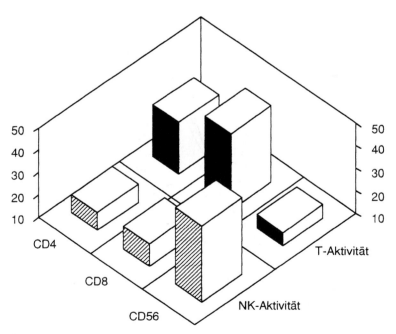

Abb. 2. Zytotoxische Charakterisierung der TILs. Die NK- und T-Zell-Aktivität der CD4, CD8 bzw. CD56 dominierten Zellkulturen ist als % der relativen ^{51}Cr-Freisetzung dargestellt

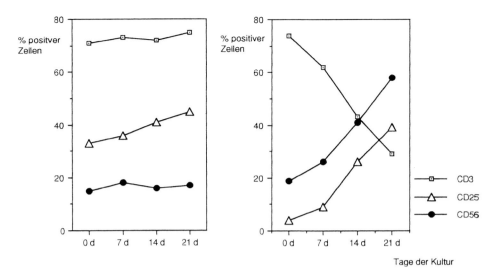

Abb. 3. Verlaufsanalyse der CD3, CD56 und IL-2 Rezeptorexpression. Die Expression von CD25 in CD3 (A) und CD56 (B) dominierten Kulturen wird in Abhängigkeit von der Kulturdauer dargestellt, dieses im Vergleich zur CD3 und CD56 Expression

vität. In den NK-Zell dominierten Kulturen konnte lediglich eine NK-Aktivität nachgewiesen werden.

Verlaufsanalyse der CD3, CD56 und IL-2 Rezeptor Expression. Die Expression von CD3, CD56 und des IL-2 Rezeptors auf TILs wurde unmittelbar nach deren Präparation und nach 7, 14 und 21 Tagen der in vitro Kultur bestimmt. In Abbildung 3 werden die dabei gewonnenen Ergebnisse von zwei TIL-Kulturen gegenüber gestellt. Während die erste Kultur über den gesamten Kulturzeitraum von T-Zellen dominiert wird, findet in der zweiten ein prozentualer Zuwachs von CD56+ NK-Zellen statt, bis diese schließlich in der Kultur dominieren. Die Analyse der IL-2 Rezeptor Expression zeigt nun auf, daß dieser in der ersten Kultur von Anfang an auf über 25% der Zellen nachweißbar ist, während er in der zweiten Kultur erst mit der Zunahme der CD56+ Zellen von einem größeren Prozentsatz der Zellen exprimiert wird. Doppelfluoreszenzanalysen zeigten, daß in der ersten Kultur die CD3+ T-Zellen den IL-2 Rezeptor exprimieren, während dies in der zweiten Kultur die CD56+ NK-Zellen sind (Abb. 4).

Besprechung

In den hier vorgestellten Untersuchungen, zeigten wir die phänotypische und funktionelle Heterogenität von TILs, die aus frühen primären Melanomen gewonnen wurden. Diese TIL-Kulturen wurden nach in vitro Expansion entweder von T- oder NK-Zellen dominiert. Die Dominanz von NK-Zellen wurde nur nach in vitro Expansion gefunden und lediglich in Kulturen in denen zu Beginn der

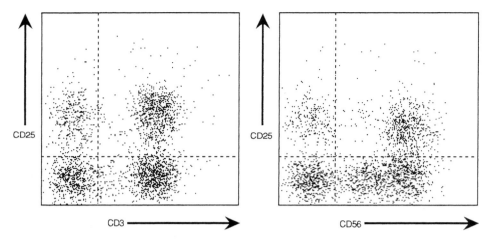

Abb. 4. Doppelimmunfluoreszenzen von CD25 und CD3 bzw. CD56. Die Expression von CD25 ist gegen die von CD3 bzw. CD56 auf CD3 (A) bzw. CD56 (B) dominierten Zellkulturen dargestellt

Kultur ein nur geringer Prozentsatz der Zellen den hochaffinen IL-2 Rezeptor exprimierten. Doppelfluoreszenzuntersuchungen zeigten, daß in T-Zell dominierten Kulturen T-Zellen den IL-2 Rezeptor exprimieren, während dies in NK-Zell dominierten Kulturen NK-Zellen sind.

Es konnte an einer Reihe von kutanen Tumoren gezeigt werden, daß NK-Zellen keine entscheidende Rolle in der Tumorabwehr spielen [11], sondern daß diese spezifischen T-Zellen zukommt. Wir bestätigten diese Beobachtungen durch die Phänotypisierung von frisch isolierten TILs aus primären Melanomen. Dennoch zeigte sich in einer Reihe von TIL-Kulturen nach in vitro Expansion die Dominanz von CD56$^+$ NK-Zellen. Diese waren zu Beginn der Kultur durch einen sehr geringen Anteil von IL-2 Rezeptoren positiven Zellen ausgezeichnet. Dieses Phänom läßt sich mit der Induzierbarkeit des IL-2 Rezeptors auf T-Zellen erklären. In T-Zellen wird nach Antigenkontakt die Transkription des IL-2 und des IL-2 Rezeptorgens und nachfolgend Produktion von IL-2 und Expression des IL-2 Rezeptors induziert [4]. Falls keine antigene Stimulation stattfindet bleiben T-Zellen IL-2 Rezeptor negativ und können nicht auf einen IL-2 Stimulus reagieren. Anders sieht es bei NK-Zellen aus, die auch ohne eine spezifische antigene Stimulation einen intermediäraffinen IL-2 Rezeptor und zu einem geringen Prozentsatz auch den hochaffinen IL-2 Rezeptor exprimieren [12].

Auf dem Hintergrund dieser Befunde könnten die hier vorgestellten Daten mit dem folgenden Model interpretiert werden: Falls das Melanom von spezifischen T-Zellen erkannt wird, führt dies zu Induktion des IL-2 Rezeptors auf diese Zellen, die damit in der in vitro Kultur auf niedrige Konzentrationen von IL-2 reagieren können. Falls das Melanom nicht von spezfischen T-Zellen erkannt werden kann, fällt dieser Mechanismus aus und T-Zellen können nicht auf IL-2 reagieren. Die einzigen Zellen die in diesen Kulturen auf das extern zugeführte IL-2 reagieren können sind der geringe Anteil der NK-Zellen, die den hochaffinen IL-2 Rezeptor exprimieren. Offen bleibt, ob TIL-Kulturen die von NK-Zellen dominiert werden aus Tumoren stammen, die der spezifischen Immun-surveillance entkommen. Der Mechanismus bleibt noch unklar, er könnte aber Vorgänge beinhalten wie z. B. das in Lösung gehen von Membranmakromolekülen wie ICAM-1 oder MHC-Klasse-1 [13 – 16].

Literatur

1. Muul LM, Spiess PJ, Director EP, Rosenberg SA (1987) Identification of specific cytolytic immune responses against autologous tumor in humans bearing malignant melanoma. J Immunol 138:989
2. Topalian SL, Muul LM, Solomon D, Rosenberg SA (1987) Expansion of human tumor in-filtrating lymphocytes for use in immunotherapy trials. J Immunol Methods 102:127
3. Rosenberg SA, Packard BS, Aebersold PM, Solomon D, Topalian SL, Toy ST, Simon P, Lotze MT, Yang LC, Seipp CA, Simpson C, Carter C, Bock S, Schwartzenruber D, Weis J, White DE (1988) Use of tumor-infiltrating lymphocytes and interleukin-2 in the im-munotherapy of patients with metastatic melanoma. N Eng J Med 319:1976
4. Wang HM, Smith KA (1987) The interleukin-2 receptor: functional consequences of its bimolecular structure. J Exp Med 166:1055
5. Packard BS (1990) Mitogenic stimulation of human tumor-infiltrating lymphocytes by factor(s) from human tumor cell lines. Proc Natl Acad Sci 87:4058
6. Ackerman AB (1981) Pathology of malignant melanoma. Masson Publishing
7. Alexander MA, Bennicelli J, Guerry D IV (1989) Defective antigen presentation by human melanoma cell lines cultured from advanced, but not biologically early disease. J Immunol 142:4070
8. Shu S, Chou T, Sakai K (1989) Lymphocytes generated by in vivo priming and in vitro sen-sitization demonstrate therapeutic efficiacy against a murine tumor that lacks apparent im-munogenicity. J Immunol 143:740
9. Winkelhake JL, Gauny SS (1990) Human recombinant interleukin-2 as an experimental therapeutic. Pharm Rev 42:1
10. Becker JC, Kolanus W, Lonnemann C, Schmidt RE (1990) Human natural killer clones enhance in vitro antibody production by Tumor Necrosis Factor alpha and gamma In-terferon. Scand J Immunol 32:153
11. Markey AC, Churchill LJ, Allen MH, McDonald DM (1990) Activation and inducer subset phenotype of the lymphocytic infiltrate around epidermally derived tumors. J Am Acad Dermatol 23:214
12. Caliguri MA, Zmuiddzinas A, Manley TJ, Levine H, Smith KA, Ritz J (1990) Functional consequences of interleukin-2 receptor expression on resting human lymphocytes: iden-tification of a novel natural killer subset with high affinity receptors. J Exp Med 171:1509
13. Gregory CD, Murray RJ, Edwards CF, Rickinson AB (1988) Downregulation of cell adhe-sion molecules LFA-3 and ICAM-1 in Epstein-Barr virus-positive Burkitts Lymphoma underlies tumor cell escape from virus-specific T-cell surveillance. J Exp Med 167:1811
14. Natali P, Nicotra MR, Cavaliere R, Bigotti A, Ramano G, Temponi M, Ferrone S (1990) Differential expression of intercellular adhesion molecule 1 in primary and metastatic melanoma lesions. Cancer Res 50:1271
15. Mortarine R, Belli F, Parmiani G, Anichini A (1990) Cytokine-mediated modulation of HLA-class II, ICAM-1, LFA-3 and tumor-associated antigen profile of melanoma cells. Comparison with anti-proliferative activity by rIL-1b, rTNFa, IFN-g, rIL-4 and their com-binations. Int J Cancer 45:334
16. Becker JC, Dummer R, Hartmann AA, Burg G, Schmidt RE (1991) Shedding of ICAM-1 from human Melanoma cell lines by IFNg and TNFa: functional consequences on cell mediated cytotoxicity. J Immunol 147:4398

Herstellung Tumor-infiltrierender Lymphozyten aus Metastasen von Patienten mit malignen Melanomen

L.-U. Wölfer, R. Dummer, J. C. Becker, B. M. Taleghani und G. Burg

Zusammenfassung

Bei 11 Patienten mit metastasierendem Melanom versuchten wir tumorinfiltrierende Lymphozyten (TIL) aus Metastasen (10 Lymphknotenmetastasen, 1 pulmonale Metastase) herzustellen, sie zu charakterisieren und ihre Zytotoxizität zu bestimmen. Die Resektate wurden mechanisch zerkleinert und anschließend durch ein Analysensieb (100 µm) gerieben. Die Zellsuspension wurde zur Hälfte über einen Ficollgradienten gereinigt zur anderen Hälfte belassen. Beide Fraktionen wurden mit und ohne Humanserum kultiviert, so daß 4 Kulturbedingungen untersucht wurden. Die Phänotypisierung der Zellen erfolgte mittels FACS-Analyse (Epics-Coulter), die Zytotoxizität wurde in einem 51Chrom-Release-Assay gegen K 562-Zellen bestimmt. Eine Anzüchtung und Expansion von TIL gelang in 5 Fällen. Das beste Wachstum wurde bei ficollgereinigten, mit Humanserum kultivierten Zellen erreicht.

Schlüsselwörter: Adjuvante Immuntherapie, tumorinfiltrierende Lymphozyten, Interleukin-2, malignes Melanom

Summary

Tumor-infiltrating lymphocytes (TIL) were generated from 11 patients with metastatic malignant melanoma (10 lymph node metastases, 1 pulmonary metastasis). Tumor tissue was minced into fragments of 1 mm and then ground carefully through a sieve (100 µm). The cell suspension was divided. From one half, mononuclear cells were separated by Ficoll gradient centrifugation. Both fractions were cultured with and without human serum in the presence of interleukin-2. Expanded TIL were characterized by flow cytometry (Epics-Coulter), and cytotoxicity was determined by means of a standard 4 h chromium-51 release assay using K 562 cells as targets. Generation of TIL was successful in five of 11 cases. Lymph node metastases in malignant melanoma are suitable tissues for the culture and expansion of TIL. The best results were achieved with Ficoll-separated cells cultured with 1% human serum.

Einleitung

Die Therapie des metastasierenden Melanoms ist bis heute noch unbefriedigend. Eine vielversprechende Strategie bei der Suche nach einer suffizienten Therapie des metastasierten malignen Melanoms stellt die Anwendung tumorinfiltrierender Lymphozyten dar. 1982 wurde erstmalig darüber berichtet, daß Lymphozyten von krebskranken Patienten durch mindestens 2tägige Inkubation mit Interleukin-2 (IL-2) in einen antitumoralen Aktivitätszustand überführt werden können [1]. Diese lymphokinaktivierten Killerzellen (LAK-Zellen) lysieren mit großer Effizienz frische, unkultivierte, autologe Melanom-, Sarkom- und Adenokarzinomzellen, die gegenüber natürlichen Killerzellen resistent sind. Die phänotypischen Eigenschaften dieser LAK-Zellen sind heterogen, weshalb man dazu überging besser von LAK-Aktivität zu sprechen. Durchflußzytometrische Untersuchungen zeigten, daß die LAK-Aktivität durch Subpopulationen vermittelt wird, die teils T-Lymphozyten (T-like LAK; CD3$^+$, CD19$^-$) andernfalls aktivierten NK-Zellen (NK-like LAK; CD3$^-$, CD19$^+$) ähneln [2]. Kombinierte systemische Gaben von rekombinantem Interleukin-2 (rIL-2) und LAK-Zellen führten bei Mäuse-Tumormodellen zu Remissionen von Lungen- [3, 4] und Lebermetastasen [5]. Inzwischen liegen zahlreiche Publikationen zu Ergebnissen mit dieser Behandlungsmethode bei Patienten mit fortgeschrittenem Krebsleiden vor [6 – 10].

Während die LAK-Aktivität unspezifisch und nicht MHC-restringiert wirkt, handelt es sich bei tumorinfiltrierenden Lymphozyten um spezifisch MHC-restringierte Zytotoxizität gegenüber autologen Tumorzellen [2]. Allerdings zeigen frisch isolierte TIL nur minimale Zytotoxizität gegenüber autologem Tumorgewebe. Nach Inkubation mit IL-2 erlangt ihre zytotoxische Aktivität jedoch ein Ausmaß, welches die von LAK-Zellen deutlich übersteigt. Aufgrund dieser Unterschiede stellen TIL eine Weiterentwicklung oder Alternative zu LAK-Zellen bei der addoptiven Immuntherapie des malignen Melanoms dar [11].

Material und Methoden

Herstellung tumorinfiltrierender Lymphozyten und Kultivierung

Das Gewebe (10 Lymphknoten, eine pulmonale Filia) wurde nach Resektion in einem sterilen Behältnis mit Kulturmedium (AIM V, Gibco-Laboratories) unter Zusatz von 500 IE IL-2 (Cetus) aufgenommen. Die Aufarbeitung begann bei einem Teil der Resektate sofort oder nach Aufbewahrung im Kühlschrank bei 4° Celsius nach spätestens 3 Tagen. Unter sterilen Kautelen wurde zunächst am Gewebe befindliches Fett entfernt und im Anschluß daran das restliche Material in etwa 1 mm große Stücke zerkleinert. Die Gewebestücke wurden dann mit einem Spritzenstempel durch ein Analysensieb gerieben und dabei ständig mit PBS (Phosphate buffered solution) gespült. Die gewonnene Zellsuspension wurde halbiert und die eine Hälfte über einen Ficollgradienten von nichtmononukleären Zellen Erythrozyten/Granulozyten) gereinigt. Sowohl die gereinigten als auch die ungereinigten Zellen wurden jeweils mit und ohne Humanserum-AB (1%) angesetzt, so daß 4 verschiedene Zellkulturbedingungen untersucht wurden. Weitere Kulturbedingungen waren: Interleukin-2 500 IE/ml initial bei Kulturbeginn, 100 IE/ml bei jedem weiteren Mediumwechsel; LAK-Überstand 20%; Amphothericin B 250 µg/ml; 37° Celsius; 5% CO_2-Konzentration. Die Zelldichte bewegte sich beim Ansetzen aller Kulturen zwischen 5 mal 10^4 und 1 mal 10^6 Zellen/ml. Im weiteren Kulturverlauf verdichtete sich die Zellkonzentration insbesondere in Phasen starken Wachstum zeitweilig auf Werte um 5 mal 10^6 und sank andernfalls auf Minimalwerte um 10^4, wenn bei nachlassender Vitalität die Zellen kein Wachstum mehr erkennen ließen. In diesen Fällen wurde beim Wechsel des Kulturmediums (alle 3 Tage wurden jeweils 80% des Mediums erneuert) die Zelldichte wieder auf Ausgangswerte zurück- oder hochgestellt.

Bestimmung von Expansion und Vitalität der Zellen,
Charakterisierung und Zytotoxizitätsmessung

Die Zellen wurden alle 3 Tage in einer Neubauer-Zählkammer gezählt und deren Vitalität mit Trypanblau bestimmt. Die expandierten TIL wurden durchflußzytometrisch in einem Epics-Coulter charakterisiert. Dazu wurden 13 Antikörper verwendet (Tabelle 1). Die zytotoxische Aktivität der Zellen wurde in einem Standard 4 Stunden 51 Chrom-Release-Assay gegen K 562-Zellen bestimmt.

Ergebnisse

Eine Anzüchtung der aus den Resektaten gewonnenen Infiltratzellen gelang in 5 von 11 Fällen. Die Kulturzeit variierte zwischen 19 und 61 Tagen. Limitierend für die Kulturdauer war ein Absinken der Zellvitalität unter 10% oder es war nach Expansion der Zellen eine ausreichende Menge zur Charakterisierung mittels FACS-Analyse und Zytotoxizitätstest vorhanden. Bei allen erfolgreich angezüchteten Kulturen war ein initialer Abfall der Zellzahl über 5–12 Tage zu beobachten, bevor eine deutliche Proliferation mit Clusterbildung einsetzte (Abb. 1). Abbildung 2 zeigt beispielhaft den Wachstumsverlauf der TIL unter den vier verschiedenen Kulturbedingungen. Beim Vergleich der Kulturbedingungen fällt auf, daß die über Ficollgradient gereinigte Zellfraktion mit Humanserum in allen 5 Fällen über die gesamte Kulturzeit vital blieb (hier nicht dargestellt). Die nicht gereinigte Zellfraktion mußte in 3 Fällen vorzeitig verworfen werden, da die Vitalität der Zellen, sowohl mit als auch ohne Humanserum kultiviert, gegen Null abfiel. In 2 Fällen wurden Kulturen der gereinigten Zellfraktion, die ohne Humanserum kultiviert waren, aus gleichem Grund vorzeitig abgebrochen.

Bei 3 Lymphknotenmetastasen konnten die angezüchteten TIL durchflußzytometrisch charakterisiert werden (Tabelle 2 u. 3). In einem Fall davon konnte die ficollge-

Table 1. Zur Phänotypisierung der TILs verwendete Antikörper

Antikörper	Antigen	Charakteristik	Hersteller
Dako T11	CD2	T-Zell-Marker	Dakopatts/Dk
Dako T3	CD3	T-Zell-Marker	Dakopatts/Dk
Dako T4	CD4	T-Helfer-Zellen	Dakopatts/Dk
Dako T8	CD8	T-Suppressor-Zellen	Dakopatts/Dk
Dako CALLA	CD10	Lymphoblasten bei Lymphomen	Dakopatts/Dk
OK-NK	CD16	NK-Zell-Marker	Ortho-Diagn./USA
Dako CD19	CD19	Pan-B-Marker	Dakopatts/Dk
OKB 2	CD24	B-Zell-Marker	Ortho-Diagn./USA
Dako IL-2-R	CD25	IL-2-Rezeptor	Dakopatts/Dk
Leu 19	CD56	NK-Zell-Marker	Becton-Dickenson/USA
Dako HLA-DR	IA	Zellen mit HLA-DR-Ausprägung	Dakopatts/Dk
Dako T9	CD9	aktiv. Lymphozyten, prolif. Zellen	Dakopatts/Dk
Dako T14	CD14	Monozyten-Marker	Dakopatts/Dk

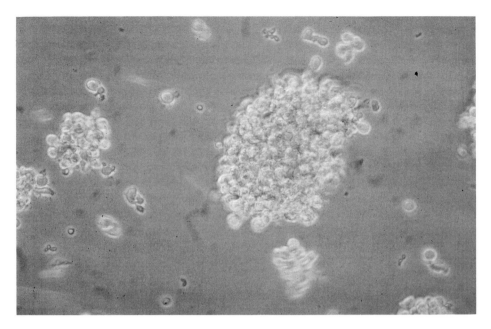

Abb. 1. Clusterbildung nach Einsetzen des exponentiellen Wachstums der TIL

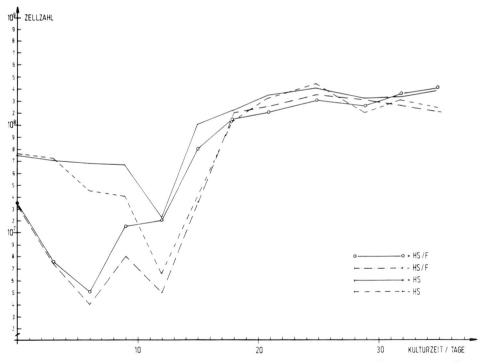

Abb. 2. TIL-Wachstum unter verschiedenen Kulturbedingungen. *HS* − Humanserum, *F* − Über Ficollgradient gereinigte Zellen

Tabelle 2. TIL-Phänotypisierung (Pat. 1; 31. Tag; Angaben in %)

Antikörper	− HS	+ HS	− HS/F	+ HS/F
KTR	1,75	1,47	n. d.	1,84
T11	98,42	98,89	n. d.	98,95
T4	49,65	29,10	n. d.	5,64
T8	29,67	48,88	n. d.	82,59
T9	5,37	5,25	n. d.	5,21
CALLA	2,42	1,60	n. d.	1,74
CD19	2,79	1,90	n. d.	1,90
OKB 2	2,79	1,53	n. d.	2,08
HLA-DR	83,81	73,85	n. d.	70,03
IL-2-R	32,49	24,34	n. d.	13,79
OK-NK	2,97	1,68	n. d.	2,09
T14	2,47	1,25	n. d.	1,26
T3	91,73	93,81	n. d.	90,82
Leu19	4,63	5,77	n. d.	5,03

HS, Humanserum; KTR, Kontrolle

Tabelle 3. TIL-Phänotypisierung (Pat. 2; 33. Tag; Angaben in %)

Antikörper	− HS	+ HS	− HS/F	+ HS/F
KTR	0,17	0,18	0,19	0,20
T11	95,67	97,82	94,91	94,71
T4	10,66	4,19	7,29	7,59
T8	34,34	62,25	n. d.	30,57
T9	0,41	0,20	0,49	0,10
CALLA	0,06	0,38	0,39	0,20
CD19	0,29	0,28	0,26	0,10
OKB 2	0,85	0,26	0,17	0,14
HLA-DR	49,77	65,86	71,60	64,08
IL-2-R	1,58	0,76	1,99	1,16
OK-NK	0,20	0,62	1,77	1,13
T14	0,14	0,15	0,41	0,24
T3	91,68	88,90	73,05	70,47
Leu19	6,06	7,78	28,97	27,58

HS, Humanserum; KTR, Kontrolle

Tabelle 4. Zytotoxizitätstest der TIL gegen K 562 (Pat. 1; 31. Tag; Angaben in %)

E/T-Ratio	40 : 1	10 : 1
− HS	8,4	9,3
+ HS	n. d.	n. d.
− HS/F	7,0	20,7
+ HS/F	42,5	21,4

HS, Humanserum; F, Ficollgradient; E/T, Effektor/Target

Tabelle 5. Zytotoxizitätstest der TIL gegen K 562 (Pat. 2; 33. Tag; Angaben in %)

E/T-Ratio	40:1	10:1
− HS	47,1	38,2
+ HS	65,0	57,9
− HS/F	60,4	57,8
+ HS/F	63,6	60,3

HS, Humanserum; F, Ficollgradient; E/T, Effektor/Target

reinigte Kultur ohne Humanserum nicht gemessen werden. Von den TIL-Kulturen einer anderen Metastase stand zum Zeitpunkt der Messung (59. Tag) nur noch die ficollgereinigte mit Humanserum für die Analyse zur Verfügung (nicht dargestellt).

Von 2 Präparaten, aus denen eine TIL-Expansion mit anschließender durchflußzytometrischer Charakterisierung gelang, konnte zusätzlich eine Zytotoxizitätsbestimmung der Zellen durchgeführt werden (Tabelle 4 u. 5).

Diskussion

TIL-Kulturen aus Melanommetastasen konnten in 5 von 11 Fällen über mehr als 3 Wochen geführt und die Zellen dabei zur Proliferation gebracht werden. Erreicht wurden dabei Zellzahlen bis zu maximal 10^9 Zellen, wobei der Expansionsindex zwischen 10^1 und 10^2 lag (vitale Zellen am Kulturendpunkt: vitale Zellen zu Beginn der Kultur). 10^9 bis 10^{10} mit ^{111}Indium markierte TIL sind ausreichend, um nach erfolgter Reinfusion mittels Gamma-Kamera das Homingverhalten der Zellen beim malignen Melanom zu untersuchen [9]. Für immuntherapeutische Ansätze werden dagegen um 10^{11} Zellen verwendet [8]. Inzwischen werden durch Anwendung gasdurchlässiger Gewebekulturbeutel Expansionsindices in einer Größenordnung von bis zu 10^5 erreicht [10].

Die Frage nach optimaler IL-2-Konzentration bei der Herstellung von TIL ist noch ungeklärt. Während Rosenberg et al. bislang 1000 IE/ml [9] und zuletzt sogar 7200 IE/ml [10] einsetzten, gelang Kultivierung und Expansion der Zellen in dieser Arbeit mit einer initialen IL-2-Konzentration von 500 IE/ml unter Fortsetzung mit nur 100 IE/ml bei jedem sich anschließenden Mediumwechsel.

Von 6 Resektaten konnten die Infiltratzellen nicht kultiviert werden. In einem Fall erbrachte die histologische Untersuchung des entfernten Lymphknotens eine chronisch unspezifische Lymphadenitis mit leichter Hyalinose. Bei den Zellen der pulmonalen Filia sank die Vitalität nach 12 Tagen Kultur auf unter 10%, was auch hier ein Anzüchten verhinderte. Bei den verbleibenden Lymphknoten mag die geringe Ausprägung des entzündlichen Infiltrats ein Grund für die mißlungene Anzucht der Zellen sein.

Die Ergebnisse der TIL-Phänotypisierung und ihrer Zytotoxizitätsbestimmung können wegen des geringen Umfangs nur vorsichtig interpretiert werden. Trotzdem zeigt die FACS-Analyse der generierten TIL von allen 3 Patienten und unabhängig von der Kulturbedingung, daß es sich um überwiegend T-Lymphozyten handelt. Dabei ist das Verhältnis von T4$^+$- zu T8$^+$-Lymphozyten teils gegensätzlich. Diese Unterschiede fallen nicht nur interindividuell sondern auch bei den

Zellen ein und desselben Patienten unter verschiedenen Kulturbedingungen auf. Slingluff et al. fanden bei der Untersuchung von Lymphknoten-Infiltratzellen bei malignem Melanom nach Stimulation mit autologem Tumorgewebe ähnliche Ergebnisse [11]. Bei insgesamt 7 untersuchten Kulturen derartig generierter TIL waren jeweils um 90% der Zellen CD3-positiv. In 3 Fällen dominierten CD8-positive Zellen ($73\% \pm 1$) und in einem Fall waren sie unterrepräsentiert (22%).

Die Ergebnisse der Zytotoxizitätsbestimmungen sind bei dieser Arbeit auch deshalb schwer zu bewerten, da keine vergleichende Zytotoxizität gegenüber autologen oder allogenen Melanomzellen durchgeführt werden konnte. Die hohe zytotoxische Spezifität (MHC-Restriktion) im Vergleich zu LAK-Zellen kommt bei den TIL durch vielfach höhere Lyseraten gegenüber autologen Melanomzellen verglichen mit der Zellyse gegenüber NK-sensiblen K 562-Zellen zum Ausdruck. Die hohe Lyserate der TIL von Pat. 2 gegenüber K 562-Zellen deutet auf eine in diesem Fall generierte TIL-Population hin, die hohe unspezifische Zytotoxizität besitzt.

Der klinische Einsatz von TIL ist sicherlich eine Bereicherung für die adoptive Immuntherapie. Jedoch behindert der erhebliche labortechnische Aufwand eine weite Verbreitung dieser Methode.

Literatur

1. Grimm EA, Mazumder A, Zhang HZ, Rosenberg SA (1982) Lymphokine activated killer cell phenomenon. Lysis of natural killer cell-resistant fresh solid tumor cell by interleukin-2 activated autologous human peripheral blood lymphocytes. J Exp Med 155:1823–1841
2. Parkinson DR (1989) Interleukin-2 in cancer therapy. Semin Oncol 15 (Suppl. 6):10–26
3. Rosenberg SA, Lotze MT, Muul LM, Chang AE, Avis FP, Leitman S, Linehan WM, Robertson CN, Lee RE, Rubin JT, Seipp CA, Simpson CG, White DG (1987) A progress report on the treatment of 157 patients with advanced cancer using lymphokine-activated killer cells and interleukin-2 or high-dose interleukin-2 alone. N Engl J Med 316:889–897
4. Rosenberg SA (1988) Interleukin-2 alone or with lymphokine-activated killer cells in patients with advanced cancer, pp 860–862. In: Rosenberg SA, Moderator. New approaches to the immunotherapy of cancer using interleukin-2. Ann Intern Med 108:853–864
5. Lotze MT (1988) Disturbing homeostasis: Current status of lymphokin trials at the NCI. Lymphokine Res 7:258
6. West WH, Tauer KW, Yannelli JR, Marshall GD, Orr DW, Thurman GB, Oldham RK (1987) Constant-infusion of recombinant interleukin-2 in adoptive immunotherapy of advanced cancer. N Engl J Med 316:898–905
7. Eberlein TJ, Schoof DD, Jung S-E, Davidson D, Gramolini B, McGrath K, Massaro A, Wilson RE (1988) A new regimen of interleukin-2 and lymphokin-activated killer cells. Efficacy without significant toxicity. Arch Intern Med 148:2571–2576
8. Rosenberg SA, Packard BS, Aebersold PM, Solomon D, Topalian SL, Toy ST, Simon P, Lotze MT, Yang JC, Seipp CA, Simpson C, Carter C, Bock S, Schwartzentruber D, Wei JP, White DE (1988) Use of tumor-infiltrating lymphocytes and interleukin-2 in the immunotherapy of patients with metastatic melanoma. A preliminary report. N Engl J Med 319:1676–1680
9. Fisher B, Packard BS, Read EJ, Carrasquillo JA, Carter CS, Topalian SL, Yang JC, Yolles P, Larson SM, Rosenberg SA (1989) Tumor localisation of adoptively transferred indium-111 labelled Tumor-infiltrating lymphocytes in patients with metastatic melanoma. J Clin Oncol; Vol 7 Nr. 2 (Febr.):250–261
10. Aebersold P, Hyatt C, Johnson S, Hines K, Korcak L, Sanders M, Lotze M, Topalian S, Yang J, Rosenberg SA (1991) Lysis of autologous melanoma cells by Tumor-infiltrating lymphocytes: Association with clinical response. J Nat Cancer Inst; Vol 83, Nr. 13:932–937
11. Slingluff CL Jr, Darrow T, Vervaert C, Quinn-Allen MA, Seigler HF (1988) Human cytotoxic T-cells specific for autologous melanoma cells: Successlul generation from lymphnode cells in seven consecutive cases. J Nat Cancer Inst; Vol 80, Nr. 13:1016–1026

Vergleichende Untersuchungen zur Freisetzung von Prostanoiden (6-Keto-PGF$_{1a}$ und TXB$_2$) in Tumorgeweben der Haut

H.-A. Gitt, T. Walther, P. Mentz, R. Frank, C. Giessler, A. Pyzara und U.-F. Haustein

Zusammenfassung

Metaboliten des Arachidonsäurestoffwechsels (5-Lipoxygenaseprodukte: 5-HETE, LTB$_4$ oder Zyklooxygenaseprodukte: PGE$_2$, PGE$_1$) wird neben bekannten biologischen Funktionen auch ein Einfluß auf Tumorwachstum und -metastasierung zuerkannt. Wir bestimmten in Basaliomen ($n = 62$) die stabilen Endprodukte 6-Keto-Prostaglandin$_{1a}$ (6-Keto-PGF$_{1a}$) und Thromboxan B$_2$ (TXB$_2$) mittels ELISA (Nachweisgrenze: 3 pg/mg) aus standardisierten Hautstanzbiopsien ($\oslash$ 4 mm) im Vergleich zu klinisch gesunder, umgebender Haut beim gleichen Patienten. Bei histologisch gesicherten multizentrisch superfiziellen Basaliomen wurden gegenüber den Kontrollen (klinisch unauffällige Haut der gleichen Körperregion) im Mittel um 9fach erhöhte 6-Keto-PGF$_{1a}$ und TXB$_2$-Werte ermittelt. Solide Basaliome zeigten demgegenüber im Mittel ein Verhältnis Tumorgewebe/Kontrolle bei 6-Keto-PGF$_{1a}$ und TXB$_2$ von 5:1.

Eine mögliche Bedeutung der Zyklooxygenaseprodukte bei der Zellproliferation von Tumorgeweben sowie ihre essentielle Funktion im Hautorgan wird diskutiert.

Schlüsselwörter: Arachidonsäurestoffwechselprodukte, Basaliome, Prostanoide, 6-Keto-Prostaglandin, Thromboxan

Summary

Metabolites of arachidonic acid − 5-lipoxygenase products (5-HETE, LTB$_4$) or cyclooxygenase products (PGE$_2$, PGE$_1$) − are known to influence tumor growth and metastasis, beside their other biological functions.

In patients with basal cell carcinomas ($n = 62$) we measured the stable endproducts, i.e. 6-oxo-prostaglandin$_{1a}$ (6-oxo-PGF$_{1a}$) and thromboxane B$_2$ (TXB$_2$) in standardized punch biopsies ($\oslash$ 4 mm) in comparison to the surrounding clinically healthy skin, using an ELISA method (lower limit of 3 pg/mg). In histologically diagnosed superficial basal cell carcinomas we found an average ninefold increase in 6-oxo-PGF$_{1a}$ and TXB$_2$ in comparison to the surrounding area. In solid basal cell carcinomas there was a ratio of 5:1 (tumor/control) in measured 6-oxo-PGF$_{1a}$ and TXB$_2$ average values.

A possible role of cyclooxygenase products in the cell proliferation of tumor tissue, as well as their essential function in the skin, is discussed.

Einleitung und Aufgabenstellung

Metaboliten des Arachidonsäurestoffwechsels (Abb. 1) wird neben zahlreichen bekannten biologischen Funktionen (z. B. als Mediatoren der Entzündung, Chemotaxis, Immunregulation, Regulation der Mikrovaskularisierung) nach neueren Auffassungen auch ein möglicher Einfluß auf Tumorwachstum und Metastasie-

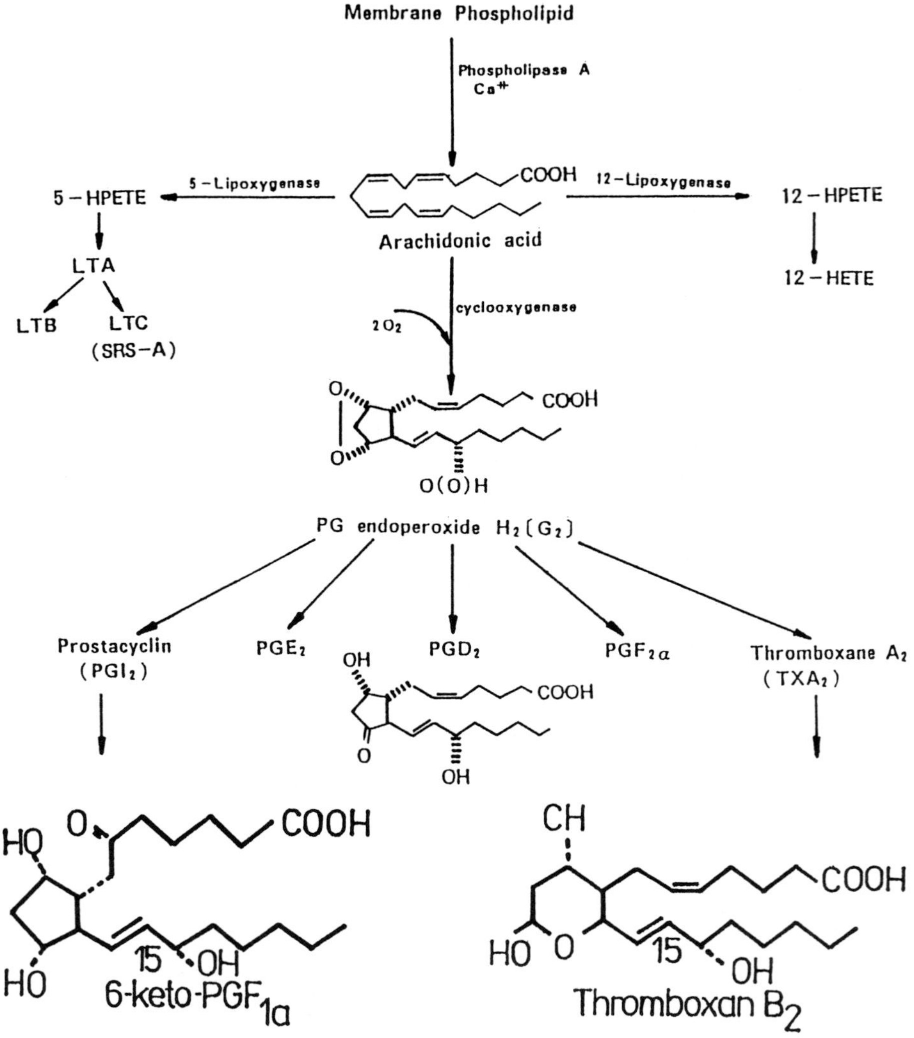

Abb. 1. Die wichtigsten Stoffwechselwege der Arachidonsäure (modifiziert nach Ruzicka 1988)

rung zuerkannt. Matejka und Mitarbeiter [7] sehen im Nachweis des stabilen End-metaboliten (6-Keto-PGF$_{1a}$) im Plasma Zusammenhänge zur Tumormetastasie-rung. Der offenbar wesentlichen klinischen Bedeutung stehen begrenzte Kenntnis-se über Ursachen der unterschiedlich starken Syntheseaktivität zwischen Hauttu-moren und gesunder Haut gegenüber. Schulz und Mitarbeiter [13] fanden bei Plattenepithelkarzinomen der Mundschleimhaut konkordant mit dem Ausmaß der zellulären Proliferation eine höhere Aktivität der Prostazyklinsynthese in tu-morbenachbarter Schleimhaut als im Tumor selbst. Wir haben uns die Aufgabe gestellt, die stabilen Endprodukte der Arachidonsäurekaskade, 6-Keto-Prostaglandin F_{1a} (6-Keto-PGF_{1a}) und Thromboxan B_2 (TXB_2), bei Basaliomen der Haut im Vergleich zu klinisch unauffälliger Haut des gleichen Körperareals zu bestimmen.

Material und Methode

Zur Bestimmung von 6-Keto-PGF_{1a} und TXB_2 verwendeten wir Operationspräparate (Stanzbiopsien $\varnothing$ 4 mm) aus Basaliomen der Haut ($n = 62$) und klinisch unauffälliger Haut desselben Körperareals beim gleichen Patienten.

Alle Präparate wurden unmittelbar nach Entnahme kurz in physiologischer Kochsalzlösung von äußeren Blutbestandteilen befreit und in flüssigem Stickstoff tiefgefroren. Für die Untersuchungen wurden die Präparate bei $+37\,°C$ in 2 Schritten in Tyrodelösung inkubiert und anschließend die stabilen Endprodukte 6-Keto-PGF_{1a} und TXB_2 im Überstand mit Hilfe eines spezifischen ELISA (Nachweisgrenze: 3 pg/mg Feuchtgewicht) bestimmt [4, 12, 13].

Ergebnisse

In Abbildung 2 und 3 sind die ermittelten 6-Keto-PGF_{1a} und TXB_2-Werte aus Biopsiematerial von soliden und superfiziell multizentrischen Basaliomen

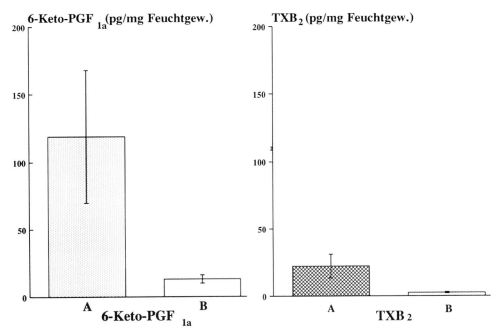

Abb. 2. Die Synthesekapazität von 6-Keto-PGF_{1a} und TXB_2 in multizentrisch superfiziellen Basaliomen (A) im Vergleich zu klinisch gesunder umgebender Haut (B) derselben Patienten

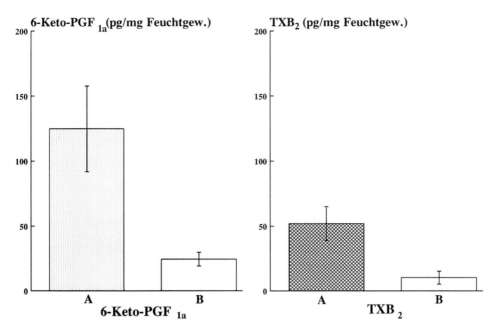

Abb. 3. Die Synthesekapazität von 6-Keto-PGF$_{1a}$ und TXB$_2$ in soliden Basaliomen (A) im Vergleich zu klinisch gesunder umgebender Haut (B) derselben Patienten

($n = 62$) im Vergleich zu klinisch unauffälliger umgebender Haut dargestellt. Bei beiden histologischen Typen erkennt man einen signifikant höheren Anteil von PGF$_{1a}$ und TXB$_2$ im Tumorgewebe im Vergleich zur umgebenden gesunden Haut ($p \leq 0{,}05$, U-Test nach Mann und Whitney), was auf höhere Syntheseleistungen der Vorstufen beider Produkte (TXA$_2$ und PGI$_2$) im Tumorgewebe schließen läßt. Bei den multizentrisch superfiziellen Basaliomen ist die TXB$_2$ und PGF$_{1a}$ Synthesekapazität im Tumor gegenüber der gesunden umgebenden Haut um den Faktor 9 erhöht und in den soliden Basaliomen war der nachgewiesene TXB$_2$ und PGF$_{1a}$ Gehalt im Tumorgewebe 5fach höher als in der umgebenden Haut. Im Vergleich beider Abbildungen erkennt man, daß die TXB$_2$ Synthesekapazität bei den soliden Basaliomen im Vergleich zu den multizentrisch superfiziellen Basaliomen etwa doppelt so hoch ist, während sich die 6-Keto-PGF$_{1a}$ Syntheserate bei beiden histologischen Typen nicht signifikant voneinander unterscheidet.

Diskussion

Das Hautorgan verfügt über ein breites Spektrum an arachidonsäuremetabolisierenden Enzymen [10]. Einflüsse auf die kutane Mikrovaskularisierung, chemotaktische Effekte auf Leukozyten, Fibroblasten und Keratinozyten, sowie wachstumsfördernde und immunregulatorische Wirkungen, sind wichtige physiologische Leistungen der Eicosanoide in der Haut [11]. In zunehmendem Maße wird aufgrund experimenteller Ergebnisse die Rolle der Prostaglandine im Zusammenhang mit Tumorentstehung, -wachstum und -metastasierung diskutiert [5, 13, 15]. Vanderveen und Mitarbeiter [15] konnten zeigen, daß in Basalzellepitheliomen der PGE_2 und PGF_{2a} Gehalt höher war als in normaler Epidermis. Bei unseren Untersuchungen ist zu erkennen, daß der Arachidonsäuremetabolitenanteil (TXB_2 und PGF_{1a}) von Tumoren ebenfalls wesentlich höher ist als in der umgebenden gesunden Haut. Zahlreiche Untersuchungen untermauern einen inversen Zusammenhang zwischen metastatischem Potential und der Arachidonsäurestoffwechselaktivität. Fitzpatrick et al. [2] sowie Schultz et al. [13] fanden in stark metastasierenden Tumoren (Melanome sowie Plattenepithelkarzinome der Mundschleimhaut) einen wesentlich höheren Arachidonsäuremetabolitenanteil in der Umgebung (gesunde Haut) als im Tumor selbst. Bei Tumoren ohne Metastasierungsneigung war das Verhältnis umgekehrt, was durch unsere Ergebnisse bestätigt wird. Es ist denkbar, daß ähnliche Beziehungen auf andere Tumoren übertragbar sind.

Möglicherweise hat die antiaggregatorische Wirkung von PGI_2 (Vorstufe von 6-Keto-PGF_{1a}) Bedeutung für die Metastasierung von Karzinomen, da eine tumorinduzierte Hemmung der Plättchenaggregation eine Ursache für Metastasierungsvorgänge sein könnte [2, 7].

Zyklooxygenase- und Lipoxygenaseprodukte spielen wahrscheinlich eine pathogenetische Rolle bei der epidermalen Proliferation, Hyperplasie sowie Tumorbildung und -metastasierung [6, 7] und könnten paraklinische Bedeutung bei der prognostischen Einstufung von Tumoren gewinnen.

Angaben aus der Literatur und die eigenen Ergebnisse belegen, daß die Stoffwechselleistungen innerhalb der Arachidonsäurekaskade vom Zelltyp abhängig sind. In diesem Zusammenhang sind weitere Untersuchungen an Nativpräparaten als auch an Zellkulturen mit definierten Zellzahlen erforderlich.

Literatur

1. Bonta IL, Ben-Efraim S (1990) Interactions between inflammatory mediators in expression of antitumor cytostatic activity of macrophages. Immunol Letters 25:295−301
2. Fitzpatrick FA, Stringfellow DA (1979) Prostaglandin D_2 formation by malignant melanoma cells correlates inversely with cellular metastatic potential. Proc Natl Acad Sci USA 76:1765−1769
3. Fürstenberger G, Gross M, Marks F (1989) Eicosanoids and multistate carcinogenesis in NMRI mouse skin: role of prostaglandins E and F in conversion (first stage of tumorpromotion) and promotion (second stage of tumorpromotion). Carcinogenesis 10:91−96
4. Giessler C, Panse M, Mentz P, Hellthaler G (1989) Enzymimmunoassay für Thromboxan B_2. Z med Lab diagn 30:175−179
5. Ikai K, Imamura S (1988) Prostaglandin D_2 in the skin. Int J Dermatol 27:141−149
6. Kassis V, Sondergaard J (1983) Prostaglandin E_1 in normal human skin: Methodological evaluation, topographical distribution and related to sex and age. Arch Dermatol Res 275:9−13
7. Matejka M, Grisinger Ch, Porteder H, Watzek G, Sinzinger H (1983) 6-oxo-PGF_{1a} − a new tumor marker for tumors in the maxillo-facial regions. J Max Fac Surg 11: 157−159
8. Miller St J (1991) Biology of basal cell carcinoma (Part I) J of Am Acad of Dermatol 24:1−13

9. Miller St J (1991) Biology of basal cell carcinoma (Part II) J of Am Acad of Dermatol 24:161–175
10. Ruzicka T (1984) Stoffwechsel der Arachidonsäure in der Haut und seine Bedeutung in der Pathophysiologie entzündlicher Dermatosen. Hautarzt 35:337–343
11. Ruzicka T (1988) The physiology and pathophysiology of eicosanoids in the skin. Eicosanoids 1:59–72
12. Sawada M, Inagawa T, Frölich JC (1985) Enzyme immunoassay of thromboxane B$_2$ at the picogramm level. Prostaglandins 29:1039–1048
13. Schulz S, Mentz P, Timmel H, Giessler Ch (1989) Zur Prostazyklin- (PGI$_2$-) Biosynthese-aktivität in unterschiedlich differenzierten Neoplasien und umgebendem Gewebe. Zahn-Mund- Kieferheilkd 77:811–814
14. Tomita Y, Iwamoto M, Masuda T, Tagami H (1987) Stimulatory effect of prostaglandin E$_2$ on the configuration of normal human melanocytes in vitro. J Invest Dermatol 89:299–301
15. Vanderveen EE, Grekin RC, Swanson NA (1986) Arachidonic acid metabolites in cutanous carcinomas. Arch Dermatol Res 122:407–412

Modelle zur Prüfung der Tumorinfiltration *

J. Smolle, C. Helige, R. Fink-Puches, R. Hofmann-Wellenhof
und H. Kerl

Zusammenfassung

Das Wachstum maligner Tumore ist einerseits durch Proliferation, andererseits durch die Fähigkeit der Tumorzellen zur Invasion in die Umgebung gekennzeichnet. Während die Regulation der Proliferation sowie ihre biologische und prognostische Bedeutung schon breit untersucht wurden, rückt die Tumorinvasion erst in den letzten Jahren in den Mittelpunkt der Tumorforschung. Heute steht mit verschiedenen Meßmethoden der Tumorzellmotilität in vitro – wie z. B. dem radiären Migrationsassay – und in vitro-Systemen zur Evaluierung der Tumorzell-Invasivität – wie z. B. Konfrontationskulturen – ein brauchbares Rüstzeug für die Untersuchung der Invasivität sowie deren pharmakologische Beeinflußbarkeit zur Verfügung. Nachdem alle diese Methoden jedoch die komplexe in-vivo-Situation nur bedingt berücksichtigen können, tritt als neue Entwicklung die morphologische Forschung mittels Computer-Simulationen und quantitativer Bildanalyse hinzu.

Schlüsselwörter: Tumorzell-Invasion, Konfrontationskultur, Radiärer Migrations-Assay, Computersimulation, Bildanalyse.

Summary

Tumor growth depends on tumor cell proliferation on the one hand and on tumor cell invasion into the surrounding tissue on the other. Whereas tumor cell proliferation has been extensively investigated for several decades, the mechanisms of tumor invasion have only attracted broad scientific interest during the last years. In vitro tumor cell motility and invasion can now be assessed by a variety of methods, and quantitative data on invasiveness and inhibition of invasion by antiinvasive compounds can be obtained. The radial migration assay and the embryonic chick heart confrontation assay may serve as examples. Recently, a morphological method using image analysis and computer simulations has been additionally introduced for the evaluation of human tumors in vivo.

Tumorzellmotilität ist eine wesentliche Voraussetzung des Tumorwachstums

Lange Zeit stand die Tumorzellproliferation fast allein im Mittelpunkt der Tumorforschung, später dann ergänzt durch die Tumorimmunologie, die sich mit der Vernichtung der Tumorzellen durch körpereigene Abwehrzellen beschäftigt. Auf diesen beiden Konzepten baut auch die gegenwärtige Krebstherapie auf: Hem-

* Die Arbeit entstand mit Unterstützung des Fonds zur Förderung der wissenschaftlichen Forschung. Österreich, Projekt P-7755-MED and P-8267-MED.

mung der Tumorproliferation durch Chemotherapie und Bestrahlung, Förderung der körpereigenen Abwehr durch Immunmodulatoren. Trotz eindrucksvoller Erfolge scheint sich jedoch gerade bei vielen soliden Tumoren − darunter auch beim metastasierten malignen Melanom der Haut − noch kein entscheidender therapeutischer Durchbruch abzuzeichnen.

In den letzten Jahren ist neben der Proliferation zusätzlich die Tumorzellinvasion in den Mittelpunkt des Interesses gerückt. Während nun die Tumorproliferation in vitro leicht nachvollzogen und sogar in situ mit verschiedenen Methoden gemessen werden kann, stellt sich die Tumorinvasion als ein weitaus schwieriger zu handhabendes, komplexes Problem dar: Tumorzell-Motilität, darüber hinaus aber auch Interaktion der Tumorzellen mit der Matrix und mit Stromazellen, Kohäsion und Adhäsion, Vaskularisierung und viele andere Faktoren tragen zur Tumorinvasion bei [1]. Im folgenden werden drei Techniken geschildert, die die Untersuchung verschiedener Aspekte der Tumorinvasion in vitro und in situ ermöglichen.

Der radiäre Migrations-Assay erfaßt die Tumorzellmotilität in vitro

Der radiäre Migrationsassay stellt ein einfaches Modell dar, das eine quantitative Beschreibung der Wanderungsgeschwindigkeit von Tumorzellen auf Oberflächen gestattet [2]. Ausgegangen wird von einer Suspension von Tumorzellen, in denen durch die Verwendung von Kulturgefäßen mit nicht-haftender Oberfläche kleine Aggregate aus mehreren Tumorzellen entstehen. Durch einen Magnetrührer ständig in Bewegung gehalten, vergrößern sich diese Aggregate im Laufe weniger Tage durch Apposition weiterer Tumorzellen zu sogenannten Multi-Zell-Sphäroiden mit einem Durchmesser von ungefähr 0,1 bis 0,5 mm. Um vergleichbare Ausgangsbedingungen zu erhalten, werden für den Assay unter dem Stereomikroskop einheitlich 0,2 mm große Sphäroide ausgewählt.

Diese Sphäroide werden nun auf den Boden von Multiwell-Platten aufgebracht. Innerhalb von Stunden bis Tagen beginnen nun die Tumorzellen, aus dem Sphäroid auszuwandern und den Boden des Kulturgefäßes mit einem immer größer werdenden, annähernd kreisrunden Zellrasen zu bedecken. Die Kulturen werden täglich fotografiert, die Ausdehnung des Rasens morphometrisch bestimmt und durch lineare Regressionsanalyse das radiäre Auswandern der Zellen in Mikrometer pro Tag berechnet.

Konfrontationskulturen sind ein dreidimensionales Modell der Tumorinvasion

Während der radiäre Migrations-Assay lediglich einen Aspekt der Tumorinvasion − nämlich die Motilität − erfaßt, und auch das nur in einem zweidimensionalen System, kann mit Konfrontationskulturen die Tumorinvasion in Form eines dreidimensionalen Modells nachvollzogen werden [3]. In diesem Modell werden die Tumormultizellsphäroide nicht auf eine ebene Fläche aufgebracht, sondern mit einem ungefähr 1/2 mm großen Stomagewebe „konfrontiert". Als Stromagewebe können Fragmente des embryonalen Hühnerherzens, aber auch z. B. Gehirnsphäroide aus embryonalen Nervenzellen verwendet werden. Unter dem Stereomikroskop werden Tumor- und Stroma-Aggregat in Kontakt gebracht. Je nach Invasivität der Tumorzellen kommt es im Laufe weniger Tage zum Einwachsen derselben in das Stromagewebe. Zu verschiedenen Zeitpunkten werden die Konfrontationskulturen entnommen, fixiert, histologisch aufgearbeitet und zur besseren Unterscheidung von Tumor- und Stromagewebe immunhistologisch gefärbt.

Anfänglich wurde das Ausmaß der Invasion in einer Konfrontationskultur ausschließlich auf Grund subjektiver morphologischer Beobachtung in Grade eingeteilt. Für pharmakologische Fragestellungen ist es jedoch unerläßlich, daß man zu einer exakten quantitativen Beschreibung des Invasionsvorgangs kommt und damit verschiedene Zell-Linien und Experimente miteinander vergleichen kann. Seit kurzem steht eine neue Methode zur Verfügung, die eine solche quantitative Auswertung ermöglicht. Dazu werden die immunhistologischen Präparate über eine Videokamera in einen Bildanalysecomputer eingelesen, mathematisch-morphologisch weiterverarbeitet und Parameter der Tumor- und Stroma-Prolife-

Tabelle 1

Messung der Tumorinvasion in Konfrontationskulturen. Originalbeispiel für die Klartextauswertung eines Experiments durch das Computerbildanalyseprogramm (Der Interpretationstext wird vom Programm automatisch in Englisch erstellt).

Analysis of Invasion in vitro-interpretation

Experimental code: M21ACID

The experimental code m21acid denotes the experiment melanoma cell line K 1735 M2 confronted with embryonic chick heart fragments, with retinoic acid added.

The total amount of tissue, expressed by the parameter 'TOTAREA', shows a significant decrease during the experiment, indicating cell loss.

The amount of stroma tissue, expressed by the parameter 'STRAREA', shows a significant decrease during the experiment, indicating stroma degradation.

The amount of tumour tissue, expressed by the parameter 'TUMAREA', shows a significant decrease during the experiment. A cytotoxic or antiproliferative effect can be assumed.

The amount of tumour tissue invaginated into stromal clefts, expressed by the parameter 'INVAREA', remains unchanged. There is no invasion of narrow tumour strands.

The stromal contour (parameter 'STRCONT'), expressing the irregularity of the stroma outline, depending also on the total amount of stroma, remains unchanged.

The amount of invaginated tumour tissue compared to the total amount of stroma (parameter 'INVSTR'), remains unchanged. The relationship of narrow invasive tumour strands and the amount of stroma remains unchanged.

The amount of invaginated tumour compared to total tumour tissue (parameter 'INVTU'), shows a significant increase during the experiment.

The parameter 'STRCSTR', expressing disintegration and degradation of the stroma by invasion, shows a significant increase during the experiment.

Stroma disintegration, reflected by the parameter 'INVASLOG', shows a significant increase during the experiment.

ration bzw. -Degradation, der Auflockerung des Stromas durch invasives Tumor-
wachstum und des Ausmaßes der Tumorinfiltration berechnet [4]. Zur Auswer-
tung eines einzelnen experimentellen Ansatzes sind ungefähr 50 zu verschiedenen
Zeitpunkten gewonnene Präparate notwendig. Die Meßparameter werden vom
Computer statistisch verarbeitet und die Ergebnisse sowohl in Zahlen als auch in
Form einer Klartext-Interpretation ausgegeben [7]. Ein Beispiel einer solchen
Klartext-Interpretation eines Experiments zeigt Tabelle 1.

Tumorzellmotilität und -invasion können auf vielen Wegen pharmakologisch beeinflußt werden

Die beiden beschriebenen zwei- bzw. dreidimensionalen Testsysteme sind geeignet,
den Einfluß biologisch aktiver Substanzen auf Tumorzellmotilität und -invasion
zu zeigen. Mit den geschilderten Methoden ist es u. a. gelungen, die Bedeutung
intrazellulärer Signalübertragungswege für die Tumorinvasion zu dokumentieren.
So konnte die Ca+ +-Calmodulin-Proteinkinase C-Übertragungskette auf allen
drei Ebenen beeinflußt werden. Während nun eine Hemmung des Ca+ +-Ein-
stroms mittels Kalziumantagonisten nur einen geringen bremsenden Einfluß auf
die Motilität ausübte, konnte sowohl mit Calmodulin-Antagonisten als auch mit
einem Hemmstoff der Proteinkinase C eine deutliche und dosisabhängige antimi-
gratorische und antiinvasive Wirkung erzielt werden. Ähnliches gilt auch für die
Hemmung der G-Proteinkaskade mit Hilfe eines Gi2-Antagonisten, der ebenfalls
eine dosisabhängige Verminderung der Tumorzellmotilität zeigt. Transmethylie-
rungsreaktionen, die eine zentrale Rolle bei der Chemotaxis von Granulozyten
spielen, sind dagegen bei der von uns untersuchten Melanomzell-Linie nur von
untergeordneter Bedeutung, wie aus Hemmversuchen mit 3-deaza-Adenosin her-
vorging.
    Als essentieller struktureller Bestandteil für die motile Tumorzelle stellte sich
das Mikrotubulus-System heraus: Blockierung der Aggregation von Tubulin-al-
pha-beta-Heterodimeren durch Nocodazol inhibiert nicht nur die Tumorzellmotilität, sondern bewirkt auch eine vollständige Hemmung der Tumorzellinvasion.

Computersimulationen und Bildanalyse bestimmen die Tumorzellmotilität im histologischen Präparat

Allen in vitro-Modellen ist gemeinsam, daß die gefundenen Resultate nicht ohne
weiteres auf die wirkliche Situation übertragen werden können. Jedes Kulturmo-
dell arbeitet mit einer Auswahl von Zellen oder gar mit einem Zellklon, der nicht
unbedingt für einen bestimmten Tumor repräsentativ sein muß, und mit weitgehend unnatürlichen Rahmenbedingungen, die keinesfalls den realen Umgebungs-
bedingungen entsprechen, denen eine Tumorzelle innerhalb eines vitalen Tumors
ausgesetzt ist. Das komplexe Tumorgeschehen in vivo ist wiederum einer direkten
Beobachtung kaum zugänglich, da in dem Moment, in dem das Gewebe als Gan-
zes erfaßt wird − etwa im histologischen Präparat −, nur mehr eine statische Mo-
mentaufnahme eines dynamischen Vorgangs gegeben ist.

Morphologische Forschung mit Hilfe von Computersimulationen bietet nun die Möglichkeit einer weiterführenden, funktionellen Interpretation des morphologischen Gewebsbildes. Das histologische Bild — dessen interessierende Strukturen durch immunhistochemische Färbung dargestellt werden — wird in einen Bildanalysecomputer übertragen und dort in eine mathematisch interpretierbare Form umgewandelt. Dieses abstrakte Bild wird dann statistisch mit Bildern verglichen, die durch Simulation des Tumorwachstums im Computer erzeugt wurden. Auf Grund von mathematischer Übereinstimmung kann dann jedem histologischen Bild ein bestimmtes simuliertes Bild zugeordnet werden. Nachdem für das simulierte Bild die „biologischen" Eigenschaften der Tumorzellen (z. B. Proliferation, Motilität, Zelluntergangsrate, autokrine und parakrine Einflüsse) jeweils bekannt sind, kann auf ähnliche Eigenschaften des wirklichen Tumors rückgeschlossen werden. Auf diese Weise ist es möglich, anhand des statischen histologischen Bildes eines Tumors Schätzwerte über die dynamischen Vorgänge der Tumorzellmotilität und -invasion zu erhalten. Diese Werte beziehen sich dann tatsächlich auf das Verhalten der Tumorzellen innerhalb des natürlichen Gewebeverbandes [5].

Die Tumorzellmotilität stellt einen prognostischen Parameter beim malignen Melanom dar

Zur Überprüfung der praktischen Anwendbarkeit der Computersimulationen wurde die geschilderte Methode für melanozytäre Läsionen der Haut angewandt. Dabei zeigte sich, daß die geschätzte Motilität bei melanozytären Naevi signifikant niedriger lag als bei primären Melanomen oder Melanommetastasen. Die errechneten Schätzwerte für die Proliferation wiederum korrelierten signifikant mit den durch Mitosenzählung und den durch immunhistologische Färbung erfaßten tatsächlichen Proliferationsdaten. Innerhalb der primären Melanome wiederum zeigten die Schätzwerte der Tumorzellmotilität einen signifikanten Zusammenhang mit der Tumor-freien Überlebenszeit und stellen damit einen unmittelbar biologisch relevanten prognostischen Parameter dar [6]. Die prognostische Aussagekraft dieser bildanalytisch errechneten Motilitätsparameter im Vergleich zu etablierten Prognosefaktoren wird derzeit in einer retrospektiven Studie überprüft.

Fortschritte in der Krebsforschung erfordern eine gemeinsame Betrachtung von in vitro- und in situ-Methoden

Die onkologische Forschung ist heute auf Grund der technologischen Entwicklungen der letzten Jahre mehr denn je in der Lage, immer weitere Details des Tumorwachstums bis in die molekulare Ebene hinein zu erfassen. Je weiter der Vorgang jedoch im Experiment aufgesplittet, je kleinere Einheiten isoliert und untersucht werden, desto unsicherer wird der Bezug der erhobenen Befunde zur Realität. Geht man dagegen von Klinik und klassischer Histologie aus, ist der Bezug zur Realität zwar unmittelbar gegeben, aber eine detaillierte Aussage über biologische Vorgänge kaum möglich. In Zukunft könnte vielleicht eine gemeinsame Betrachtung der detaillierten in vitro-Forschung auf der einen und der realitätsnahen klinisch-morphologischen Forschung auf der anderen Seite Fortschritte in der Krebsforschung bringen. Komplexe drei-dimensionale Konfrontationskultursysteme und funktionell-morphologische Simulationsmethoden scheinen geeignet, die Kluft zwischen den genannten methodischen Extremen zu überbrücken.

Literatur

1. Fidler IJ (1989) Origin and biology of cancer metastasis. Cytometry 10:673–680
2. Helige C, Smolle J, Zellnig G, Funk-Puches R, Kerl H, Tritthart HA (im Druck) Effect of dequalinium on K 1735-M2 melanoma cell growth, directional migration and invasion in vitro. Eur J Cancer
3. Mareel MM, Kieler JVF, Bruyneel E (1981) Invasiveness of malignant ST/A mouse lung cells in vitro. Virchows Arch B Cell Pathol 38:101–116
4. Smolle J, Helige C, Soyer HP, Hoedl S, Popper H, Stettner H, Tritthart HA, Kerl H (1990) Quantitative evaluation of melanoma cell invasion in threedimensional confrontation cultures in vitro using automated image analysis. J Invest Dermatol 94:114–119
5. Smolle J, Rieger E, Smolle-Juettner F-M, Stettner H, Kerl H (1991) Quantitative evaluation of the tumor-stroma border by exponential regression analysis. Analyt Cell Pathol 3:43–54
6. Smolle J, Hofmann-Wellenhof R, Soyer H-P, Kerl H (1992) Prognostic significance of proliferation and motility in primary malignant melanoma of the skin. J Cutan Pathol 19:110–115
7. Smolle J, Helige C, Tritthart HA (1992) An image analysis and statistical evaluation program for the assessment of tumor cell invasion in vitro. Analyt Cell Pathol 4:49–57

Interleukin-4 (IL-4) und kutane T-Zell-Lymphome (CTCL)

O. Kohl, R. Dummer, J. Gillessen und G. Burg

Zusammenfassung

Bei der Untersuchung des Proliferations- und Zytotoxizitätsverhaltens der peripheren mononu-kleären Zellen (PMC) von Normal- ($n = 28$) und Lymphompatienten (CTCL; $n = 18$; 15×Mycosis fungoides, 2×pleomorphes T-Zell-Lymphom, 1×Granulomatous Slack Disease) zeigte sich eine stark verringerte Proliferation nach PHA-Stimulation und eine verminderte Zytotoxizität der Zellen der CTCL-Patienten auf IL-4. Im Gegensatz dazu wiesen die Lymphompatienten deutlich höhere IL-4- und lösliche Interleukin-2 Rezeptor (IL-2- R)-Spiegel im Kulturüberstand nach PHA-Stimulation auf. IL-4 abhängige Funktionen scheinen bei den CTCL-Patienten überrepräsentiert zu sein, so daß IL-4 an der Pathogenese der kutanen T-Zell-Lymphome beteiligt sein könnte. Eine weitere funktionelle Charakterisierung der humanen T-Helferzellen in die TH_1- und TH_2-Subgruppen könnte Aufschlüsse bringen in der Frage, ob bei CTCL eine Überexpression des TH_2-Zytokinmusters vorliegt.

Schlüsselwörter: Interleukin-4 − Kutane T-Zell-Lymphome − Proliferation − Zytotoxizität.

Summary

We analyzed peripheral mononuclear cells (PMC) of normal donors ($n = 28$) and of patients with cutaneous T-cell lymphomas (CTCL; $n = 18$; 15×mycosis fungoides, 2×pleomorphic T-cell lymphoma, 1×granulomatous slack skin disease). The PMC of the CTCL patients proliferated less than those of the normal donors after stimulation with PHA and their cytotoxicity was also much lower. We found that CTCL patients had a significantly higher IL-4 and soluble Interleukin-2 receptor level of the supernatants (after 3 days of stimulation with PHA). IL-4-dependent functions seem to predominate. Therefore, IL-4 could play a crucial part in the pathogenesis of CTCL. Further functional differentiation and characterization of human T-helper cells into TH_1 and TH_2 subgroups could help to settle, whether CTCL show an increase of the TH_2 dependent cytokine pattern.

IL-4 wirkt besonders auf T-Lymphocyten und wird von diesen produziert [1, 10, 11]. Es erhöht den Ig E-Spiegel [4, 11, 12, 13] und fördert das Wachstum von T-Lymphozyten [14]. CTCL sind phänotypisch mehrheitlich den Helfer-T-Zellen zuzuordnen [2, 15]. Der Ig E-Spiegel ist ebenfalls bei CTCL-Patienten erhöht [3]. Auf Grund dieser Fakten untersuchten wir, ob IL-4 einen Einfluß auf das Wachstumsverhalten und die Zytotoxizität der isolierten PMC haben könnte und ob es eventuell an der Pathogenese der T-Zell-Lymphome beteiligt sein könnte.

Patienten

Es wurden insgesamt 28 Normalpatienten (NP) und 18 CTCL-Patienten untersucht. Das mittlere Alter der NP betrug 40,3 Jahre (20–83 Jahre), das der Lymphompatienten 53,7 Jahre (27–87 Jahre). Die NP wiesen anamnestisch weder eine Atopie noch ein Malignom auf. Die Diagnosen der CTCL-Patienten waren histologisch gesichert. 15 Patienten hatten Mycosis fungoides (MF): 5×initiale MF,
5×Stadium I, 5×Stadium II. Zwei Patienten waren an einem pleomorphen T-
Zell-Lymphom erkrankt und ein Patient an Granulomatous Slack Skin Disease.

Methodik

Isolierung der PMC aus heparinisiertem Venenblut mittels Ficoll-Hypaque Technik: Die Blutproben wurden möglichst vor Beginn der Therapie am Anfang des
stationären Aufenthaltes entnommen. Die Zellen wurden in RPMI 1640 Medium
mit 2 g/l Na HCO_3 und L-Glutamin, 1% Penicillin/Streptomycin, 0,2% Genta-
micin und 10% fetalem Kälberserum suspendiert und bei 37 Grad Celcius und 5%
CO_2 im Brutschrank inkubiert.
    Rekombinantes Interleukin-2 (IL-2) wurde von Eurocetus (Frankfurt) und re-
kombinantes IL-4 von Essex (New York) bezogen.
    Zytotoxizitätsmessung der PMC mit einem Chrom-51-Release-Assay: Als Ef-
fektorzellen dienten die Patientenzellen, die über fünf Tage mit 100 Units/ml
(U/ml) IL-2, bzw. 250 U/ml IL-4 stimuliert wurden. Als Vergleichswert dienten
unstimulierte PMC, die nur in RPMI 1640 Kulturmedium (Biochrom, Berlin) kultiviert wurden. K 562 Zellen (Erythroblastomzell-Linie) (Flow-Laboratories,
Meckenheim) wurden als Targetzellen benutzt, indem sie mit Natriumchromat
(Na_2CrO_4) radioaktiv markiert wurden. Das Effektor/Target-Verhältnis betrug
40:1, wobei immer Dreifachbestimmungen angefertigt wurden. Das Gesamtvolumen betrug 200 µl/Well der 96-Well-Round-Bottom Mikrotiterplatte (Falcon,
Heidelberg). Als Maximalrelease wurde die Lyse der K 562-Zellen unter 2% Natri-
umdodecylsulfat und als Minimalrelease die spontane Lyse der K 562-Zellen in
200 µl RPMI-Medium bezeichnet. Nach vierstündiger Inkubation bei 37 Grad
Celcius wurden die Überstände mit einem Skatron-System gesammelt und die
freigesetzte Radioaktivität im Gamma-Counter (LKB Wallac Gamma-Counting,
Turku) in Counts per minute (cpm) gemessen. Von den Dreifachbestimmungen
wurden die Mittelwerte errechnet und mit folgender Formel die prozentuale spezifische Zytotoxizität bestimmt:

$$\frac{\text{Experimentell gefundener Mittelwert (cpm)} - \text{Spontan-Release Mittelwert (cpm)}}{\text{Maximal-Release Mittelwert (cpm)} - \text{Spontan-Release Mittelwert (cpm)}} \times 100$$

Proliferationsmessung der PMC mit einen Hexosaminidase-Assay: Die isolierten
PMC der NP und CTCL-Patienten wurden mit 10 µl PHA (Gibco, Paisley) pro
ml Medium für drei Tage stimuliert und im Brutschrank (37 Grad Celsius, 5%
CO_2) inkubiert. Danach wurden die PHA-Blasten mit Phosphate-buffered-Saline
(PBS) zweimal gewaschen und wieder im Kulturmedium resuspendiert. Für drei
weitere Tage wurden die Zellen mit 125 U/ml IL-4 bzw. 125 U/ml IL-2 stimuliert.

Als Vergleichswert dienten unstimulierte PHA-Blasten der Patienten. Die Proliferationszunahme im Vergleich zu den lediglich mit PHA stimulierten Zellen wurde photometrisch mittels Hexosaminidase-Assay bestimmt, wie Landegren [8] beschrieb. Als Deltawert wurde die Differenz aus der Extinktion unter Interleukinstimulierung und der Extinktion der unstimulierten Zellen bezeichnet.

Messung des IL-4- und des löslichen IL-2 R-Spiegels im Kulturüberstand nach dreitägiger PHA-Stimulierung der PMC. Dazu wurden ELISAs verwendet: Quantikine, R&D Systems, Minneapolis für IL-4 und Cellfree, T-Cell Science, Cambridge für IL-2 R.

Statistische Prüfung: Es wurden der U-Test von Wilcoxon, Mann und Whitney, sowie der Wilcoxon-Test für Paardifferenzen angewandt. Als statistisch signifikant wurde das Signifikanzniveau von 5% (zweiseitiger Test) angenommen.

Ergebnisse

Zytotoxizitätsverhalten der PMC

Es wurden je 8 NP und CTCL-Patienten getestet. Fünf der acht Lymphompatienten hatten MF ($1 \times$ initiale MF, $2 \times$ Stadium I, $2 \times$ Stadium II) zwei Patienten litten an einem pleomorphen T-Zell-Lymphom, einer an Granulomatous Slack Skin Disease. Es zeigte sich eine merklich geringere Zunahme von Zytotoxizität bei CTCL-Patienten, sowohl bei IL-4, als auch bei IL-2 Zugabe, im Gegensatz zu den NP. (Abb. 1) (NP, $n = 8$. PMC unstimuliert: Mittelwert ($\times$) = 9,2% spezifische

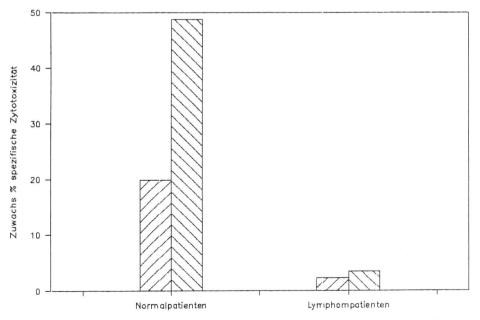

Abb. 1. Zytotoxizitätsverhalten der PMC von Normal- und Lymphompatienten. Normalpatienten Lymphompatienten Versuchsgruppen (je $n = 8$) ▨ 250 U/ml IL-4; ▨ 100 U/ml IL-2

Zytotoxizität; Standardabweichung (s) = ±9,0%; mittlerer Fehler des Mittelwertes (s_x) = ±3,2%. PMC+100 U/ml IL-2: × = 57,9%; s = ±16,6%; s_x = ±5,9%. PMC+250 U/ml IL-4: × = 29,1%; s = ±19,2%; s_x = ±6,8%. − CTCL-Patienten, $n = 8$. PMC unstimuliert: × = 4,4%; s = ±2,6%; s_x = ±0,9%. PMC+100 U/ml IL-2: x = 7,9%; s = ±5,5%; s_x = ±1,9%. PMC+250 U/ml IL-4: x = 6,7%; s = ±4,7%; s_x = ±1,7%). Die Zytotoxizitätswerte nach IL-2 bzw. IL-4-Stimulierung unterschieden sich zwischen beiden Patientengruppen hochsignifikant voneinander (p = 0,01). Innerhalb einer Patientengruppe waren bei den NP zwischen den Zytotoxizitätswerten nach IL-2 bzw. IL-4-Stimulierung verglichen mit den unstimulierten Zellen jeweils signifikante Unterschiede festzustellen (p = 0,05). Bei den CTCL-Patienten hingegen gab es hier keine signifikanten Unterschiede.

Proliferationsverhalten der PMC
Es wurden je 14 NP und Lymphompatienten geprüft. Elf der CTCL-Patienten hatten MF (4×initiale MF, 3×Stadium I, 4×Stadium II), zwei waren an Pleomorphen T-Zell-Lymphom und einer an Granulomatous Slack Skin Disease erkrankt. Die Zellen der NP proliferierten weitaus besser unter 125 U/ml IL-2 (p = 0,01), bzw. 125 U/ml IL-4 (p = 0,01) (Abb. 4), als die der Lymphompatienten. Es zeigte sich, daß IL-2 einen stärkeren Stimulus darstellte als IL-4 und zwar bei beiden Patientengruppen (p = 0,05). (NP, $n = 14$: 125 U/ml IL-2: × = 0,243 Extinktionsunterschied; s = ±0,231; s_x = ±0,062. 125 U/ml IL-4: × = 0,083;

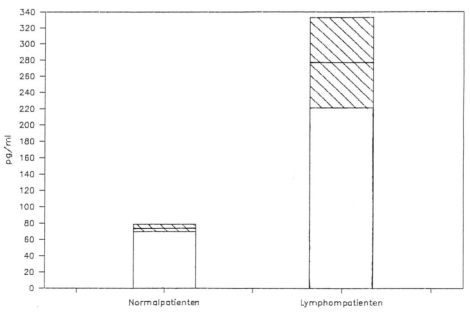

Abb. 2. Interleukin-4 Spiegel im Kulturüberstand nach PHA-Stimulierung. Normalpatienten Lymphompatienten Versuchsgruppen (je $n = 10$). Es sind die Mittelwerte der beiden Patientengruppen dargestellt. Schraffierter Bereich: Mittlerer Fehler des Mittelwertes (s_x)

s = ±0,078; s_x = ±0,02. CTCL-Patienten, n = 14: 125 U/ml IL-2: × = 0,044; s = ±0,053; s_x = ±0,014. 125 U/ml IL-4: × = 0,016; s = ±0,022; s_x = ±0,006).

IL-4 Spiegel im PHA-Kulturüberstand

Bei je zehn NP und Lymphompatienten wurde der IL-4 Gehalt des Kulturüber-stands bestimnmt. Acht der CTCL-Patienten hatten MF (3×initiale MF, 5×Stadi-um II), je einer ein pleomorphes T-Zell-Lymphom, bzw. eine Granulomatous Slack Skin Disease. Die signifikanten Ergebnisse (p = 0,02) der je zehn NP und CTCL-Patienten sind in Abbildung 2 dargestellt. (CTCL-Patienten; n = 10: x = 277 pg/ml (150−760 pg/ml); s = ±178,0 pg/ml; s_x = ±56,3 pg/ml. − NP; n = 10: x = 74,5 pg/ml (60−100 pg/ml); s = ±14,2 pg/ml; s_x = ±4,5 pg/ml).

IL-2 Rezeptor Spiegel im PHA-Kulturüberstand

Bei den je zehn NP und CTCL-Patienten, die geprüft wurden (9×MF: 3×Stadi-um I; 2×Stadium II; 1×pleomorphes T-Zell-Lymphom), ergab sich bei den Lym-phompatienten ein signifikant (p = 0,002) höherer IL-2 R-Spiegel im Vergleich zu den NP (Abb. 3). (CTCL-Patienten; n = 10: × = 417,5 U/ml (140−1050 U/ml); s = ±327,2 U/ml; s_x = ±103,5 U/ml.   −   NP; n = 10:   x = 63,0 U/ml (20−135 U/ml); s_x = ±43,5 U/ml; s = ±13,7 U/ml).

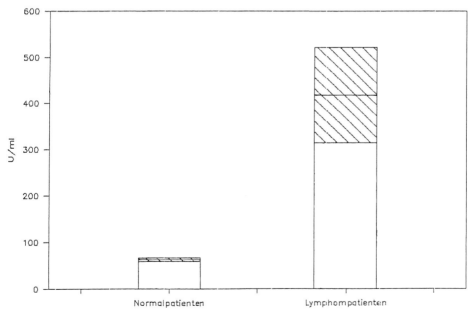

Abb. 3. Interleukin-2-Rezeptorspiegel im Kulturüberstand nach PHA-Stimulierung. Normalpa-tienten Lymphompatienten Versuchsgruppen (je n = 10). Es sind die Mittelwerte der beiden Pa-tientengruppen dargestellt. Schraffierter Bereich: Mittlerer Fehler des Mittelwertes (s_x)

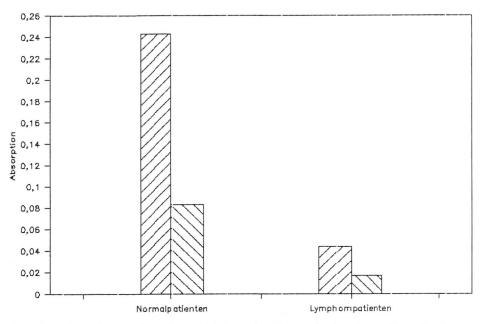

Abb. 4. Proliferationszunahme der PHA-Blasten im Hexosaminidase-Assay. Normalpatienten Lymphompatienten Versuchsgruppen (je $n = 14$) ▨ 125 U/ml IL-2; ▧ 125 U/ml IL-4

Diskussion

Neben IL-2 ist IL-4 ein zentrales Zytokin für die Regulation des T-Zell Wachstums und der T-Zell Differenzierung [11, 12]. Eine ganze Reihe klinischer und immuno-logischer Befunde bei Patienten mit CTCL könnten auf ein Überwiegen IL-4 ab-hängiger Funktionen hindeuten. Dazu gehört die Erhöhung des Ig E-Spiegels [3], die Eosinophilie oder die erniedrigte natürliche Killerzell-Aktivität im peripheren Blut von CTCL-Patienten [5, 9]. In unserer Studie zeigten die Lymphompatienten gegenüber den NP eine reduzierte Proliferation auf IL-4 nach PHA-Stimulierung. Während die Freisetzung von IL-4 und löslichem IL-2 R bei den CTCL-Patienten erhöht war, war die Zytotoxizität der Zellen unter IL-4 erheblich vermindert ge-genüber den Zellen der NP. IL-4 ist ein schwächerer Proliferationsstimulus als IL-2 [7, 14, 16]. Die Zytotoxizität ist bei den Lymphompatienten ohne Interleu-kinstimulation geringer als bei den NP [5, 9] und mit IL-4 nicht merklich zu stei-gern. Im Kulturüberstand nach PHA-Stimulation fand sich bei den CTCL-Patien-ten mehr IL-4 als bei den NP. Da IL-4 in der Lage ist, den IL-2 R-Spiegel zu erhö-hen [7, 12], wäre es möglich, daß auch unter unseren Versuchsbedingungen dieser Mechanismus zur verstärkten Freisetzung des löslichen IL-2 R beiträgt. Es ist un-klar, warum die in vitro Stimulation mit IL-4 der unbehandelten Zellen, wie auch der mit PHA stimulierten PMC mit geringer Aktivierung, bzw. Proliferation be-antwortet wird. Weitere Untersuchungen werden zeigen, ob diese funktionellen Defizite mit einer Verminderung der naiven T-Helferzell-Population im periphe-ren Blut einhergehen [6].

Literatur

1. Balkwill FR, Burke F (1989) The cytokine network. Immunol Today 10:302–303
2. Braun-Falco O, Plewig G, Wolff HH (1984) Dermatologie und Venerologie. 3. Auflage, Springer, Berlin Heidelberg, 931–937
3. Burg G, Braun-Falco O (1983) Cutaneous lymphomas, pseudolymphomas and related disorders. Springer, Berlin Heidelberg New York Tokio, 188
4. Claassen JK, Levine AD, Buckley RH (1990) Recombinant human IL-4 induces Ig E and Ig G synthesis by normal and atopic donor mononuclear cells. J. Immunol 144:2123–2130
5. Dummer R, Nestle F, Wiede J, Schäfer E, Röger J, Becker JC, Vogt T, Burg G (1991) Coincidence of increased soluble interleukin-2 receptors, diminished natural killer cell activity and progressive disease in cutaneous T-cell lymphomas. Eur J Dermatol 1:135–138
6. Gilmore SJ, Benson EM, Kelly JW (1991) T-cell subsets with a naive phenotype are selectively decreased in the peripheral blood of patients with mycosis fungoides. J Invest Dermatol 96:50–56
7. Habetswallner D, Pelosi C, Bulgarini D, Camagana A, Samoggia P, Montesoro E, Giannella G, Lazzaro D, Isacchi G, Testa U, Peschle C (1988) Activation and proliferation of normal resting human T lymphocytes in serum-free culture: role of IL-4 and IL-6. Immunology 65:357–364
8. Landegren U (1984) Measurement of cell numbers by means of the endogenous enzyme hexosaminidase. Applications to detection of lymphokines and cell surface antigens. J Immunol Methods 67:379–388
9. Laroche L, Kaiserlian D (1983) Decreased natural-killer-cell activity in cutaneous T-cell lymphomas. N Engl J Med 308:101–102
10. Mosmann TR, Cherwinsky H, Bond MW, Giedlin MA, Coffman RL (1986) Two types of murine helper T cell clone. J Immunol 136:2348–2357
11. Paul WE (1991) Interleukin-4: A prototypic immunoregulatory lymphokine. Blood 77:1859–1870
12. Paul WE, Ohara J (1987) B-cell stimulatory factor-1/Interleukin-4. Annu Rev Immunol 5:429–459
13. Romagnani S (1990) Regulation and deregulation of human Ig E synthesis. Immunol Today 11:316–321
14. Spits H, Yssel H, Takebe Y, Arai N, Yokota T, Lee F, Arai K-J, Banchereau J, De Vries JE (1987) Recombinant interleukin-4 promotes the growth of human T cells. J Immunol 139:1142–1147
15. Sterry W (1990) Kutane maligne Lymphome. Dt. Ärztebl. 87:534–538
16. Uchiyama T, Kamio M, Kodaka T, Tamori S, Fukuhera S, Amakawa R, Uchino H, Araki K (1988) Leukemic cells from some adult T-cell leukemia patients proliferate in response to interleukin-4. Blood 72:1182–1186

*Diagnostische Aspekte
in der dermatologischen Onkologie*

Problemfälle bei der histologischen Diagnostik melanozytärer Hauttumoren

A. Kuhn und G. Mahrle

Zusammenfassung

Die histologische Abgrenzung von dysplastischen Naevuszellnaevi und Melanomen, von Spitz-tumoren und spitzoiden Melanomen sowie von Naevuszellnaevi und naevoiden Melanomen kann Schwierigkeiten bereiten. Hinzu kommen Übergänge vom (dysplastischen) Naevuszellnae-vus zum Melanom, die eine Abgrenzung der malignen Anteile, z. B. für die Festlegung der Ein-dringtiefe, fast unmöglich machen können. Die histologischen Kriterien, die bei der Differen-tialdiagnose hilfreich sein können, werden besprochen.

Schlüsselwörter: Histologische Differentialdiagnose melanozytärer Hauttumoren, dysplasti-scher Naevuszellnaevus, Spitztumoren, naevoides Melanom

Summary

Histological differentiation among dysplastic nevus cell nevi and melanomas, Spitz's tumors and spitzoid melanomas, as well as nevus cell nevi and nevoid melanomas, may be difficult. In the case of transformation of (dysplastic) nevus cell nevi to melanoma, the discrimination of the malignant part, in order to define the invasion and tumor thickness, can be almost impossi-ble. The present contribution deals with histological criteria which may allow differentiation be-tween melanoma and nonmelanoma.

Die histologische Diagnostik melanozytärer Hauttumoren stellt den Dermatohi-stopathologen vor oft nicht unerhebliche Schwierigkeiten, wobei der Frage der Dignität eine außergewöhnliche Bedeutung zukommt. Hierbei erweisen sich häufig die dysplastischen Naevi, die Spitztumoren und ihre Varianten sowie die naevoiden Melanome als diagnostische Problemfälle. Im folgenden wird auf die histologischen Kriterien dieser Tumorformen und ihre feingewebliche differen-tialdiagnostische Abgrenzung näher eingegangen.

Dysplastischer Naevus

Die histologischen Kriterien des dysplastischen Naevus sind weiterhin Gegenstand kontroverser Diskussionen [10], wobei bezüglich folgender Merkmale weitgehende Übereinstimmungen herrschen: Histologisch zeichnet sich der dysplastische Naevus durch eine intraepidermal basal gelegene melanozytäre

Hyperplasie mit Atypien in Form von vergrößerten und hyperchromatischen Kernen aus. In der oberen Dermis findet sich ein lymphozytäres Infiltrat, zusätzlich eine lamelläre oder/und konzentrische Fibrose im Papillarkörper, wobei diese Veränderungen auch in normalen Naevi vorhanden sein können [4]. Hinsichtlich der melanozytären Proliferation werden zwei verschiedene Zellmuster unterschieden [1]. Zum einen findet man irregulär verteilte, einzeln oder in kleinen Haufen liegende Melanozyten, die den basalen Anteil der meist verlängerten Reteleisten durchsetzen. Diese Melanozyten weisen zerbrochene oder auch vergrößerte, nicht selten hyperchromatische Kerne auf. Zusätzlich zeigen die Melanozyten Retraktionsartefakte in Form von perinukleär gelegenen hellen Zonen. Bei der zweiten Form, die wesentlich seltener ist, erkennt man große epitheloidzellige Melanozyten mit staubigen Pigmenteinlagerungen, hyperchromatischen Kernen und prominenten Nukleoli. Diese Melanozyten liegen bevorzugt in pleomorphen Nestern, die häufig mit benachbarten Nestern fusionieren, was als „bridging" bezeichnet wird. Dermale Naevuszellen können in beiden Varianten vorkommen.

Die wichtigste feingewebliche Differentialdiagnose des dysplastischen Naevus stellt das frühe maligne Melanom dar. Im Gegensatz zum malignen Melanom sind pagetoide Zellen im Epithel beim dysplastischen Naevus selten, Mitosen sehr selten [2]. Findet sich eine deutliche pagetoide Ausbreitung großer epitheloider Melanozyten mit atypischen Kernen im Epithel, sollte die Diagnose Melanoma in situ gestellt werden [2].

Schwierig ist auch die Interpretation kleinerer Nester epitheloider Zellen im oberen Korium beim dysplastischen Naevus, die die Frage eines bereits invasiv wachsenden malignen Melanoms aufkommen läßt. Nach unserer Ansicht sollten die oberflächlich gelegenen epitheloiden Zellen nicht als Melanomzellen aufgefaßt werden, wenn die intraepidermalen denen eines dysplastischen Naevus entsprechen.

Gelegentlich ist es auch nicht immer leicht in der dermalen Komponente eines dysplastischen Naevus kleine pigmenthaltige hyperchromatische Naevuszellen von kleinen naevoiden Melanomzellen zu unterscheiden. Zur Abgrenzung beider Tumoren können folgende Kriterien herangezogen werden [8]: Die dermalen Nester im dysplastischen Naevus sind kleiner als beim naevoiden malignen Melanom. Mitosen werden im Gegensatz zum naevoiden malignen Melanom nur äußerst selten in der dermalen Komponente beobachtet. Das entzündliche Infiltrat steht beim dysplastischen Naevus nicht in unmittelbarem Kontakt mit den Tumorzellen. Die dermalen Zellelemente des dysplastischen Naevus zeigen nur eine leichte Pleomorphie im Gegensatz zu den anaplastischen naevoiden Melanomzellen.

Gelegentlich kann in einem dysplastischen Naevus die Entwicklung eines malignen Melanoms beobachtet werden [2]. Hierbei kommt es im Gegensatz zum dysplastischen Naevus zum Auftreten pigmentierter epitheloider Melanomzellen im Epithel mit pagetoider Ausbreitungstendenz.

Spitz-Naevus und Varianten

Für die histologische Diagnose eines Spitz-Naevus sind folgende feingewebliche Befunde von besonderer Bedeutung [3, 7]: 1. Große melanozytische und/oder epitheloide Zellen mit großen Kernen und reichlich azidophilem Zytoplasma, 2. scharfe seitliche, intraepidermale Begrenzung eines symmetrischen Tumors, 3. keine horizontale Ausbreitung einzelner Melanozyten wie beim superfiziell spreitenden malignen Melanom, 4. seltenes und auch nur spärliches Aufsteigen einzelner Melanozyten bis dicht an die Hornschicht, 5. homogene, pinkfarbene Körperchen einzeln und in Nestern intraepidermal (Camino-Körperchen), 6. Reifung, Verkleinerung und Vereinzelung der Spitz-Naevuszellen in Richtung der tieferen Kutisabschnitte und 7. fehlende Regressionszeichen oder Zerstörung kollagener Fasern.

Weniger bedeutsam sind folgende Merkmale
1. Epidermale Hyperplasie, 2. Auftreten von „Clefts" in der Epidermis und im Papillarkörper, 3. ein- und mehrkernige Riesenzellen, 4. Teleangiektasien, 5. subepidermales Ödem, 6. Melaningehalt, 7. Entzündung und 8. Fibrose.

Mit Hilfe dieser Kriterien gelingt es meistens, den Spitz-Naevus vom malignen Melanom abzugrenzen. Allerdings werden gelegentlich atypische Varianten des Spitz-Tumors beobachtet, die keine sichere feingewebliche Unterscheidung zum malignen Melanom zuläßt. Als verdächtig für das Vorliegen eines spitzoiden malignen Melanoms erweist sich die Durchsetzung der Epidermis mit einzelnen atypischen Melanozyten, das Auftreten atypischer Mitosen und das Vorkommen von dermalen Nestern im Bereich von Gefäßwänden und/oder Lumina (pseudovaskuläre Invasion) [3].

In den letzten Jahren wurde eine besondere Variante des Spitz-Tumors herausgestellt, die als kombinierter Spitz-Naevus bezeichnet wird [9]. Hierbei handelt es sich um einen benignen melanozytären Hauttumor, der aus zweierlei Komponenten aufgebaut ist. Zum einen erkennt man normale Naevuszellen, zum anderen feingewebliche Veränderungen, die einem Spitz-Naevus meist vom epitheloiden Zelltyp entsprechen. Die normalen Naevuszellen können hierbei seitlich, über, unter oder zwischen dem Spitz-Naevus angeordnet sein. Im Gegensatz zu normalen Naevuszellnaevi und typischen Spitz-Tumoren zeigt der kombinierte Spitz-Tumor häufig einen asymmetrischen Aufbau. Außerdem lassen die großen epitheloiden Naevuszellen im kombinierten Spitz-Tumor gelegentlich keine Reifung zur Tiefe hin erkennen, was zur Fehldiagnose eines malignen Melanoms führen kann [9]. Mit Ausnahme dieser zwei Abweichungen kann der kombinierte Spitz-Tumor vom malignen Melanom durch die oben aufgeführten feingeweblichen Kriterien des klassischen Spitz-Tumors unterschieden werden [5]. Hierbei ist insbesondere die scharfe seitliche Begrenzung, das Fehlen einzelner pagetoider atypischer Melanozyten in höheren Epidermisabschnitten und horizontaler Nester sowie der Nachweis von Camino-Körperchen von entscheidender diagnostischer Bedeutung [5, 7].

Naevoides malignes Melanom

Gelegentlich weisen maligne Melanome feingewebliche Merkmale auf, die an einen benignen Naevuszellnaevus erinnern, so daß sie fälschlicherweise als gutartige Naevuszellnaevi diagnostiziert werden [11]. Häufig führt erst das Auftreten von Metastasen zur korrekten Diagnose dieses Melanomtyps.

Die histologische Unterscheidung zwischen kleinen Melanomzellen und Naevuszellen ist schwierig, wobei kleine Melanomzellen anhand folgender Merkmale von Naevuszellen abgegrenzt werden können [6, 8]: 1. Deutliche Kernhyperchromasie der naevoiden Melanomzellen, wobei die Kerngrößenschwankungen nur mäßig ausgeprägt sind, 2. gelegentlich Mitosen mit einzelnen atypischen Mitosen, 3. Auftreten einzelner großer Melanomzellen mit prominenten Kernen und feingranulärem, staubförmigem Melaninpigment innerhalb der kleinen Melanomzellnester, 4. kontinuierliche Verbindung zwischen intraepidermalen und dermalen Melanomzellnestern, 5. die an der Tumorbasis gelegenen dermalen Nester sind größer als die darüber gelegenen und zeigen eine unregelmäßige Begrenzung, 6. Auftreten einer Stromareaktion in Form von peritumoraler Fibrose und peritumoralen entzündlichen Infiltraten und 7. zytoplasmatische Pigmentierung der kleinen hyperchromatischen Melanomzellen.

Besonders schwierig kann die Unterscheidung eines Naevuszellnaevus von einem naevoiden Melanom im Bereich der Palmoplantarregion sein. Hierbei zeigen naevoide Melanome häufig Nestbildung von kleinen Melanozyten im Bereich der dermalen Tumorbasis mit lentiginöser melanozytärer Hyperplasie in der epidermalen Komponente. Für die Diagnose malignes Melanom sind hierbei die vergrößerten hyperchromatischen Kerne, die verschobene Kernplasmarelation zugunsten des Kerns, die oft horizontale Lage der dermalen Nester und die gelegentlich zu beobachtende „indian file"-artige Anordnung der Tumorzellen wegweisend [8].

Literatur

1. Elder DE, Greene MH, Bondi EE, Clark WH (1981) Acquired melanocytic nevi and melanoma. The dysplastic nevus syndrome. In: Ackerman AB (ed) Pathology of malignant melanoma. Masson Publ, New York, pp 185–215
2. Gartmann H (1984) Was sind dysplastische Naevi. Hautarzt 35:3–6
3. Gartmann H, Ganser M (1985) Der Spitz-Naevus. Spindelzellen und/oder Epitheloidzellennaevus – Eine histologische Analyse von 652 Tumoren. Z Hautkr 60:29–42
4. Gartmann H (1988) Gibt es dysplastische Naevi. Z Hautkr 63:261–262
5. Maize JC, Ackerman AB (1987) Pigmented lesions of the skin. Lea & Febiger, Philadelphia, 154
6. Maize JC, Ackerman AB (1987) Pigmented lesions of the skin. Lea & Febiger, Philadelphia, 183–184
7. Maize JC, Ackerman AB (1987) Pigmented lesions of the skin. Lea & Febiger, Philadelphia, 234–236
8. Mihm MC, Googe PB (1990) Problematic pigmented lesions. A case method approach. Lea & Febiger, Philadelphia, 286–287
9. Rogers GS, Advani H, Ackerman AB (1985) A combined variant of Spitz's nevi. How to differentiate them from malignant melanomas. Am J Dermatopathol 7:61–78, Supplement
10. Roth ME, Grant-Vels JM, Ackerman AB et al. (1991) The histopathology of dysplastic nevi. Am J Dermatopathol 13:38–51
11. Schmoeckel C, Castro CE, Braun-Falco O (1985) Nevoid malignant melanoma. Arch Dermatol Res 277:362–369

Zum Verhalten von Patienten mit malignem Melanom der Haut bis zur Diagnose

K. F. KÖLMEL, S. RÜHLMANN und O. GEFELLER

Zusammenfassung

Anhand der Angaben von 123 Patienten der Universitäts-Hautklinik Göttingen mit malignem Melanom der Haut zu Fragen des Verhaltens bis zur Diagnosestellung im Rahmen eines standardisierten Interviews wurde dem Problem der patientenbedingten Verzögerung der Therapieeinleitung (= Patienten-Delay) nachgegangen. Für 110 Patienten (89%) war ein Patienten-Delay nachweisbar, der durchschnittlich 13 Monate betrug. Tumorspezifische Parameter wie Durchmesser, Sichtbarkeit und Lokalisation hatten keinen nennenswerten Einfluß auf die Delay-Dauer. Die Existenz einer neuen Hautveränderung war das häufigste bemerkte Tumorsymptom (in 45% der Fälle), während die Größenzunahme und Farbveränderung der Hautveränderung am ehesten zum Arztbesuch veranlaßte (in 46% bzw. 44% der Fälle). Hinsichtlich der Motivation zum Arztbesuch gab es beträchtliche geschlechtsspezifische Unterschiede, die Bedeutung für eine Veränderung der gezielten Laienaufklärung zur Prävention des malignen Melanoms haben sollten.

Schlüsselwörter: Malignes Melanom, Patienten-Delay

Summary

Using the data of 123 patients at the Department of Dermatology at the University Clinic of Göttingen with cutaneous malignant melanoma obtained in a personal standardized interview, the problem of the delay in diagnosis due to the patient was studied. 110 patients (89%) revealed a time interval between detection of first symptoms and diagnosis of more than a month, and the mean delay was 13 months. Tumor-specific parameters such as size, visibility and site showed only a negligible effect on the delay time. The existence of a new lesion was the most recognized tumor symptom (in 45% of the cases), while growth and color changes of a lesion led the patients to consult a physician in 46% and 44% of cases, respectively. Concerning the motivation of the patient to visit a physician, remarkable sex-specific differences were observed. These differences should have implications for education public concerning the prevention of malignant melanoma.

Zur effektiven Verbesserung der Früherkennung des malignen Melanoms der Haut sind Erkenntnisse über das Verhalten der Melanompatienten bis zur Diagnose bzw. Excision des Primärtumors notwendig, damit vorhandene Informationslücken und Verhaltensdefizite gezielter angegangen werden können. Zweck dieser Untersuchung war daher, Informationen über das Patientenverhalten in der prätherapeutischen Phase unter besonderer Berücksichtigung der Diagnoseverzögerung durch Patienten und Arzt zu gewinnen. Unter prätherapeutischer Patientenphase verstehen wir zwei Zeiträume: Einmal eine anamnestisch symptomfreie Phase, in der das Tumorwachstum beginnt, ohne daß der Patient klinische Symptome wahrnimmt sowie zum anderen eine tumorsymptomgeprägte Zeit, die von der ersten Wahrnehmung von Tumorsymptomen bis zur Arztkonsultation wegen dieser Symptome dauert. Dieser zweite Zeitraum wurde als patientenbedingte Verzögerung der Diagnosestellung und Therapieeinleitung (= Patienten-Delay) definiert.

Es wurden Patienten mit malignem Melanom der Haut, die in den Jahren 1986/1987 erstmals wegen dieser Erkrankung in der Universitäts-Hautklinik Göttingen in Behandlung waren und deren Primärtumor ebenfalls in diesen Jahren entfernt wurde, nachuntersucht und befragt. Dies gelang bei 123 (90%) der insgesamt 137 Patienten, die diese Eintrittskriterien erfüllten. Aus den Krankenakten wurden die Daten zur Excision des Primärtumors, Tumorlokalisation, Tumortyp, Stadium, vertikaler Tumordurchmesser, Grad der Invasion u.a.m. entnommen. Die Befragung erfolgte mit Hilfe eines standardisierten Fragebogens immer durch denselben Untersucher (S.R.). Die vorliegende Untersuchung ergänzt eigene frühere Studien zur gleichen Problematik [1].

Ergebnisse

Bei 110 Patienten (89,4%) war eine Diagnoseverzögerung nachweisbar, die durchschnittlich 13 Monate betrug. Es ergaben sich geschlechtsspezifische Unterschiede hinsichtlich des Patienten-Delays. Diese sind in der nachstehenden Abbildung 1 gezeigt.

Eine Abhängigkeit der patientenbedingten Diagnoseverzögerung von größtem vertikalen Tumordurchmesser, Typ und Lokalisation des Tumors und für den Patienten gegebene Sichtbarkeit des Tumors konnte nicht festgestellt werden.

Folgende Tumorsymptome veranlaßten die Patienten ($n = 123$) zum Arztbesuch (Mehrfachnennungen möglich):

Symptome	vom Pat. bemerkt Pat.zahl (%)	zum Arztbes. veranl. Pat.zahl (%)
Existenz einer neuen Hautveränderung	55 (44,7)	12 (9,8)
Farbveränderung	46 (37,4)	54 (43,9)
Größenzunahme	44 (35,8)	57 (46,3)
Jucken	24 (19,5)	22 (17,9)
Dicker geworden	18 (14,6)	30 (24,4)
Formveränderung	18 (14,6)	27 (22,0)
Bluten	14 (11,4)	36 (29,3)
Ulzeration	10 (8,1)	16 (13,0)
Schuppung	6 (4,9)	11 (8,9)
Fremdkörpergefühl	2 (1,6)	
Schmerzen	1 (0,8)	2 (1,6)

Tumorsymptome wurden nicht nur von den Patienten selbst wahrgenommen. Häufig waren auch Partner, Familienmitglieder oder Angehörige von Berufs-

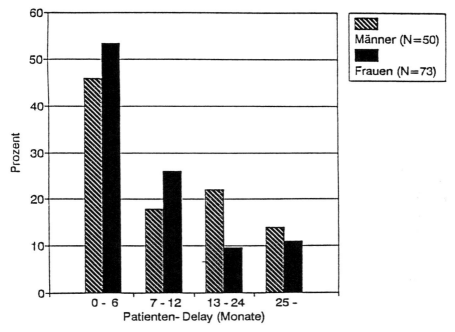

Abb. 1. Verteilung des Patienten bei Frauen und Männern

gruppen, die mit der Haut des Menschen in Kontakt kommen, an deren Entdeckung beteiligt. Daraus erklärt sich auch die bei einigen Symptomen zu verzeichnende Zunahme von den selbst bemerkten zu den zum Arztbesuch veranlassenden Tumorsymptomen in obiger Tabelle. Insbesondere der Partner und – vor allen bei Frauen – andere Familienmitglieder sind in diesem Zusammenhang von Bedeutung. Auch zur Motivation des Melanompatienten, aufgrund der bemerkten Symptome einen Arzt zu konsultieren, tragen sie wesentlich bei, wie folgende Übersicht zeigt (Mehrfachnennungen möglich):

Motivation ging aus von	Männer (n = 50) Pat.zahl (%)	Frauen (n = 73) Pat.zahl (%)
Patient selbst	25 (50%)	50 (68%)
Partner	18 (36%)	12 (16%)
Familienmitglied	3 (6%)	13 (18%)
Berufsgruppe mit Hautkontakt	6 (12%)	7 (10%)

Gründe für den Aufschub des Arztbesuchs waren neben der Annahme, die Symptome bedürften keiner dringlichen Behandlung (in 37% der Fälle) in 32 Fällen (26%) bewußte oder unbewußte Verdrängung. Obwohl nur 12 Patienten (9,8%) angaben, aus Angst vor der möglichen Diagnose „Krebs" den Arztbesuch hinausgezögert zu haben, zeigte sich bei Nachfrage, daß immerhin 35 Patienten (28,5%) bereits vor Diagnosestellung an „Krebs" dachten.

Zusätzlich zum Patienten-Delay fand sich in 18% der Fälle eine weitere Verzögerung durch den behandelnden Arzt. In diesen Fällen kam es zu einer durchschnittlichen weiteren Verzögerungszeit von 11 Monaten.

Diskussion

Immer wieder überraschend ist, daß die patientenbedingte Verzögerung der Diagnose von tumorspezifischen Parametern wie Sichtbarkeit für den Patienten, Lokalisation des Tumors und größtem vertikalen Tumordurchmesser nicht abhängt. Die Daten dieser Studie bestätigen die Ergebnisse der Untersuchungen von Cassileth et al. [2] und Kölmel et al. [1], stehen jedoch im Widerspruch zu den Arbeiten von Temoshok et al. [3] und Retsas [4]. Auf die Gründe für die Diskrepanzen zwischen den verschiedenen Untersuchungen kann hier nicht eingegangen werden. Aus unseren Ergebnissen folgt jedoch zwingend, daß Maßnahmen zur Früherkennung des Melanoms sich nicht allein auf die Sensibilisierung der Wahrnehmung objektiver Tumorsymptome beschränken können. Subjektive Motive für das Hinauszögern der unliebsamen Diagnose spielen offensichtlich eine große Rolle. Sie bedürfen einer weiteren Analyse.

Geschlechtsspezifische Verhaltensunterschiede waren deutlich ausgeprägt, insbesondere war die Motivation zum Arztbesuch bei den Geschlechtern unterschiedlich. So regten Frauen eher ihre Männer zum Arztbesuch an als umgekehrt.

Eine direkte Konsequenz für die Laienaufklärung sollte somit sein, Männer in Zukunft anders anzusprechen mit dem Ziel, auch auf auffällige Veränderungen an den Partnerinnen zu achten und ggf. diese zum Arztbesuch zu veranlassen.

Literatur

1. Kölmel KF, Finger A (1987) Melanomfrüherkennung in Südniedersachsen. Niders Ärztebl 4:12−13
2. Cassileth BR, Clark WH et al. (1982) Relationship between patient's early recognition of melanoma and depth of invasion. Cancer 49:198−200
3. Temoshok LR, Diclemente RJ et al. (1984) Factors related to patient delay in seeking medical attention for cutaneous malignant melanoma. Cancer 54:3048−3053
4. Retsas S, Henry K, MacKenzie DH (1986) Missed malignant melanoma. Br Med J 292:1270−1271

Malignitätshinweise im Dermatoskop

M. Nilles und W.-B. Schill

Zusammenfassung

In der vorliegenden Untersuchung wurden 500 pigmentierte Hauttumoren auf möglichst valide auflichtmikroskopische Malignitätskriterien überprüft. Die Tumoren wurden präoperativ mit einem Fragebogen von 8 Items standardisiert untersucht. Bei Melanomen konnten meistens mehrere Malignitätshinweise entdeckt werden, vor allem asymmetrische Pigmentverteilung und/oder asymmetrische Depigmentierung. Bei Naevi waren eher keine oder nur einzelne Malignitätskriterien zu sehen.

Schlüsselwörter: Auflichtmikroskopie, Malignitätskriterien, Differenzierung von Naevi und Melanomen

Summary

In the present study, 500 melanocytic skin tumors were investigated with regard to valid surface microscopic criteria of malignancy. Prior to operation, the tumors were analyzed using a standardized questionnaire including 8 items. In most cases of melanoma several criteria of malignancy could be detected, especially asymmetric depigmentation and asymmetric pigment distribution. In most cases of nevus cell nevi, no or only isolated criteria were demonstrated.

Die Zuverlässigkeit der präoperativen Diagnose beginnender Melanome ist begrenzt. In der vorliegenden Arbeit wird eine Erweiterung der klinischen Melanomdiagnose durch dermatoskopische Malignitätskriterien beschrieben. Das Ziel der Untersuchung war eine Bestimmung und Erprobung weniger valider Malignitätskriterien, die eine rasche und zuverlässige dermatoskopische Melanomfrühdiagnose ermöglichen. Als Grundlage dieser Kriterien wurde stets die Beurteilung von Pigment und Pigmentabweichungen benutzt. Die hier vorgeschlagene Klassifikation ist aufgebaut auf älteren grundlegenden und neuen erweiternden Untersuchungsergebnissen [2–9].

Material und Methode

Benutzt wurde eine Liste mit 8 Items (Tabelle 1), die mehrere Kriterien der Klassifikation nach Braun-Falco und Stolz einbezieht [2]. Pro Merkmal waren die Kategorien „fehlt – gering – mäßig – deutlich" zu beurteilen. Mit dem Auflichtmikro-

Tabelle 1. 8 Items zur raschen dermatoskopischen Melanomdiagnose in beginnendem und fortgeschrittenen Stadium. Bei Melanomen sind meistens mehrere Kriterien nachweisbar

	0	1	2	3
Asymmetrische Pigmentverteilung	0	0	0	0
>3 Farbtöne	0	0	0	0
Schwarze Pigmentverdichtung	0	0	0	0
Dunkelbraune Pigmentverdichtung	0	0	0	0
Pigmentnetzverbreiterung	0	0	0	0
Asymmetrische Depigmentierung	0	0	0	0
Atypische Randstreifen	0	0	0	0
Scharfe Pigmentgrenze	0	0	0	0

skop nach Bahmer und Rohrer [1] wurden 500 pigmentierte Hauttumoren aus den
Jahren 1989–1991 präoperativ dokumentiert, nach obiger Liste analysiert und
histologisch klassifiziert.

Ergebnisse

Asymmetrische Pigmentverdichtung

Maligne Melanome zeigten in der Regel Asymmetrie. Spitz-Naevi hatten symmetrische Pigmentstruktur und waren außerdem von gewöhnlichen Naevi teilweise
zu unterscheiden. Compound-, Junctions- und dermale Naevi zeigen in der Regel
symmetrische Pigmentverteilung.

>3 Farbtöne

Zusätzlich zu den Farben braun, schwarz und weißlich konnten rötliche und graue
Farbtöne in erster Linie bei Melanomen gesehen werden. Bei Naevi mit zusätzlichen roten Farben lagen histologisch unterschiedlich deutliche Entzündungszei-
chen und Vermehrung erweiterter Gefäße vor.

Schwarze Pigmentverdichtung

Diese fand sich vorwiegend bei Melanomen in asymmetrischer Anordnung.
Gleichmäßige Verteilung von schwarzem Pigment lag bei einzelnen Naevi oder
Spitz-Naevi (besonders der Reed-Variante des Spitz-Naevus) vor.

Dunkelbraune Pigmentverdichtung

Diese fand sich bei Spitz-Naevi, Naevi und Melanomen. Bei Melanomen (SSM
und LMM) war das dunkelbraune Pigment innerhalb der Läsion meist ungleichmäßig verteilt.

Pigmentnetz verbreitert

Bei einigen SSM und LMM, bei manchen Spitz-Naevi und gewöhnlichen Naevi fand sich ein verbreitetes Pigmentnetz. Bei Melanomen war infolge flächiger brauner oder braun-schwarzer Farbtöne oft kein Pigmentnetz zu sehen, bei vielen Naevi kein Pigmentnetz ausgebildet.

Asymmetrische Depigmentierung

Ungleichmäßige Depigmentierung trat wesentlich häufiger bei Melanomen als bei gewöhnlichen Naevi auf, jedoch nicht bei Spitz-Naevi.

Atypische Randstreifen

Radiärstreifen gehen radspeichenartig über den Rand des pigmentierten Hauttumors hinaus, Pseudopodien sind schräg oder tangential zum Rand des Pigmentherdes angeordnet. Diese beiden Randstrukturen können nicht immer voneinander unterschieden werden und wurden daher zusammenfassend als atypische Randstreifen bezeichnet. Sie traten deutlich pigmentiert und zahlreich bei manchen Melanomen auf, aber nicht konstant. Schwächer pigmentiert und geringer frequent pro Läsion wurden Randstreifen auch bei ca. fünf Prozent der Naevi gesehen. Bei manchen Spitz-Naevi konnten ebenfalls Randstreifen nachgewiesen werden.

Scharfe Pigmentgrenze

Abrupter Abbruch von Pigment am Rande des Pigmenttumors im Gegensatz zu unscharfer verwaschener Abgrenzung trat besonders bei SSM und LMM auf, aber nicht konstant. Auch bei Naevi und Spitz-Naevi war manchmal eine scharfe Pigmentgrenze nachzuweisen.

Besprechung

Zur dermatoskopisch-auflichtmikroskopischen Unterscheidung von benignen und malignen Pigmenttumoren war meist die Verbindung mehrerer Malignitätshinweise wichtig. Bei malignen Melanomen (SSM, LMM) lagen meistens mindestens 2 Malignitätskriterien vor, insbesondere asymmetrische Pigmentierung und Depigmentierung. Bei Naevi wurden eher keine oder nur einzelne Malignitätskriterien gesehen. Bei Spitz-Naevi fand sich Pigmentsymmetrie, Depigmentierung fehlte oder war gering. Dermatoskopisch zeigten gewöhnliche Naevi und Spitz-Naevi teilweise das gleiche Bild. Anderen Arbeitsgruppen zufolge kommen Radiärstreifen bei gewöhnlichen Naevi nicht vor [3]. Nach unseren Untersuchungsergebnissen treten sporadisch Pigmentrandstreifen auch bei Naevi auf, aber dann meist schwächer pigmentiert und geringer frequent pro Läsion. Die Bedeutung des Pigmentnetzes in der hier vorgeschlagenen Klassifikation ist gering, weil dieses oft bei benignen und malignen Pigmenttumoren fehlt.

Die auflichtmikroskopische Beurteilung der Alternative Symmetrie-Asymmetrie ist komplex: Sie bezieht sich 1) auf die ungleichmäßige Verteilung von braunem, braun-schwarzem oder schwarzem Pigment. Sie bezieht sich 2) auf ein ungleichmäßig buntes Gesamtbild, das durch mindestens 4 Farbtöne (braun, schwarz, rot, weißliche Depigmentierung, evtl. grau) verursacht wird. Zu asymmetrischem Aspekt führt auch das Auftreten eines Pigmentnetzes in einem Teil der Läsion sowie ungleichmäßige Depigmentierung. Bei dieser Beurteilung von Asymmetrie-Symmetrie und anderen Malignitätshinweisen können subjektive Faktoren nur dann reduziert werden, wenn umfangreiche optische Erinnerungen hierzu vorliegen und wenn diese Kriterien letztendlich über auflichtmikroskopische Bilder definiert werden.

Mit der hier beschriebenen Klassifikation konnten auch Melanome bis 0,4 mm Tumordicke in der Regel entdeckt werden, einzelne beginnende Melanome zeigten aber dermatoskopisch-auflichtmikroskopisch nur minimale Pigmentveränderungen wie bei Naevi. Die Zuverlässigkeit der klinisch-dermatologischen Diagnose von Pigmenttumoren wird dennoch durch die Dermatoskopie entscheidend erweitert, wenn die Grenze auch dieser Methode beachtet wird.

Literatur

1. Bahmer FA, Rohrer C (1985) Ein Beitrag zur Abgrenzung früher Melanome mittels einer einfachen Methode der hochauflösenden Hautoberflächenfotografie. Akt Dermatol 11: 149–153
2. Braun-Falco O, Stolz W, Bilek P, Merkle T, Landthaler M (1990) Das Dermatoskop. Hautarzt 41:131–136
3. Maize JC, Ackerman AB (1987) Pigmented lesions of the skin. Lea & Febiger, Philadelphia
4. Nilles M, Kerner K, Weyers W, Schill W-B (1990) Malignitätshinweise im dermatoskopischen und auflichtmikroskopischen Bild. Zbl Haut 158:000222
5. Pehamberger H, Steiner A, Wolff K (1987) In vivo epiluminescence microscopy of pigmented skin lesions. I. Pattern analysis of pigmented skin lesions. J Am Acad Dermatol 17:571–583
6. Smolle J (1990) Diagnostische Kriterien in der Auflichtmikroskopie. Hautarzt 41:513–514
7. Soyer HP, Smolle J, Hödl S, Pachernegg H, Kerl H (1989) Surface microscopy. Am J Dermatopathol 11:1–10
8. Steiner A, Pehamberger H, Wolff K (1987) In vivo epiluminescence microscopy of pigmented skin lesions. II. Diagnosis of small pigmented skin lesions and early detection of malignant melanoma. J Am Acad Dermatol 17:584–591
9. Kreusch J, Rassner G (1990) Strukturanalyse melanozytischer Pigmentherde durch Auflichtmikroskopie. Hautarzt 41:27–33

Auflichtmikroskopische Kriterien zur Differentialdiagnose pigmentierter Tumoren im Gesicht

G. Leitinger, E. Rieger und H. P. Soyer

Zusammenfassung

40 melanozytäre und nicht-melanozytäre pigmentierte Hauttumoren im Gesicht wurden nach 11 verschiedenen auflichtmikroskopischen Kriterien beurteilt.

Folgende Kriterien konnten einer bestimmten Diagnose zugeordnet werden: Pigmentnetz (melanozytäre Läsionen), unregelmäßige Ausläufer (malignes Melanom), Pseudohornzysten und Comedo-artige Follikelöffnungen (seborrhoische Keratosen), rötlich-blaue Lakunen (Gefäßtumoren).

Die auflichtmikroskopische Untersuchung führt in vielen Fällen zu einer Verbesserung der prätherapeutischen Diagnostik. Dies ist wegen der lokalisationsbedingten operativen Problematik vor allem bei pigmentierten Gesichtsläsionen von Bedeutung.

Schlüsselwörter: Auflichtmikroskopie, pigmentierte Gesichtsläsionen

Summary

40 melanocytic and nonmelanocytic pigmented skin tumors in the face were examined with regard to 11 different surface microscopic criteria. The following criteria could be ascribed to certain diagnoses: pigment network (melanocytic lesions), irregular extensions (malignant melanoma), milia-like cysts and comedo-like openings (seborrheic keratosis), reddish-blue areas (hemangioma). Thus surface microscopy leads in many cases to an improvement of the preoperative assessment of pigmented lesions in the face. This is especially important in view of the surgical problems in this region.

Einleitung

Die heute günstigere Prognose des malignen Melanoms ist in erster Linie auf die verbesserte Frühdiagnostik zurückzuführen, die nach wie vor im Mittelpunkt des Interesses steht. Insbesondere pigmentierte Tumoren im Gesicht sind hinsichtlich ihrer Dignität oft schwierig zu beurteilen (Tab. 1) [6]. Dabei ist einerseits die Unterscheidung von melanozytären und nicht-melanozytären pigmentierten Tumoren von Interesse, andererseits die möglichst exakte präoperative Diagnostik der verschiedenen melanozytären Läsionen. Als Hilfsmittel für diesen Zweck wird die Auflichtmikroskopie (Dermatoskopie) seit einigen Jahren in zunehmendem Maße eingesetzt [2−5, 7, 8, 10−13].

Tabelle 1. Differentialdiagnose oberflächlicher pigmentierter Veränderungen in chronisch lichtexponierten Hautarealen

---

Pigmentierte aktinische (senile) Keratose

Lentigo actinica (senilis)
Großzellakanthom
Verruca seborrhoica

Lentigo simplex
Melanozytärer Naevus

Lentigo maligna (Melanom)

Patienten und Methoden

40 melanozytäre und nicht-melanozytäre pigmentierte Tumoren im Gesicht wurden untersucht: Naevuszellnaevus (6 Fälle), Lentigo solaris (8 Fälle), Lentigo maligna und Lentigo maligna-Melanom (9 Fälle), Verruca seborrhoica (11 Fälle), pigmentierte aktinische Keratose (4 Fälle) sowie seniles Hämangiom (2 Fälle). Folgende auflichtmikroskopische Kriterien wurden bewertet: Pigmentnetz, Aufbau des Pigmentnetzes in der Peripherie und im Zentrum der Läsion, unregelmäßige Ausläufer, schwarze Flecke, weißlicher Schleier, narbenartige Areale, hypopigmentierte Areale, Pseudohornzysten, Comedo-artige Follikelöffnungen und rötlich-blaue Lakunen.

Ergebnisse

Signifikante Ergebnisse ($p < 0,05$) konnten in folgenden Beziehungen zwischen einem auflichtmikroskopischen Kriterium und einer bestimmten histologischen Diagnose erhoben werden: Ein Pigmentnetz war bei den melanozytären Läsionen in 17 von 23 Fällen (73,9%) erkennbar, bei den nicht-melanozytären Läsionen nur in 2 von 17 Fällen (11,8%). 7 der 9 malignen Melanome (77,8%) zeigten unregelmäßige Ausläufer (Abb. 1), bei den 14 benignen melanozytären Tumoren wurden unregelmäßige Ausläufer nur in 1 Fall (7,1%) beobachtet. Pseudohornzysten und Comedo-artige Follikelöffnungen kamen bei Verrucae seborhoicae in 8 der 11 Fälle (72,8%) vor (Abb. 2), bei allen übrigen Läsionen nur in 2 Fällen (6,9%). Scharf begrenzte rötlich-blaue Lakunen fanden wir nur bei Gefäßtumoren.

Diskussion

Die Differentialdiagnose zwischen benigenen und malignen melanozytären Tumoren, aber auch zwischen melanozytären und nicht-melanozytären pigmentierten Läsionen ist in manchen Fällen auch für den erfahrenen Dermatologen problematisch. Die Auflichtmikroskopie eröffnet eine neue Dimension der klinisch-morphologischen Betrachtungsweise und führt nachweislich zu einer Erhöhung der diagnostischen Treffsicherheit [13].

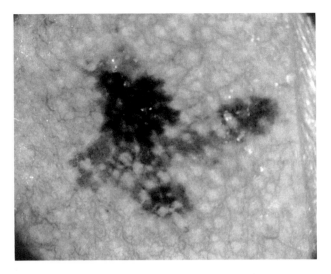

Abb. 1. Malignes Melanom: Unregelmäßige Ausläufer in der Peripherie der Läsion

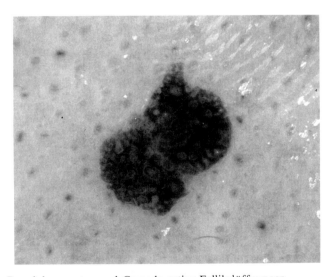

Abb. 2. Verruca seborrhoica: Pseudohornzysten und Comedo-artige Follikelöffnungen

In der vorliegenden Arbeit konnte gezeigt werden, daß einige auflichtmikroskopische Kriterien in einem hohen Prozentsatz mit einer bestimmten histologischen Diagnose korrelieren. Erwähnt werden muß jedoch, daß aufgrund des Vorliegens eines einzigen Kriteriums nicht mit Sicherheit auf eine Diagnose geschlossen werden kann. Die auflichtmikroskopisch gestellte Diagnose setzt sich zumeist aus der Synopsis der vorhandenen Kriterien zusammen, wobei zu beachten ist, daß nicht selten auch das Fehlen charakteristischer auflichtmikroskopischer Phänomene von diagnostischer Bedeutung sein kann [1, 9].

Eine durch Zuhilfenahme der Auflichtmikroskopie bedingte Verbesserung der präoperativen Beurteilung ist wegen der lokalisationsbedingten chirurgischen Problematik gerade bei pigmentierten Tumoren im Gesicht von besonderer Wichtigkeit.

Literatur

1. Bahmer FA, Fritsch P, Kreusch J, Pehamberger H, Rohrer C, Schindera I, Smolle J, Soyer HP, Stolz W (1990) Diagnostische Kriterien in der Auflichtmikroskopie. Hautarzt 41:513−514
2. Bahmer FA, Rohrer C (1985) Ein Beitrag zur Abgrenzung früher Melanome mittels einer einfachen Methode der hochauflösenden Hautoberflächenfotografie. Akt Dermatol 11:149−153
3. Braun-Falco O, Stolz W, Bilek P, Merkle T, Landthaler M (1990) Das Dermatoskop. Eine Vereinfachung der Auflichtmikroskopie von pigmentierten Hautveränderungen. Hautarzt 41:131−136
4. Fritsch P, Pechlaner R (1981) Differentiation of benign from malignant melanocytic lesions using incident light microscopy. In: Ackerman AB (ed) Pathology of malignant melanoma. Masson Publishing, New York, pp 301−312
5. Haas N, Ernst TM, Stüttgen G (1984) Makrofotografie im transmittierenden Licht − Ein Beitrag zur horizontalen Strukturanalyse pigmentierter Hauttumoren. Z Hautkr 59:985−989
6. Kerl H (1987) Oberflächlich pigmentierte Läsionen in chronisch lichtexponierten Hautarealen. Schrifttum und Praxis 18:101
7. Kreusch J, Rassner G (1990) Strukturanalyse melanozytischer Pigmentmale durch Auflichtmikroskopie. Hautarzt 41:27−33
8. Kreusch J, Rassner G (1991) Standardisierte auflichtmikroskopische Unterscheidung melanozytischer und nichtmelanozytischer Pigmentmale. Hautarzt 42:77−83
9. Leitinger G, Soyer HP, Smolle J, Hödl S, Richtig E, Rieger E, Kerl H (1991) Auflichtmikroskopische Kriterien zur Differentialdiagnose von pigmentierten Hautveränderungen. In: Waclawiczek HW, Gebhart W, Manfreda D, Schlag P (Hrsg) Das maligne Melanom. Derzeitiger Stand in Diagnose und Therapie. Springer, Berlin Heidelberg New York London Paris Tokyo Hong Kong Barcelona Budapest, S 48−53
10. Pehamberger H, Steiner A, Wolff K (1987) In vivo epiluminescence microscopy of pigmented skin lesions. I. Pattern analysis of pigmented skin lesions. J Am Acad Dermatol 17:571−583
11. Soyer HP, Smolle J, Hödl S, Pachernegg H, Kerl H (1989) Surface microscopy: A new approach to the diagnosis of cutaneous pigmented tumors. Am J Dermatopathol 11:1−10
12. Soyer HP, Smolle J, Kresbach H, Hödl S, Glavanovitz P, Pachernegg H, Kerl H (1988) Zur Auflichtmikroskopie von Pigmenttumoren der Haut. Hautarzt 39:223−227
13. Steiner A, Pehamberger H, Wolff K (1987) In vivo epiluminescence of pigmented skin lesions. II. Diagnosis of small pigmented skin lesions and early detection of malignant melanoma. J Am Acad Dermatol 17:584−591

Kombination von Lymphabstromszintigraphie und Knochenszintigraphie in der präoperativen Diagnostik des malignen Melanoms

J. ULRICH, M. ARENSMEIER, R. STEINKE und K.-H. KÜHNE

Zusammenfassung

Aufgrund der großen Variabilität des kutanen Lymphabstroms ist für die Planung melanom-chirurgischer Eingriffe mit elektiver Lymphadenektomie die Identifizierung der drainierenden regionären Lymphknotenstationen eine obligate Voraussetzung. Von den bisher untersuchten 73 Patienten wiesen 60% einen klinisch nicht vorherbestimmbaren Weg des Lymphabstroms auf. Bei den lymphabstromgerecht durchgeführten Lymphadenektomien konnten in 24% der Fälle Metastasen histologisch nachgewiesen werden, wobei in 9% okkulte Mikrometastasen gesichert wurden.

Schlüsselwörter: Lymphabstromszintigraphie, Knochenszintigraphie, malignes Melanom, prä-operative Diagnostik

Summary

Due to high variability of cutaneous lymphatic drainage, identification of draining regional lymph nodes is mandatory for a proposed melanoma surgery with elective lymphadenectomy. Of the 73 patients assessed so far, 60% clinically presented an unexpected course of lymph drainage. In 8 of 33 patients (24%) who underwent lymphadenectomy planned according to the lymph drainage, metastases were histologically revealed. In three of these cases (9%), the metastases had been occult.

Einleitung

Die elektive Lymphadenektomie beim malignen Melanom im klinischen Stadium I wird kontrovers diskutiert [1, 3]. Ausgewählte Gruppen von Patienten mit hohem Metastasierungsrisiko für lymphogene Metastasen scheinen von einer prophylaktischen Lymphknotenentfernung zu profitieren [4, 6]. Präoperativ ist die Identifizierung der drainierenden regionären Lymphknotenstationen daher unabdingbar. Um exakte Aussagen über den Weg der regionären Lymphdrainage machen zu können, wird seit den 70iger Jahren die Methode der kutanen Lymphszintigraphie angewendet [4]. Dabei ist sowohl für die präoperative Planung chirurgischer Interventionen, vor allem bei high-risk-Melanomen mit angestrebter elektiver Lymphadenektomie, als auch für die postoperative Tumornachsorge eine genaue Kenntnis der drainierenden Lymphbahnen Voraussetzung [1, 4, 6]. Wir führen seit 1989 routinemäßig die Lymphabstromszintigraphie bei dem klinischen Verdacht auf ein high-risk-Melanom der Rumpfhaut aus. Im Unterschied zur herkömmlichen Lymphszintigraphie, bei der lediglich die regionären Lymphknotenstationen identifiziert werden, gelingt es bei der Lymphabstromszintigraphie, den oft sehr variablen kutanen Lymphabfluß vom Primärtumor zur regionären Lymphknotenstation zu erkennen und auf der Haut zu markieren [2]. Um die speichernden Lymphknoten in den Spätaufnahmen der Szintigramme anatomisch exakt zuordnen zu können, fertigen wir gleichzeitig eine Knochenszintigraphie an.

Methodik

Die Lymphabstromszintigraphie erfolgt mit Tc^{99m}-markiertem Humanserumalbumin, wobei dem Patienten peritumoral etwa 6–8 Aktivitätsdepots gesetzt und insgesamt etwa 1,2 ml des Radiopharmakons (ca. 500 MBq) streng intrakutan injiziert werden. Der Lymphabstrom läßt sich dann mittels statischer Kameraszintigramme unmittelbar post injectionem registrieren und mit Hilfe einer Punktquelle auf der Haut markieren. Etwa 30 Minuten nach der ersten Injektion des Radiokolloids wird zur besseren Orientierung ein statisches Skelettszintigramm mit Tc^{99m}-markiertem Methylendiphosphonat (MDP) angefertigt.

Ergebnisse

Bisher wurden 52 Männer und 21 Frauen untersucht, wobei 90% eine Melanomlokalisation am Rumpf aufwiesen. In mehr als der Hälfte der Fälle (54%) traten sog. high-risk-Melanome mit einer Tumordicke von mehr als 1,5 mm auf. Wie in Tabelle 1 aufgeführt, fanden wir in mehr als 50% der untersuchten Fälle einen Lymphabfluß in 2 oder mehr Richtungen, wobei besonders der Abstrom bei Melanomen innerhalb der sog. lymphatischen Wasserscheiden (24 Patienten, 36%) variierte.

Bemerkswert ist das in 6 Fällen (9%) beobachtete „cross over", d. h. bei Melanomen, die außerhalb der lymphatischen Wasserscheiden lokalisiert waren, zeigte sich ein Lymphabfluß zur kontralateralen Seite.

In Abbildung 1. wird der bilaterale Lymphabstrom eines in der hinteren Medianlinie gelegenen Melanoms über jeweils zwei Lymphgefäße demonstriert.

Tabelle 1. Richtungen und Besonderheiten des kutanen Lymphabstroms von 73 Patienten mit einem malignen Melanom der Haut

Abflußrichtung	Anzahl	Prozent
1. unilateral eine Station	28	38
2. unilateral mehrere Stationen	22	30
3. bilateral zwei Stationen	17	23
4. bilateral drei und mehr Stationen	5	7
5. kein Abfluß	1	1
6. bilateral mit „cross over"	6	8

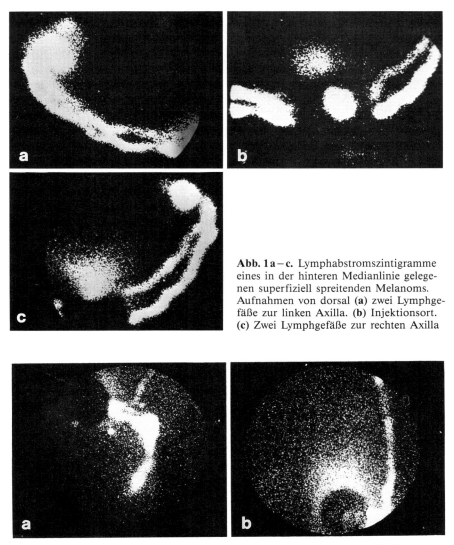

Abb. 1 a – c. Lymphabstromszintigramme eines in der hinteren Medianlinie gelegenen superfiziell spreitenden Melanoms. Aufnahmen von dorsal **(a)** zwei Lymphgefäße zur linken Axilla. **(b)** Injektionsort. **(c)** Zwei Lymphgefäße zur rechten Axilla

Abb. 2. a, b. Lymphabstromszintigramme in der dorsalen Flanke gelegenen superfiziell spreitenden Melanoms **(a)** Hauptlymphabstrom nach lateral und caudal in die rechte Leiste. **(b)** Schmales Gefäß in die rechte Axilla

Einen Patienten mit einem unilateralen Lymphabfluß, der jedoch gleichzeitig in zwei Stationen verlief, zeigt die Abbildung 2. Hier konnte ein gleichzeitiger Abstrom des Radiopharmakons sowohl in die axillären als auch die inguinalen Lymphknoten der rechten Seite nachgewiesen werden. Wie zu erwarten stellten sich im Skelettszintigramm sowohl in der rechten Leiste als auch der rechten Axilla speichernde Lymphknoten dar (s. Abb. 3).

Von den insgesamt 39 Patienten mit einem high-risk-Melanom wurden 33 (45% aller untersuchten Fälle) lymphadenektomiert. Dabei konnten in 8 Fällen

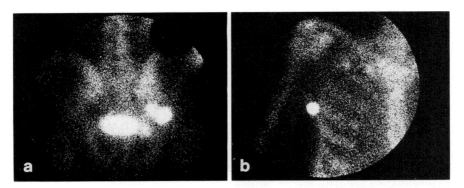

Abb. 3. a, b. Korrespondierende Knochenszintigramme von Abb. 2, **(a)** Aktivitätsspeicherung in der Blase (Mitte) und den Lymphknoten inguinal rechts, Ansicht von dorsal. **(b)** Speichernder Lymphknoten in der rechten Axilla, Ansicht von ventral

(24%) histologisch Metastasen nachgewiesen werden. Bemerkenswert erscheint die Tatsache, daß bei 3 Patienten okkulte Mikrometastasen festgestellt wurden, die präoperativ weder klinisch noch sonographisch imponierten.

Diskussion

Der Lymphabstrom des Rumpfes zeigte sich äußerst variabel, so daß allein aufgrund der Lokalisation des Primärtumors eine genaue Vorhersage der Abflußrichtung nicht möglich gewesen wäre. In nur 40% der untersuchten Fälle konnte eine Lymphdrainage in eine regionäre Station nachgewiesen werden, d. h. bei der überwiegenden Anzahl der Patienten war ein bilateraler oder mehrseitiger, oft nicht vorhersehbarer Abstrom zu verzeichnen, was andere Arbeitsgruppen bestätigen [1, 4–6].

Bemerkenswert erscheint den Autoren das in 9% aller untersuchten Fälle dargestellte „cross over", das Logic und Balch mit 6% aller Fälle angaben [4].

Die Ergebnisse der elektiven Lymphadenektomie, bei der in 9% der Patienten ein histologischer Mikrometastasennachweis geführt werden konnte, lassen uns an unserem Therapiekonzept, der prophylaktischen Lymphknotendissektion bei high-risk-Melanomen, festhalten. Winter et al. berichten in ihrem Patientengut sogar über 18% okkulte Mikrometastasen [6].

Die Lymphabstromszintigraphie gibt wertvolle Informationen über mögliche lymphogene Metastasierungrichtungen, was neben der Festlegung der Therapiestrategie, d. h. für die Planung lymphabstromgerechter Operationen mit elektiver Lymphadenektomie, auch bei der ambulanten Tumornachsorge Beachtung finden sollte [3, 6].

Die Kombination von Lymphabstromszintigraphie und Knochenszintigraphie erlaubt eine eindeutige anatomische Zuordnung der entsprechenden speichernden Lymphknoten.

Ein szintigraphischer Nachweis von lymphogenen Metastasen ist mit dieser Methode auch weiterhin nicht möglich.

Literatur

1. Altmeyer P, Luther H (1990) Die Lymphszintigraphie beim malignen Melanom. In: Orfanos CE, Garbe C (Hrsg) Das maligne Melanom der Haut. Zuckschwerdt, München Bern Wien, S 109–115
2. Buchali K, Winter H, Blesin HJ, Schürer M, Sydow K (1985) Scintigraphy of lymphatic vessels in malignant melanoma of the skin before operation (en bloc excision). Eur J Nucl Med 11:88–89
3. Groth W, Häussermann L, Buschsiewecke U, Voll A (1985) Erfahrungen mit der Lymphoszintigraphie bei Stamm-Melanomen. In: Holzmann H, Altmeyer P, Hör G, Hahn K (Hrsg) Dermatologie und Nuklearmedizin, Springer, Berlin Heidelberg New York, S 148–160
4. Logic JR, Balch CM (1988) Darstellung des regionären Lymphabflusses mit kutaner Lymphoszintigraphie. In: Balch CM, Milton GW (Hrsg) Hautmelanome, Springer, Berlin Heidelberg New York, S 156–167
5. Norman J, Cruse W, Ruas E, Beatty E, Hymes S, Espinosa C, Clark R, Reintgen D (1989) The expanding role of lymphoscintigraphy in the management of cutaneous melanoma. Am Surg 55:689–694
6. Winter H, Sönnichsen N, Buchali K, Blesin HJ (1988) Melanomchirurgie – Ein neues Konzept nach Lymphabstromszintigraphie. Z Klin Med 43:1009–1017

Möglichkeiten und Grenzen der AgNOR-Methode in der Diagnostik melanozytärer Tumoren

R. LINSE und I. PHILLIPP

Zusammenfassung

Maligne Melanome lassen sich anhand der mittleren AgNOR-Zahl statistisch signifikant von benignen und prämalignen melanozytären Tumoren unterscheiden. Anzahl und Größe der AgNORs sind Ausdruck der aktuellen Proliferationstendenz, erlauben aber keine Beurteilung der Dignität von melanozytären Tumoren. Mit Hilfe der AgNOR-Methode ist keine prognostische Aussage zum Verlauf der maligenen Tumorerkrankung möglich.

Schlüsselwörter: Malignes Melanom, Melanosis praeblastomatosa, Naevuszellnaevus, AgNOR-Methode, Diagnostik, Prognose

Summary

Malignant melanomas can be significantly distinguished from benign and premalignant melanocytic lesions using the mean AgNOR count. Number and size of AgNORs suggest the current proliferation tendency but do not allow evaluation of the malignancy of melanocytic tumors. The AgNOR method cannot be used to make prognostic statements about the course of malignant melanocytic tumors.

Nukleoläre Organisations-Regionen (NORs) sind Abschnitte der DNA, in denen ribosomale RNA kodiert ist. Sie spielen bei der Bildung der RNA-enthaltenen Nukleoli eine wesentliche Rolle. Die NORs sind mit sauren Proteinen assoziiert, die auf Grund ihrer Argyrophilie mit einer Silberfärbemethode in histologischen Schnitten relativ einfach dargestellt werden können [1, 2]. Crocker und Nar konnten mit Hilfe der AgNOR-Färbung eine Differenzierung von niedrig- und hochgradig-malignen Non-Hodgkin-Lymphomen vornehmen [2]. Das wirft die Frage auf, ob dieses Verfahren auch Hinweise für den Grad der Malignität von melanozytären Tumoren geben kann. Anhand einer retrospektiven Studie wurde untersucht, ob bei malignen Melanomen zwischen der durchschnittlichen AgNOR-Zahl pro Zellkern und dem Überlebenszeitraum ein Zusammenhang besteht und inwieweit die relativ einfache AgNOR-Methode als diagnostisches und prognostisches Kriterium für die Bestimmung der biologischen Wertigkeit melanozytärer Tumoren gelten kann.

Material und Methode

Aus dem histologischen Material der Hautklinik der Medizinischen Akademie Erfurt wurden 57 maligne Melanome im Zeitraum von 1974–1979 für die Untersuchungen ausgewählt. In allen Fällen lagen vollständige Angaben zur Nachkontrolle innerhalb des 10-Jahres-Überlebenszeitraumes und zur Todesursache als Folge des malignen Melanoms vor. Desweiteren wurden jeweils 10 coriale, papillomatöse, intraepitheliale und dysplastische Naevuszellnaevi (NZN) und 10 Melanosis praeblastomatosa in die Studie einbezogen. Die Versilberung wurde an ca. 3 μm dicken Paraffinschnitten nach der Methode von Crocker und Nar durchgeführt [2].

Ergebnisse

Die mittleren AgNOR-Zahlen der malignen Melanome lagen statistisch signifikant höher als diejenigen der benignen NZN, der dysplastischen NZN und der Melanosis praeblastomatosa (Abb. 1). Die corialen und papillomatösen NZN weisen nur 1 bis 2 AgNORs von rundlicher Form und einheitlicher Größe auf (Abb. 2). In den intraepithelialen Naevuszellnaevi dagegen waren häufig Zellen mit mehreren, kleineren AgNOR-Punkten, aber auch Zellen mit unregelmäßig konfigurierten AgNORs zu beobachten. Auch in dysplastischen NZN traten Zellen mit multiplen AgNORs auf. Bei der Melanosis praeblastomatosa fanden sich neben einem relativ hohen Anteil an Zellen mit nur einer, allerdings auffallend großer AgNOR, ebenfalls zahlreiche Zellen mit 4 und mehr AgNOR-Punkten. In malignen Melanomen zeigten die AgNORs in Anzahl, Form und Größe ein vielfältiges Erscheinungsbild. Zellen mit multiplen kleinen, bizarren und mit riesigen AgNORs waren im gleichen Tumor zu finden (Abb. 3).

Bei Melanom-Patienten mit 10jähriger Überlebensdauer lag der mittlere AgNOR-Wert geringfügig unter den mittleren AgNOR-Werten der Patienten, die

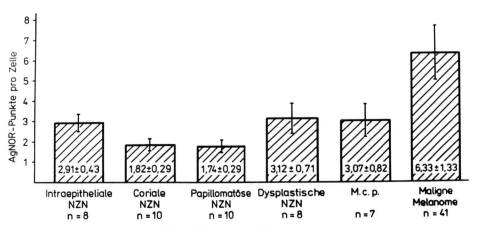

Abb. 1. Mittlere AgNOR-Werte bei melanozytären Tumoren

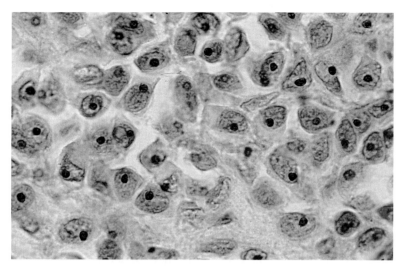

Abb. 2. Papillomatöser Naevuszellnaevus. Die Zellen zeigen nur einen AgNOR. AgNOR-Methode, ×1000

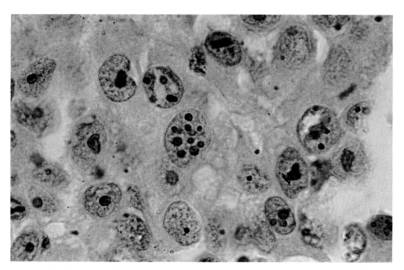

Abb. 3. Malignes Melanom. In Melanomzellen multiple große und unregelmäßig konfigurierte AgNORs. AgNOR-Methode, ×1000

während dieses Zeitraumes an den Folgen der Tumorerkrankung verstarben. Ein statistisch signifikanter Unterschied zwischen beiden Patientengruppen ließ sich hinsichtlich der AgNOR-Durchschnittswerte nicht nachweisen (Abb. 4). Kleine multiple AgNORs innerhalb einer Zelle, bizarre und sehr große AgNORs waren sowohl in Melanomen mit sehr guter als auch mit ungünstiger Prognose zu beobachten.

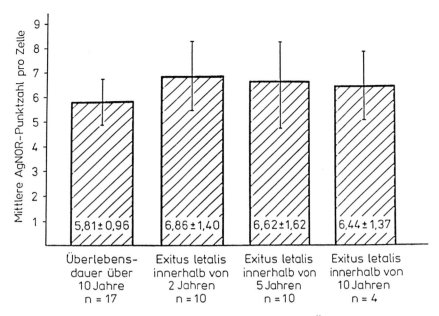

Abb. 4. Mittlere AgNOR-Werte maligner Melanome in bezug auf die Überlebensdauer

Besprechung

Durch die Bestimmung der AgNOR-Zahlen mittels der Versilberungsmethode nach Crocker können in Übereinstimmung mit anderen Autoren benigne NZN statistisch nicht signifikant von prämalignen melanozytären Tumoren unterschieden werden [4, 7, 8, 9]. Sowohl in benignen NZN als auch in melanozytären Borderline-Läsionen wurden Zellen mit multiplen AgNORs beobachtet. Eine maligne Entartungstendenz von melanozytären Tumoren scheint nicht grundsätzlich mit einer Erhöhung der AgNOR-Zahlen assoziiert zu sein. So weist die Melanosis praeblastomatosa keine deutlich höheren AgNOR-Zahlen auf als benigne intraepitheliale NZN. Das deutet eher auf einen Zusammenhang zwischen AgNOR-Zahl und einer erhöhten Proliferationsrate hin.

Die maligenen Melanome weisen eine signifikant höhere AgNOR-Zahl pro Zelle auf als benigne und prämaligne melanozytäre Tumoren. Auch die Auswertung der Ergebnisse anderer Autoren zeigt beträchtliche Differenzen hinsichtlich der durchschnittlichen AgNOR-Zahlen und Streubreiten bei malignen Melanomen [3, 4, 7, 8, 9]. Neben dieser mangelnden Reproduzierbarkeit in der methodischen Beurteilung führt auch die Überlagerung durch Melaninpigment in den eigenen Untersuchungen häufig zu Einschränkungen der auswertbaren Zellen.

Hinsichtlich der prognostischen Bedeutung der Methode lassen unsere Ergebnisse keinen Zusammenhang zwischen AgNOR-Zahlen in malignen Melanomen und dem Überlebenszeitraum erkennen. Sie bestätigen damit die Beobachtungen von Howat und Mitarbeitern, die ebenfalls der Anzahl der AgNORs in malignen Melanomen keine prognostische Bedeutung beimessen [6].

Das morphologische Erscheinungsbild der AgNORs hinsichtlich Konfiguration und Größe scheint für die Einschätzung der Dignität eines melanozytären Tumors nach den eigenen Ergebnissen keine zusätzlichen Informationen gegenüber
der Hämatoxylin-Eosin-Färbung zu bringen. Sehr große AgNORs mit irregulärer
und bizarrer Konfiguration wurden im eigenen Untersuchungsmaterial häufig in
malignen Melanomen gefunden, im Einzelfall jedoch auch in intraepithelialen
NZN. Auch eine morphometrische Analyse der AgNORs erlaubt nur eine diffe-
renziertere Beurteilung der Proliferationspotenz pigmentierter Hauttumoren [5].
Nach unseren Untersuchungsergebnissen scheint die Auswertung der AgNORs im
histologischen Schnitt nur ein Ausdruck der Proliferationstendenz eines Tumors
zu sein und gibt keine wesentlichen Zusatzinformationen für die Beurteilung der
biologischen Wertigkeit von melanozytären Tumoren.

Literatur

1. Crocker J (1990) In: Underwood JCE: Pathology of the nucleus. Springer, Berlin, Current
   topics in pathology, 82:91–149
2. Crocker J, Nar P (1987) Nucleolar organizer regions im lymphomas. J Pathol 151:111–118
3. Crocker J, Skilbeck N (1987) Nucleolar organizer region associated proteins in cutaneous
   melanotic lesions: a quantitative studie. J Clin Pathol 40:885–889
4. Fallowfield ME, Dosen AR, Cook MG (1988) Nucleolar organizer regions in melanocytic
   dysplasia und melanoma. Histopathology 13:95–99
5. Hagedorn M, Rüschoff J, Thomas C: Analyse Nucleolus-organisierender Regionen (NOR)
   in pigmentierten Hauttumoren – eine morphometrische Studie. Tagungsbericht: 36. Tagung
   der DDG, Hannover, 29.8.–2.9.90
6. Howat AJ, Giri DD, Wright AL, Underwood JCE (1988) Silver-stained nucleoli and nucleolar organizer region counts are of no prognostic value in thick cutaneous malignant melanoma. J Pathol 156:227–232
7. Howat AJ, Wright AL, Cotton DWK, Reeve S, Blechen SS (1990) AgNORs in benign,
   dysplatic and malignant melanocytic skin lesions. Am J Dermatopathol 12:156–161
8. Leong AS-Y, Gilham P (1989) Silver staining of nucleolar organizer regions in malignant
   melanoma and melanotic nevi. Hum Pathol 20:257–262
9. Mackie RM, White SI, Seywright MM, Young H (1989) An assessment of the value of
   AgNOR staining in the identification of dysplatic and other borderline melanocytic naevi.
   Brit J Dermatol 511–516

Bedeutung der Nucleolar Organizer Regions für die Differentialdiagnose epidermaler und melanozytärer Hauttumoren

G. Heinisch, B. Scholz, A. Zill und J. Barth

Zusammenfassung

Als Nucleolar organizer regions (NORs) werden nukleoläre DNA-Abschnitte bezeichnet, die an histologischen Schnittpräparaten über eine Silbermarkierung dargestellt werden können. Deren Anzahl und Größe gestatten Aussagen zur aktuellen Zellaktivität. Wir untersuchten, inwieweit die NOR-Analyse für die histologische Differentialdiagnostik melanozytärer und epidermaler Hauttumoren von Wert ist und führten diesbezüglich morphometrische Untersuchungen durch. Es fanden sich zwischen den Untersuchungsgruppen deutliche Unterschiede sowohl in der NOR-Zahl als auch, meist noch markanter, in den NOR-Flächen.

Für die histologische Differentialdiagnostik epidermaler und melanozytärer Hauttumoren erbringt nach unseren Ergebnissen die NOR-Markierung wertvolle zusätzliche diagnostische Hinweise.

Schlüsselwörter: Nucleolar organizer regions, melanozytäre Hautläsionen, epidermale Hauttumoren

Summary

Nucleolar organizer regions (NORs) are segments of DNA which can be histologically detected by a silver technique. NOR number and NOR size are described as markers of current cell activity. We examined the diagnostic value of NORs in melanocytic and epidermal tumors by morphometric analysis and found clear differences between these groups in NOR count and, more distinctly, in NOR area. We conclude that the NOR staining technique is useful in histologic differential diagnosis of both epidermal and melanocytic tumors of the skin.

Nucleolar organizer regions (NORs) sind DNA-Abschnitte in Zellkernen, die sich mittels Silbermarkierung der NOR-assoziierten Proteine in histologischen Schnittpräparaten darstellen lassen. Anzahl und Größe der NORs geben Hinweise auf rRNA- und Protein-Syntheserate einer Zelle und ermöglichen daher Rückschlüsse zur aktuellen Zellaktivität.

Wir untersuchten in der vorliegenden Arbeit, inwieweit die NOR-Darstellung für die Differentialdiagnostik melanozytärer und epidermaler Hauttumoren hilfreich sein könnte und führten diesbezüglich morphometrische NOR-Bestimmungen durch.

An Schnittpräparaten von 11 Melanomen, 7 dysplastischen Naevuszellnaevi (DNZN), 6 Spitz-Naevi sowie von 11 Keratoakanthomen und 12 Plattenepithel-Karzinomen erfolgte eine Silbermarkierung nach Crocker. Vergleichshalber wurden in gleicher Weise einige Schnitte von banalen Naevuszellnaevi (NZN) und normaler Epidermis behandelt. Dadurch konnten die NORs als homogene, schwarzbraune, klar abgrenzbare Strukturen in den hellbraunen Zellkernen darge-stellt werden. Die Konturen der NORs und der Kerne wurden an insgesamt 100 Zellkernen je Schnitt über Projektion auf ein hochauflösendes Digitalisiertablett festgehalten und in einem Kleinrechner gespeichert. Zur Auswertung gelangten die NOR-Zahl und die NOR-Gesamtfläche.

1. NORs kamen in besonders eindrucksvoller Weise in Kernen von Melanom-zellen zur Darstellung (s. Abb. 1). Im Vergleich zu den NZN bestanden erhöhte NOR-Raten und erheblich größere NOR-Flächen (s. Tabelle 1). Eine ähnliche Konstellation zeigte sich zwischen DNZN und Melanomen. Bei der Gegenüber-stellung Melanom − SPITZ-Naevus ließ allein die NOR-Zahl signifikante Unter-schiede erkennen, während die NOR-Flächenanalyse als Abgrenzungskriterium offenbar versagt. Für die Unterscheidung NZN, DNZN, SPITZ-Naevus war die NOR-Anzahl als Differenzierungskriterium kaum hilfreich, signifikante Unter-schiede konnten allerdings durch die NOR-Flächenbestimmung herausgestellt werden.

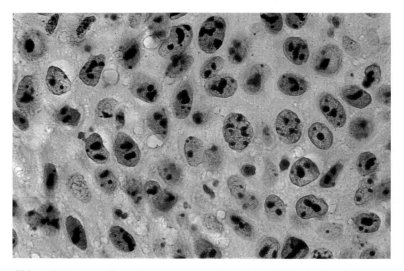

Abb. 1. Melanomzellen mit mehreren großflächigen NORs in den Zellkernen. ×400

Tabelle 1. NOR-Werte bei melanozytären Hautläsionen

Untersuchungs-gruppen	Mittlere NOR-Zahl/ Nukleus	Mittlere NOR-Flächen/ Nukleus (FE)
Melanom	2,3 ± 0,5	540,6 ± 195,0
Naevus Spitz	1,5 ± 0,5	381,5 ± 149,0
DNZN	1,6 ± 0,4	236,4 ± 68,0
NZN	1,2 ± 0,4	135,5 ± 23,7

Tabelle 2. NOR-Werte bei epidermalen Hauttumoren

Untersuchungs-gruppen	Mittlere NOR-Zahl/ Nukleus	Mittlere NOR-Flächen/ Nukleus (FE)
Plattenepithel-Ca	2,15 ± 0,6	1734,9 ± 680,0
Keratoakanthom	1,51 ± 0,5	1169,6 ± 490,0
Normale Epidermis	1,41 ± 0,1	546,5 ± 210,0

2. Die deutlichste NOR-Expression bei den epidermalen Tumoren fand sich erwartetermaßen in Kernen von Karzinomzellen. Verglichen mit normalen Epidermiszellen lagen bei diesen höhere NOR-Raten und deutlich größere NOR-Flächen vor (s. Tabelle 2). Zwischen Karzinomen und Keratoakanthomen waren diesbezüglich ebenfalls signifikante Unterschiede erkennbar. Annähernd die gleiche NOR-Zahl, wie die normale Epidermis wiesen Keratoakanthome auf, sie unterschieden sich jedoch signifikant in den NOR-Flächen.

Unsere Untersuchungsergebnisse zeigen, daß die NOR-Darstellung wertvolle zusätzliche Hinweise für die histologische Abgrenzung melanozytärer und epidermaler Hauttumoren ermöglicht. Methodisch ist die NOR-Darstellung relativ einfach und am formalinfixierten Paraffin-eingebetteten Material durchführbar. Über bisherige Arbeiten hinausgehend konnten wir herausstellen, daß mit der NOR-Flächenbestimmung ein noch empfindlicheres Unterscheidungskriterium als mit der alleinigen NOR-Zählung gegeben ist.

Literatur

Crocker J, Skilbeck N (1987) Nucleolar organizer regions-associated proteins in cutaneous melanocytic lesions a quantitative study. J Clin Pathol 40:885–889

Crocker J (1990) Nucleolar organizer regions. In: Underwood JCE (ed) Pathology of Nucleus – Current Topics in Pathology, Springer, Heidelberg S 91–150

Fallowfield ME, Cook MG (1989) The value of nucleolar organizer region staining in the differential diagnosis of borderline melanocytic lesions. Histopathology 14:299–304

Heinisch G, Kühn E, Dimmer V (1991) Nucleolar organizer regions bei melanozytären Hautveränderungen. Z Hautkr 66:321–324

Howat AJ, Wright AL, Cotton DWK, Reeve S, Bleehen SS (1990) AgNORs in benign, dysplastic and malignant melanocytic skin lesions. Am J Dermatopathol 12:156–161

Vergleich zwischen Naevuszellnaevi und dysplastischem Naevus mittels DNA-Histogramm-Analyse

É. Szabó, A. Gát und G. Galbáts

Zusammenfassung

Die Autoren führten eine DNA-Histogramm-Analyse von 30 Patienten an ständig lichtexponierten und auch von 30 Patienten an lichtgeschützten Körperregionen, im Vergleich zu normalen Melanozyten und Melanomzellen an Feulgen-gefärbten 6-Mikron-Paraffin-Schnitten durch. Die Analyse erfolgte mittels Barr-Stround-Mikrodensitometer. Drei Histogramm-Typen konnten unterschieden werden: Typ I: euploid DNA-Gehalt mit einem Peak, Typ II: mittlerer DNA-Gehalt um 2c mit zwei Peaks, Typ III: polyploid Zellkerncharakter mit verstärkter Zellproliferation. Dem Typ-I-Histogramm entsprechen 75% der compound und korialen Naevi. Im Gegensatz dazu wiesen 75% der dysplastischen Naevi den Typ-III-Histogramm auf.

Schlüsselwörter: Naevuszell-Naevus, Dysplastischer Naevus, DNA-Histogramm, Zytophotometrie, Sonnenlichtexposition

Summary

DNA histogram analysis was undertaken in light-exposed and unexposed skin samples from 30 patients in each case. Normal melanocytes and melanoma cells were used for comparison. Sections of 6 nm diameter from paraffin-embedded material was stained using the Feulgen method and analyzed using a Barr and Stroud microdensitometer. Histograms could be grouped into three categories: type I cells exhibited euploid DNA content with a single peak, and in type II two peaks were seen with a near-diploid DNA content. In type III the number of polyploid cells was elevated, associated with increased proliferation. The type I histogram was most frequent (75%) in compound and dermal nevi; the type III histogram occurred in 75% of dysplastic nevi.

In den letzten Jahrzehnten erhöhte sich die Frequenz der Pigmentmale, besonders der sog. dysplastischen Naevi. Die Pathogenese der Naevusbildung ist nicht geklärt [1]. Die konstitutionelle Prädisposition und die Wirkung des UV-B-Lichtes stehen an erster Stelle als ätiologische Faktoren [6]. Der Zusammenhang zwischen dem compound und dysplastischen Naevus, sowie deren Entartung zu malignen Melanomen steht heutzutage noch zur Diskussion [1, 2, 4, 6].

Die Prüfung des DNA-Gehaltes des Zellkernes weist auf die Stärke und den Charakter der Zellproliferation hin, und kann durch morphologische Methoden dargestellt werden. Mit Hilfe der DNA-Analyse kann der Malignitätsgrad der Zellen beurteilt werden [5, 9, 10].

Material und Methode

Wir haben durch mikroskopische Prüfung bestimmte Naevuszellnaevi von Compound-Typ ausgewählt, die von 30 Patienten aus den lichtexponierten- und von 30 Patienten aus lichtgeschützten Körperarealen gewonnen wurden. Als Vergleich dienten 10 maligne Melanompräparate.

Zur Prüfung der Zellkernploidie wurde der gesamte DNA-Gehalt mittels zytophotometrischer Methode nach Feulgen bestimmt [3, 9]. Die Untersuchungen wurden an in Paraffin-eingebetteten 6 μ-dicken Methylgrün-Pyronin-gefärbten Schnitten [9], mit interdigitierenden Mikrodensitometern von Barr-Stroud durchgeführt. Es wurde aus jedem Präparat die Kernabsorption von 100 epidermalen und 100 korialen Naevuszellen gemessen und die Werte im Histogramm dargestellt. Der mittlere DNA-Gehalt wurde bestimmt. Als Grundwert haben wir den gesamten DNA-Gehalt der solitären Melanozyten der normalen Epidermis gewählt [7].

Ergebnisse

Das DNA-Histogramm der normalen epidermalen Melanocyten hat einen Peak (Abb. 1). Der mittlere DNA-Gehalt: 7,14 AU, welchen wir als Wert 2c annehmen. Das bei malignem Melanom gemessene Histogramm (Abb. 2) is polyploid und aneuploid. Mittlerer DNA-Gehalt: 14,62 AU.

In den pigmentierten Naevi vom Compound-Typ haben wir drei verschiedene Histogramm-Typen beobachtet (Abb. 3). Bei dem Typ-I ist sowohl in den intraepidermalen, als auch in den korialen Zellen fast der gleiche DNA-Gehalt festzustel-

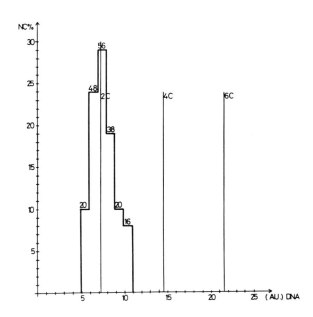

Abb. 1. Histogramm der epidermalen Melanozyten (DNA-Feulgen-Färbung). Euploider Charakter. × = 7,14 AU. Ordinate: n = Anzahl der gemessenen Zellen. Abscisse: AU = Arbeitseinheiten. 2c = diploid-, 4c = tetraploid DNA-Gehalt

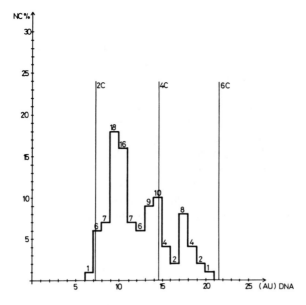

Abb. 2. Histogramm bei mali-
genem Melanom. Polyploid,
aneuploid Charakter.
× = 14,62 AU

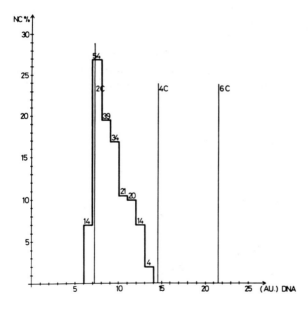

Abb. 3. Histogramm Typ-I.
Naevuszellnaevi von com-
pound Typ erscheint eine langsame Zellproliferation.
× = 8,26 AU

len. Das summierte Histogramm hat einen Peak, um DNA-2 c. Der durchschnitt-
liche DNA-Gehalt is euploid, × = 8,26 AU.

Das summierte Histogramm im Typ-II (Abb. 4) hat zwei Peaks. Werden die
DNA-Werte der intraepidermalen und der korialen Naevuszellen getrennt, gibt die
junktionale Zellgruppe ein zweigipfeliges Histogramm. Die S und G_1-Phasen erhöhten sich. Das Histogramm der korialen Naevuszellen ist abgeflacht.

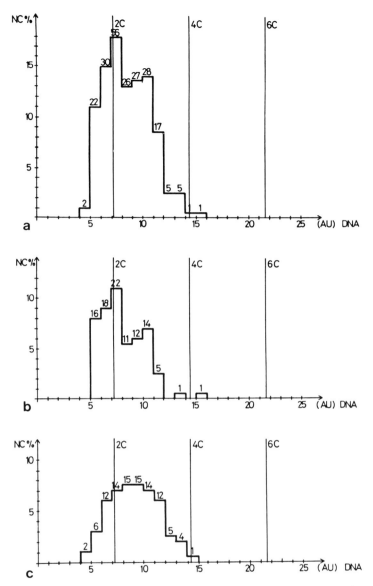

Abb. 4a–c. Histogramm Typ-II. „Unruhige" Naevuszellnaevi. **a** = Summiertes Histogramm ist verbreitet. × = 9,82 AU. **b** = Diagramm der junctions Nestern. **c** = Diagramm der korialen Naevusteile

Auf dem Histogramm Typ-III (Abb. 5) findet man eine verbreitete DNA-Verteilung. Das Histogramm trennend, zeigen die einen polyploid Charakter, einige Zellen sind um 4c DNA-Gehalt. × = 10,32 AU.

Die in den einzelnen Pigmentnaevi gemessenen Histogramme von verschiedenen Typen haben wir mit den naevustragenden Patienten verglichen (Tab. 1). Das

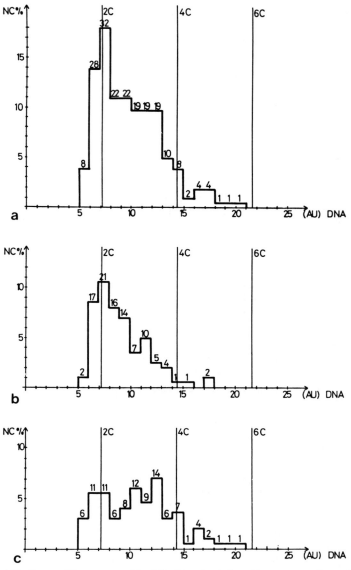

Abb. 5a–c. Histogramm Typ-III. Dysplastischer Naevus. **a** = Summiertes Histogramm mit polyploidem Charakter. × = 10,32 AU. **b** = Diagramm der oberflächlichen Zellen. **c** = Diagramm korialer Zellen

Histogramm Typ-I kam in 75% der Fälle in den einfachen compound-Naevi ohne Unterschied unabhängig von der Lichtexposition vor. Das Histogramm Typ-II kommt häufiger in den lichtexponierten Körperteilen vor, und ist charakteristisch für dysplastischen Naevi. Das Histogramm Typ-III haben wir in 75% in den Naevi in lichtgeschützten Körperarealen gemessen. Bei 8 Patienten fanden wir sog. „B-K Mole-Syndrom."

Tabelle 1. Lichtempfindlichkeit der naevustragenden Patienten

Histogramm	Lichtexponierte Körperteile					Lichtgeschützte Körperteile				
	M/F	C	D	J	Anz.	M/F	C	D	J	Anz.
Typ I	2:10	11	–	1	12	2:11	12	–	1	13
Typ II	3: 8	6	1	4	11	2: 4	6	–	–	6
Typ III	4: 3	2	4	1	7	4: 7	1	7	3	11
Gesamt	9:21	19	5	6	30	8:22	19	7	4	30

Besprechung

Das mikromorphologische Bild korreliert gut mit den DNA-Bestimmungen. Das Histogramm der Melanocyten ist für die ruhende diploide Zellpopulation charakteristisch. Im Gegensatz dazu ist das in dem malignen Melanom sichtbare polyploide und aneuploide Histogramm genau charakterisiert. In den Compound- und korialen Naevi zeigt das summierte Histogramm eine langsame Zellproliferation, aber man kann in den junktionalen Nestern proliferierende Zellgruppen unterscheiden, welche mit der in dem histologischen Bild erscheinenden „Abtropfung" korrelieren. In den korialen Zellen beweist das abgeflachte Histogramm den „Stopp" der Proliferation.

Das für den dysplastischen Naevus charakteristische Histogramm Typ-III zeigt eine schnell proliferierende Zellpopulation. Es erscheinen einige polyploide Zellen mit DNA-Gehalt über Werte von 4c. Wegen des aneuploiden Charakters dieser Zellen kann man annehmen, daß sich in den dysplastischen Naevi einzelne maligne transformierte Zellen ausbilden, die durch die Gewebeabwehr vernichtet werden können. Im Zusammenhang mit diesem Befund steht das irreguläre, aufgelockerte histomorphologische Bild.

Wie auch andere Verfasser [2, 6], beobachteten wir auch, daß die unruhigen Pigmentnaevi bei lichtempfindlichen Personen (B-K mole Syndrom) auch in den lichtgeschützten Lokalisationen vorkommen können. Dadurch wird klar, daß neben der UV-Lichtexposition auch konstitutionelle Faktoren eine Rolle spielen. Bei diesen Personen aber kann eine intensive Insolation zur Aktivierung der Pigmentnaevi führen.

Literatur

1. Ackerman AB, Mihara I (1985) Dysplasia, dysplastic melanocytes, dysplastic nevus syndrome, and the relation between dysplastic nevi und malignant melanomas. Human Pathology 16:87–91
2. Clark WH, Reimer RR (1978) Origin of familial malignant melanomas from hereditable melanocytic lesions: The B-K mole syndrome. Arch Dermatol 114:732–738
3. Ehlers G (1969) Quantitativ-histochemische Untersuchungen über den Gesamtproteingehalt in Zellkernen epidermal-dermaler und korialer Pigmentnaevi. Arch klin exp Derm 234:220–228
4. Elder DE (1985) The dysplastic nevus. Pathology 17:291–297

5. Feulgen F, Rossenbeck H (1924) Der mikroskopische Nachweis einer Nucleinsäure vom Ty-
pus der Thymusnucleinsäure und darauf beruhende elektive Färbung von Zellkernen in mi-
kroskopischen Präparaten. Z Physiol Chem 135:203–229
6. Greene MH, Clark WH (1985) Acquired precursors of cutaneous malignant melanoma. The
familial dysplastic nevus syndrome. New Engl J Med 312:91–97
7. Knoth W, Ehlers G (1967) Cytophotometrische DNS-Bestimmungen an ruhenden Naevuszellen. Arch klin exp Derm 229:1–17
8. Rhodes AR, Melski JW (1983) Increased melanocyte frequency and size in dysplastic
melanocytic nevi and cutaneous malignant melanoma. J Invest Dermatol 80:452–459
9. Sandritter W (1980) DNA cytophotometrie in cellular pathology. Acta Histochem
Cytochem 13:35–39
10. Tschahargane C (1981) Cytophotometrie und Proliferationskinetic der belichteten und der
präcancerös veränderten Haut. G Thieme Verlag, Stuttgart

Die Positronenemissionstomographie: Ein neues Verfahren zur Individualisierung und Optimierung der Diagnostik und Therapie bei Melanompatienten

W. Tilgen, L. G. Strauss, R. Metz, F. Helus, U. Zierott
und U. Haberkorn

Zusammenfassung

Die Positronenemissionstomographie (PET) stellt eine neue Methode zur Funktionsdiagnostik maligner Tumoren dar. Es handelt sich um ein nicht-invasives, bildgebendes Verfahren, das die Absolutmessung von Stoffwechselvorgängen in Tumoren ermöglicht. Mittlerweile wird das Radiopharmakon ^{18}F-Deoxyglukose (FDG) routinemäßig zur Erfassung des Glukosestoffwechsels eingesetzt. Bei 24 Patienten wurde eine Messung des regionalen Glukosestoffwechsels von Melanommetastasen in unterschiedlicher Lokalisation mit PET und FDG vorgenommen. Bei zehn dieser Patienten wurden zusätzlich Untersuchungen des Glukosestoffwechsels während therapeutischer Maßnahmen durchgeführt. Anhand der Veränderungen im FDG-Aufnahmeverhalten dieser Tumoren unter Therapie wurde der Effekt verschiedener Therapiemodalitäten erfaßt.

Schlüsselwörter: Positronenemissionstomographie, ^{18}F-Deoxyglukose, Tumorstoffwechsel, Differentialdiagnose, Therapieplanung

Summary

Positron emission tomography (PET) is a new method that allows noninvasive evaluation in vivo of functional data on tumor metabolism, e.g., tumor proliferation, using radioactively labeled substances such as ^{18}F-labeled deoxyglucose (FDG). In a pilot study we measured the FDG accumulation in 24 patients with melanoma metastases in different organs and looked for metastases not detected otherwise. In 10 patients we used PET in order to quantify changes in the metabolic activity in the metastases prior and after therapy for the assessment of treatment effects.

Einleitung

Der in der Regel willkürliche Verlauf und Schwierigkeiten bei der Beurteilung der Effektivität einer Therapieform erfordern neue Methoden zur Diagnostik und Verlaufsbeobachtung maligner Melanome, auch um den Patienten wenig wirksame Therapien und ihre Nebenwirkungen zu ersparen. Zahlreiche Verfahren aus der konventionellen radiologischen und nuklearmedizinischen Diagnostik stehen mittlerweile für Patienten mit metastasierendem Melanom zur Verfügung: Röntgen, Ultraschall, Computertomographie, Szinti- und Immunszintigraphie und die Sonographie von Lymphknoten- und Weichteilmetastasen mit Hochfrequenzschallköpfen. Diese ermöglichen in der Regel eine eindeutige Lokalisation. Die

Darstellung von Funktionen bleibt jedoch den nuklearmedizinischen Techniken und der NMR-Spektroskopie vorbehalten. Dabei war mit konventionellen Methoden bisher eine Absolutmessung, Voraussetzung für die individuelle Verlaufsbeobachtung von Tumoren unter bestimmten Therapien, nicht möglich. Die Positronen-Emissions-Tomographie (PET) ist eine neue Methode, die eine nicht-invasive Bestimmung funktioneller Parameter des Tumormetabolismus in vivo erlaubt, z. B. durch Bestimmung des Glukose- und Eiweißstoffwechsels der Zelle. Als Maß für den Glukosestoffwechsel wird dabei in den meisten Zentren ^{18}F-Deoxyglukose (FDG) verwendet, eine Substanz, die wie Glukose in die Zelle aufgenommen und dort phosphoryliert wird. Die weitere Verstoffwechselung während des Untersuchungsintervalls ist gering und daher zu vernachlässigen. Ziele der vorliegenden PET-Studien waren: die Differenzierung des metabolisch aktiven Tumorgewebes von normalem Gewebe und der Nachweis des Therapieeffektes unterschiedlicher Behandlungsprotokolle auf Melanommetastasen.

Studienprotokoll

Vierundzwanzig Patienten mit metastasierendem Melanom wurden im Rahmen einer Kooperation der Universitäts-Hautklinik Heidelberg mit dem Deutschen Krebsforschungszentrum mittels PET und FDG untersucht. Die Messungen erfolgten eine Stunde nach intravenöser Applikation von 9 – 12 mCi FDG als zehnminütige Endpunktmessung. Das verwendete System besteht aus zwei Detektorringen, die eine simultane Akquisition von drei Schichten mit jeweils elf Millimetern Schichtdicke ermöglichen. Die räumliche Auflösung innerhalb einer Schicht liegt bei etwa 5 bis 6 mm. Nach der Akquisition erfolgt eine Korrektur der Streuung und Abschwächung, sowie die Bildrekonstruktion nach einem iterativen Verfahren. Die Identifizierung der anatomischen Strukturen wurde durch Vergleich mit zuvor angefertigten computertomographischen Schichten vorgenommen. Zur Quantifizierung der FDG-Anreicherung wurden regions of interest (ROI) bestimmt und die gemessenen Werte in den ROI's standardisiert auf applizierte Dosis und Körpergewicht (standardized uptake value, SUV = Gewebekonzentration (nCi/g)/(injizierte Dosis [nCi]/Körpergewicht [g]). Es konnten Leber-, Lungen-, Lymphknoten-, Skelett-, Nebennieren- und subcutane Weichteilmetastasen ausgewertet werden. PET wurde sowohl zur Erfassung des Tumorstoffwechsels als auch zum Nachweis eines Therapieeffektes unter verschiedenen Therapiemodalitäten eingesetzt.

Ergebnisse

Untersuchungen zur Differenzierung von Tumormetastasen und normalem Gewebe

Lymphknotenmetastasen zeigten starke Schwankungen im Anreicherungswert (zwischen 1,5 und 13,0 SUV). Der extrem hohe Wert von 13 (Abb. 1 a, b) in einem Fall war mit einer hohen Wachstumsgeschwindigkeit der Metastase assoziiert;

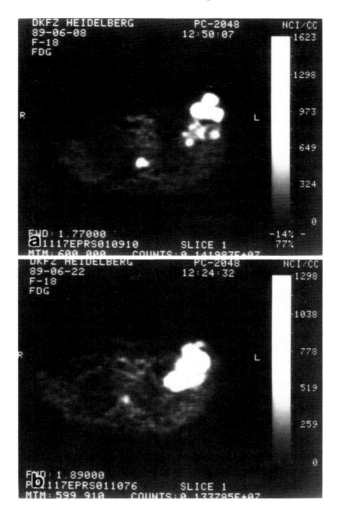

Abb. 1 a, b. PET mit FDG:
a Maximale Radioaktivi-
tätskonzentration in einem
Lymphknotenpaket mit
Anreicherungswerten von
13 SUV als Parameter ei-
ner hohen proliferativen
Aktivität des Tumors.
b Weiterhin hoher, wenn
auch um 23% auf 10,7 re-
duzierter SUV bei eindeuti-
ger Befundprogredienz

sonographische Messungen des Tumorvolumens ergaben eine 40%ige Zunahme
der Tumormasse innerhalb von 14 Tagen (Abb. 2 a, b). Insgesamt wurden bei langsam wachsenden Tumoren niedrige und mittlere SUV's beobachtet, während hohe
Radioaktivitätskonzentrationen mit schnell wachsenden Tumoren einhergingen.
Studien an Hirntumoren berichten über einen Zusammenhang zwischen dem histologischen Grading und der FDG-Anreicherung. Weiterhin gibt es Hinweise aus
durchflußcytometrischen Messungen über eine Korrelation zwischen dem Anteil
proliferierender Zellen und der FDG-Anreicherung bei Kopf-Halstumoren. Die
Untersuchung des Stoffwechsels mit PET und FDG könnte sich demnach als klinisch relevanter Parameter für das Proliferationsverhalten metastasierender Melanome herausstellen.

In Lungenmetastasen wurden Werte von 1,4 bis 4,3, in Lebermetastasen von
3,0 bis 3,4 und in Skelettmetastasen von 2,6 bis 7,6 SUV gemessen. Eine Neben-

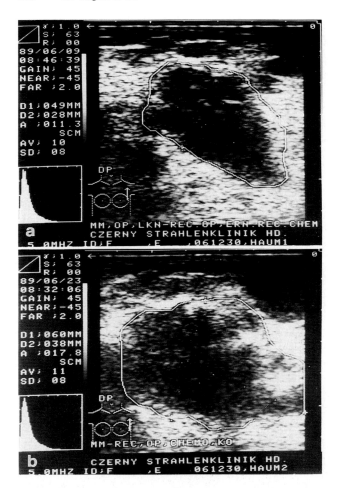

Abb. 2a, b. Sonographie: **a** Lymphknotenmetastasen, parallel zu den PET-Aufnahmen untersucht, zeigen eine ausgeprägte Echoarmut. **b** Innerhalb von 14 Tagen Progredienz der Metastasen um 40% des Volumens

nierenmetastase hatte einen Wert von 3,3 und eine Hautmetastase einen Wert von 2,0. Der Mittelwert von insgesamt 30 Metastasen ergab 2,5 SUV (Normalgewebe 0,8 SUV), lag damit höher als bei colorektalen Carcinomen und ist vergleichbar dem kleinzelliger Bronchialcarcinome. Grundsätzlich konnten alle Metastasen gegenüber dem umgebenden Normalgewebe bis zu einer Größenordnung von 8 mm abgegrenzt werden. Diese Abgrenzung von Tumor- zu Normalgewebe stellt immer noch ein wesentliches Problem der klinischen Diagnostik dar, so z. B. wenn befallene Lymphknoten keine pathologische Größenveränderung zeigen. Die Erkennbarkeit einer Metastase im PET-Bild ist abhängig von der Stoffwechselaktivität der Metastase und der des umliegenden Gewebes; sie ist am besten in der Lunge und im Fettgewebe, die schlechtesten Bedingungen liegen in der Leber vor. Inzwischen konnten PET-Studien an Hirn- und Kolontumoren belegen, daß mit Hilfe von Messungen des Glukosestoffwechsels Prozesse mit gesteigertem Stoffwechsel wie z. B. Rezidivtumoren von Raumforderungen mit normalem oder gemindertem Stoffwechsel wie z. B. Narben unterschieden werden können. Die Auswertung von

Zeit-Aktivitätskurven bis 60 Minuten p.i. ergibt, daß Tumoren eine rasche hohe Akkumulation des Radiotracers zeigen und auch eine Stunde nach der Injektion noch deutlich erhöhte Werte zu messen sind. Im Narbengewebe wurden im Vergleich zum normalen Weichteilgewebe leicht erhöhte Werte bis 40 Minuten p.i. gemessen, danach waren die Tracerkonzentrationen konstant und vergleichbar mit denen der Muskulatur, die als Referenz für Normalgewebe diente. Unsere Ergebnisse belegen also, daß der Glukosestoffwechsel in Metastasen aller Organe deutlich erhöht ist. Eine Abhängigkeit der metabolischen Aktivität von der Metastasenlokalisation war jedoch nicht festzustellen. Verschiedene Metastasen bei demselben Patienten wiesen unterschiedliche FDG-Anreicherungswerte auf. Dies kann als Zeichen der funktionellen Heterogenität von Melanommetastasen gewertet werden.

Einen Beitrag zur Differentialdiagnose leistete die Methode bei einem Patienten durch die Differenzierung zwischen Leberangiomen und Metastasen.

Therapieverlaufsstudien mit PET

Zwölf Patienten wurden vor und nach Therapie untersucht. Die Therapiemodalitäten umfaßten Monochemotherapie mit Fotemustin oder DTIC, Chemo-Immuntherapie mit DTIC/Interferon (rIFN∝) und kombinierte Immuntherapie mit rIFN∝ und Interleukin (rIL 2). Der Therapieeffekt wurde indirekt durch Änderungen des Glukosestoffwechsels beurteilt. Als Radiopharmakon kam FDG zum Einsatz. Fünf von 12 Metastasen (bei 9 Patienten) zeigten eine signifikante Abnahme der FDG-Anreicherung mit einem mittleren Abfall von 27,5%. In unterschiedlich lokalisierten Metastasen desselben Patienten war ein unterschiedliches Ansprechen auf die Therapie zu beobachten (Abb. 3 a, b). Bei einem Patienten konnten Früheffekte einer Zytostatikatherapie mit Fotemustin auf den Glukosestoffwechsel bereits 90 Minuten nach Therapieende nachgewiesen werden. Der maximale zytostatische Effekt, ein 60%iger Abfall der Stoffwechselaktivität, stellte sich nach 48 Stunden ein und blieb über eine Woche stabil (Abb. 4). Unter einer kombinierten Chemoimmuntherapie mit DTIC und IFN wurde ebenfalls ein signifikanter Abfall der FDG-Anreicherung beobachtet. Die PET-Daten entsprachen dem klinischen Befund einer partiellen Tumorremission. Die geringe Fallzahl erlaubt jedoch noch keine endgültige Beurteilung einzelner Therapieschemata.

Schlußbemerkungen und Perspektiven

Die Positronenemissionstomographie erlaubt erstmals nicht-invasiv quantitative Untersuchungen des Tumorstoffwechsels, der Tumorperfusion und der Tumorproliferation. Wie unsere Untersuchungen zeigen, haben Metastasen maligner Melanome eine hohe Stoffwechselaktivität und sind daher gut vom Normalgewebe abgrenzbar. PET kann so einen wichtigen Beitrag zur Differentialdiagnostik z. B. fraglicher Lymphknotenmetastasen und zur frühzeitigen Rezidiverkennung leisten. Die Absolutmessung von Aktivitäten kann auch für das frühzeitige Erken-

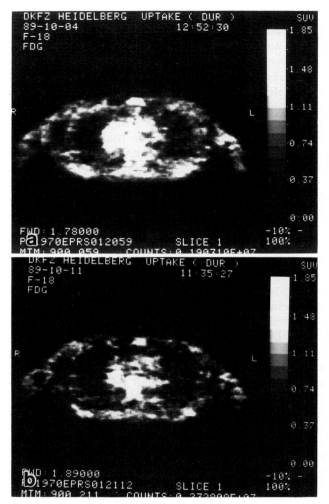

Abb. 3a, b. PET mit FDG: **a** PET Aufnahme 1 Stunde nach Applikation von ^{18}F-Deoxygluko-se. Akkumulation des Tracers im Tumor (Lymphknotenmetastase) aufgrund des auf 2,0 SUV erhöhten Glucosestoffwechsels. **b** 2 Tage nach Chemotherapie mit Fotemustin Absinken des Tumorstoffwechsels: SUV = 1,35 (s. auch Abb. 4)

nen von Änderungen im Wachstumsverhalten unter Therapie eingesetzt werden. Wir konnten zeigen, daß bereits 90 Minuten nach Applikation eines Zystostatikums ein Abfall der Stoffwechselaktivität im Tumor nachweisbar ist. Von morphologischen Methoden ist zu einem derart frühen Zeitpunkt noch keine Information über Therapieeffekte zu erwarten. Untersuchungen unmittelbar vor und nach einem Therapiezyklus erlauben so eine frühzeitige Aussage über Ansprechen oder Resistenz eines Tumors. Damit steht dem Arzt eine Untersuchungsmethode zur Verfügung, die es ihm ermöglicht, rechtzeitig eine ineffiziente Therapie zu modifizieren. PET bietet auch die Möglichkeit, radioaktiv markierte Chemothe-

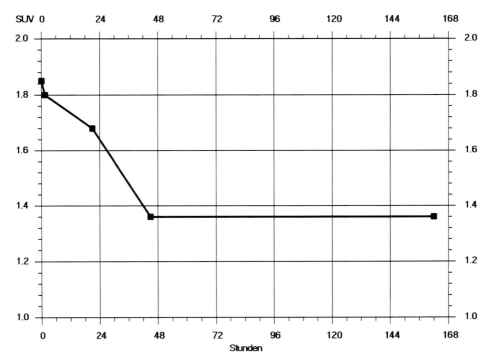

Abb. 4. Zeit-Aktivitätsverlauf nach Applikation von FDG in einer Lymphknotenmetastase gemessen an 3 verschiedenen Gewebequerschnitten nach Chemotherapie mit Fotemustin: Erste Effekte sind nach 90 Minuten meßbar. Der Glukosestoffwechsel sinkt innerhalb von 2 Tagen um 33% auf 1,35 SUV ab und bleibt in dieser Größenordnung über 1 Woche stabil

rapeutika im Körper zu verfolgen. Damit können Medikamente am Zielort sichtbar gemacht, ihre Konzentration im Tumor quantifiziert und somit die Wirksamkeit einer spezifischen Therapieform abgeschätzt werden. Dem Patienten könnten somit unwirksame Behandlungsmaßnahmen und deren Nebenwirkungen von vornherein erspart werden.

Literatur

Haberkorn U, Strauss LG, Reißer Ch, Haag D, Dimitrakopoulou A, Ziegler S, Oberdorfer F, Rudat V, van Kaick G (1991) Glucose uptake, perfusion and cell proliferation in head and neck tumors: relation of positron emission tomography to flow cytometry. J Nucl Med 32:1548−1555

Ostertag H (1989) Grundlagen der Positronenemissionstomographie. Radiologe 29:315−317

Semmler W, van Kaick G, Schlegel W, Strauss L (1989) Imaging methods in oncology. Int Sci Rev 14:264−277

Strauss LG, Clorius JH, Schlag P, Lehner B, Kimmig B, Engenhart R, Marin-Grez M, Helus F, Oberdorfer F, Schmidlin P, van Kaick G (1989) Recurrence of colorectal tumors: PET evaluation. Radiology 170:329−332

Strauss LG (1989) Positronen-Strahler für die Erforschung des Tumorstoffwechsels. Radiologe 29:318−321

Strauss LG, Conti P (1991) The applications of PET in clinical oncology. J Nucl Med 32:623 – 648

Tilgen W, Strauss LG, Metz R, Haberkorn U, Welters H, Knopp M, Helus F, Mende U, Petzoldt D (1991) Die Positronenemissionstomographie (PET): Eine neue Methode zur Funktions-diagnostik und Therapieplanung bei Patienten mit malignem Melanom. In: Waclawiczek HW, Gebhard W, Manfreda D, Schlag P (Hrsg) Das maligne Melanom. Derzeitiger Stand in Diagnose und Therapie. S 80 – 87. Springer-Verlag, Berlin Heidelberg New York London Paris Tokio

Tilgen W, Keilholz U, Strauss LG, Welters H, Brado B, Zierott U, Helus F, Mende U, Petzoldt D (1990) Neueste Konzepte in der Diagnostik und Therapie des malignen Melanoms. Der Hautarzt 41, Suppl X:133 – 137

Wienhard K, Wagner R, Heiss W-D (1989) PET. Grundlagen und Anwendungen der Positronen-Emissions-Tomographie. Springer-Verlag, Berlin Heidelberg New York London Paris Tokyo

Zur Klassifizierung maligner Melanome nach prognostischen Kriterien

A. C. Häffner, C. Garbe, G. Burg, C. E. Orfanos und G. Rassner

Zusammenfassung

Die prognostische Aussagekraft verschiedener Klassifikationssysteme für das maligne Melanom wird an einem Kollektiv von 2495 langfristig beobachteten Patienten untersucht.

Die Tumordicke nach Breslow erweist sich beim primären Melanom als stärkster Prädiktor für das Überleben der Patienten, während dem Invasionslevel nach Clark in multivariater Analyse erst nach der Lokalisation des Primärtumors und dem Geschlecht des Patienten Bedeutung zukommt. Eine stetig indirekt – proportionale Beziehung zwischen Tumordicke und Überleben ermöglicht die Neufestsetzung von Dickegruppen. Intervallgrenzen bei 1, 2 und 4 Millimetern ohne Berücksichtigung der Invasionstiefe führen hierbei zu einer – nach prognostischen Kriterien – besonders günstigen Einteilung.

In fortgeschrittenen Krankheitsstadien kann zwischen lokoregionärer und Fernmetastasierung unterschieden werden, wobei im ersteren Fall in-transit und Satellitenmetastasen von regionärem Lymphknotenbefall signifikant abzugrenzen sind.

Isolierte juxtaregionäre Lymphknotenmetastasen traten primär oder im Verlauf der Beobachtung bei lediglich 19 Patienten unserer Untersuchungsgruppe auf und boten im Vergleich zu viszeraler Metastasierung einen nur unwesentlichen prognostischen Vorteil. Die Zuordnung zu einem gemeinsamen Stadium erscheint daher sinnvoll.

Schlüsselwörter: Melanom, prognostische Faktoren, multivariate Analyse, Klassifikationssysteme, TNM

Summary

The prognostic value of various classification systems for malignant melanoma was investigated in a population of 2495 patients who were observed long term. In the case of primary melanoma, Breslow's tumor thickness proved to be the most powerful predictor of patient survival, while in multivariate analysis, the significance of Clark's level ranged after that of both localization of the primary tumor and the sex of the patient. A continuous indirectly proportional relationship between tumor thickness and survival makes it possible to regrade thickness groups. Grading cutoffs at 1, 2 and 4 mm, with no account taken of depth of invasion, result in a particularly favorable classification in terms of prognostic criteria. In advanced stages of the disease, differentiation can be made between locoregional and distant metastases; in the former case, intransit and satellite metastases differ significantly from regional lymph node involvement.

Isolated juxtaregional lymph node metastases occurred primarily or during the course of the observation period in only 19 patients in our group and, in comparison with visceral metastases, have only an insignificantly better prognosis. For this reason, it would appear meaningful to assign them to a common stage.

Einleitung

Mit dem Einsatz neuer Therapiekonzepte im Bemühen um eine differenzierte, prognoseorientierte Behandlung des malignen Melanoms steigt der Bedarf nach Klassifikationsgrundlagen zur exakten Beschreibung dieses Tumors und seiner Prognose.

Im deutschen Sprachraum haben sich die TNM-Klassifikationen der UICC insbesondere in der Version von 1978 durchgesetzt, in denen histologische Kriterien einerseits und die anatomische Tumorausbreitung andererseits zur postoperativen Definition der Krankheitsstadien dienen (Tabelle 1).

Inwieweit diese Klassifikationsvorschläge eine prognostisch sinnvolle Einteilung ermöglichen und welche Ansatzpunkte einer Verbesserung bestehen, soll anhand der langzeitig dokumentierten Krankheitsverläufe eines großen Kollektivs validiert werden. Berücksichtigung finden insbesondere folgende Fragen: a) Sind Tumordicke und Invasionslevel geeignete Parameter einer prognoseorientierten Zustandsbeschreibung maligner Melanome im Stadium I? b) Welche Bedeutung kommt dem Clark-Level bei der Stadienfestlegung zu? c) Kann durch eine neue Festlegung der Intervallgrenzen eine Optimierung des Kriteriums Tumordicke erreicht werden? d) Ist es gerechtfertigt, die gegenwärtig definierten Stadien der TNM-Klassifikation als bezüglich ihrer Prognose homogene Einheiten anzusehen?

Tabelle 1. TNM-Klassifikationen des malignen Melanoms von 1978 und 1987

Version 1978				Version 1987			
Stadium Ia	pT1, pT2	pN0	pM0	Stadium I	pT1 pN0		pM0
Stadium Ib	pT3, pT4	pN0	pM0		pT2 pN0		pM0
Stadium II	Jedes pTa, pTb	pN0	pM0	Stadium II	pT3 pN0		pM0
	Jedes pT	pN1	pM0				
	Jedes pTa, pTb	pN1	pM0				
Stadium III	Jedes pT	pN4	pM0	Stadium III	pT4 pN0		pM0
	Jedes pTa, pTb	pN4	pM0		Jedes pT	pN1, pN2	pM0
Stadium IV	Jedes pT	Jedes pN	pM1	Stadium IV	Jedes pT		Jedes pM1
	Jedes pTa, pTb	Jedes pN	pM1				

pT1: Tumordicke ≤ 0,75 mm und Level II

pT2: Tumordicke > 0,75 – 1,5 mm und/oder Level III

pT3: Tumordicke > 1,5 – 3 mm und/oder Level IV

pT4: Tumordicke > 3 mm und/oder Level V

pN1: regionäre Lymphknotenmetastase

pN4: juxtaregionäre Lymphknotenmetastase

pTa: Satellitenmetastase
pTb: in-transit Metastase
pM1: Fernmetastase

pT1: Tumordicke ≤ 0,75 mm und Level II

pT2: Tumordicke > 0,75 – 1,5 mm und/oder Level III

pT3: Tumordicke > 1,5 – 4 mm und/oder Level IV

pT4: Tumordicke > 4 mm und/oder Level V

pN1: regionäre Lymphknotenmetastase ≤ 3 cm

pN2: regionäre Lymphknotenmetastase > 3 cm und/oder in-transit Metatase

pM1: Fernmetastase

Material und Methoden

Für diese Studie wurden von 1970 bis 1987 in Berlin, Tübingen und Würzburg 2495 Patienten dokumentiert, die konsekutiv unter der Diagnose „malignes Melanom" in dermatologische Behandlung kamen. In die Auswertung gingen nur diejenigen Fälle invasiver Melanome der Haut ein, deren Primärtumor vollständig operativ entfernt, und die mindestens drei Monate nachbeobachtet wurden.

Eine multivariate Regressionsanalyse nach Cox [6] bezog folgende Faktoren ein: Alter und Geschlecht des Patienten, Lokalisation des Primärtumors, Tumordicke nach Breslow, Clark-Level, histologischer Typ, Sicherheitsabstand bei der Operation, Jahr der Diagnosestellung und behandelndes Zentrum.

Überlebensraten wurden nach der Aktuars-Methode [7] ermittelt und unter Zuhilfenahme des Tests nach Lee und Desu [14] auf signifikante Unterschiede überprüft.

Ergebnisse

Eine Anwendung der TNM-Kriterien von 1978 bzw. 1987 führt zu einer mehr als 90% betragenden Zehnjahresüberlebensrate in den Stadien I bzw. Ia mit annähernd horizontalem Kurvenverlauf und einem steilen Abfall des Graphen von Stadium IV, der sich nach einer Laufzeit von nur 15 Monaten der Nullinie annähert. Innerhalb dieses Rahmens differieren die Überlebensverläufe der anderen Stadien verschieden stark voneinander (Abb. 1, Tabelle 2).

Im multivariaten Cox-Modell erweist sich der vertikale Tumordurchmesser – vor der Tumorlokalisation und dem Geschlecht des Patienten – als wichtigster Parameter. Demgegenüber bleibt die Eindringtiefe nach Clark als nachrangig zurück und erlangt nur bei einem Level von III vs. II bei den Tumoren von weniger als 1 mm Dicke zusätzliche Aussagekraft. Bei Nichtberücksichtigung dieses Faktors fächern sich die Überlebenskurven beider TNM-Versionen breiter auf, der Gesamt-χ^2-Wert und die χ^2-Werte zwischen den einzelnen Gruppen steigen an (Tabelle 3).

Die Berechnung der Fünfjahresüberlebenraten für 16 Tumordickeklassen zeigt eine indirekt proportionale Beziehung mit weitgehend stetigem Kurvenverlauf – sprunghafte Änderungen treten nicht zutage.

Wird statt einer Einteilung nach Dickeparametern der TNM-Klassifikationen von 1978 und 1987 die Grenzziehung bei 1, 2 und 4 mm gewählt, so resultiert eine gleichmäßige Auftrennung prognostischer Gruppen.

Patienten mit Satelliten- und in-transit-Metastasen sowie Fälle regionärer Lymphknotenmetastasierung faßt die TNM-Version von 1978 im Stadium II zusammen. Einen signifikanten Unterschied zwischen diesen beiden Gruppen zeigen jedoch die Zehnjahresüberlebensraten von 27% (Satelliten und in-transit) bzw. 19% (regionäre Lymphknotenmetastasen). Eine ähnliche Situation besteht für das Stadium III der TNM-Version von 1987, in das sowohl Patienten mit sehr dicken Primärtumoren (Zehnjahresüberlebensrate 45,8%), als auch solche mit regionären Lymphknotenmetastasen (Zehnjahresüberlebensrate 19%) eingeordnet werden.

TNM - Version 1978:

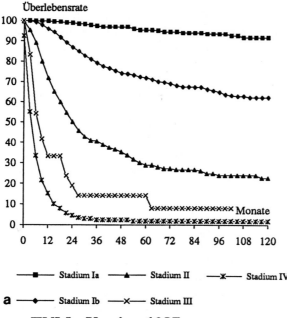

TNM - Version 1987:

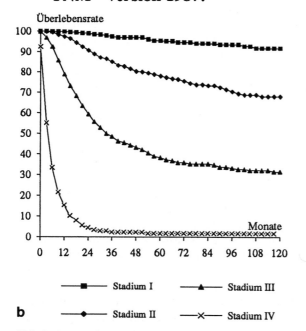

Abb. 1a, b. Zehnjahresüberlebensraten der TNM-Klassifikationen von 1978 und 1987 im Vergleich

Tabelle 2. Zehnjahresüberlebensraten verschiedener Klassifikationssysteme

	Zehnjahresüberlebensraten in Prozent		
	TNM-Version 1978	TNM-Version 1987	Prognoseorientierte TNM-Version
Stadium I	–	91,7	–
Stadium Ia	91,7	–	93,1
Stadium Ib	62,3	–	80,0
Stadium II	22,7	68,0	–
Stadium IIa	–	–	58,5
Stadium IIb	–	–	42,6
Stadium III	< 8	31,4	–
Stadium IIIa			27,7
Stadium IIIb	–	–	19,4
Stadium IV	1,8	1,8	2,6

Tabelle 3. Vergleich der χ^2-Werte mit und ohne Berücksichtigung des Clark-Levels

Tumordicke in mm	χ^2-Werte	
	mit Clark-Level	ohne Clark-Level
$\leq 0,75$ mm versus $> 0,75 - 1,5$	7,7	9,2
$> 0,75 - 1,5$ mm versus $> 1,5 - 3$	33,5	33,8
$> 0,75 - 1,5$ mm versus $> 1,5 - 4$	49,2	50,6
Gesamt χ^2-Wert:		
Grenzen bei 0,75/1,5/3 mm	255,0	269,3
Grenzen bei 0,75/1,5/4 mm	232,2	268,5

Juxtaregionäre Lymphknotenmetastasen (Stadium III der TNM von 1978) fanden sich bei nur 19 Patienten unseres Kollektivs. Sie erreichten eine Zehnjahresüberlebensrate von weniger als acht Prozent.

Diskussion

Als Parameter mit der höchsten prognostischen Aussagekraft ging die Tumordicke aus der multivariaten Analyse hervor. Dieses Ergebnis stimmt mit dem größten Teil der bisher durchgeführten Untersuchungen überein, die sich sowohl in der Auswahl der überprüften Parameter, als auch in der Kollektivgröße stark unterschieden [2, 3, 9, 11]. Die Diskussion um die Wahl adäquater Intervallgrenzen für Dickeklassen unterschiedlichen Risikos entzündet sich an der Frage nach dem Vorhandensein sogenannter „natural breakpoints" [8]. Weder die ursprünglich von Breslow [5] vorgeschlagene Einteilung mit den Grenzen 0,75, 1,5 und 3 mm, noch eine Grenzziehung bei 0,75, 1,5 und 4 mm [19], basieren auf dem statistisch fundierten Nachweis dieser Umschlagpunkte. Eine in unserer Untersuchung bei univariater Analyse beobachtete, stetig gegenläufige Beziehung zwischen Tumordicke und Überleben, läßt sich auch in multivariater Analyse bestätigen [3, 9, 13].

Dieses Ergebnis ermöglicht eine Neufestsetzung von Tumordickeintervallen, wobei die von uns vorgeschlagene Einteilung (Intervallgrenzen bei 1, 2 und 4 mm) neben dem Vorteil der einfachen Handhabung eine gleichmäßige Auftrennung der Patienten im Stadium I, gemessen am Gesamt-χ^2-Wert in der Lee/Desu Statistik, bietet.

Die problematische Rolle des Clark-Levels als prognostisches Kriterium spiegelt sich in der Vielzahl von Untersuchungen zu diesem Thema wider. Obgleich Clark's Vorschlag eines Tumorstagings nach Invasionstiefe biologisch sinnvoll erscheint, hat sich in statistischen Analysen die Tumordicke hinsichtlich ihrer prognostischen Aussagekraft überlegen gezeigt [1, 4, 9, 10, 12, 15, 16].

Eine kombinierte Verwendung von Tumordicke und Invasionslevel − wie in den TNM-Klassifikationen [18, 19] vorgeschlagen − wurde durch statistische Untersuchungen bislang nicht belegt und bietet unseren Ergebnissen zufolge keinen Vorteil; der Verzicht auf die Mitberücksichtigung des Clark-Levels verbesserte sogar die Trennkraft des Einteilungsschemas. Auch in der multivariaten Analyse kommt dem Invasionslevel erst nach der Tumordicke, der Lokalisation und dem Geschlecht prognostische Bedeutung zu, die darüber hinaus auf die Unterscheidung von Level II versus III insbesondere bei dünnen Tumoren beschränkt bleibt. Die Prognose dieser dünnen Tumoren ist jedoch insgesamt außerordentlich günstig [17], die zusätzliche Berücksichtigung des Invasionslevels daher nur von geringer klinischer Relevanz.

Bezüglich der bislang wenig beachteten metastasierten Stadien erweist sich in unserer Analyse zweierlei: dicke Primärtumoren sind im Interesse einer prognoseorientierten Klassifikation von Fällen eingetretener lokoregionärer Metastasierung zu trennen; zum anderen muß dem doch beträchtlichen prognostischen Spektrum metastasierter Melanome durch eine Einteilung in lokoregionäre- und Fernmetastasierung Rechnung getragen werden.

Darüber hinaus ist im Falle lokoregionärer Metastasierung zwischen Satelliten- und in-transit-Metastasen einerseits und reginären Lymphknotenmetastasen andererseits zu unterscheiden.

Ausgehend von diesen Ergebnissen wurde unser Vorschlag für eine verbesserte TNM-Klassifikation entwickelt. Änderungen gegenüber den gegenwärtigen TNM-Versionen orientieren sich dabei an folgenden Forderungen:
− Die anatomische Tumorausbreitung als Grundprinzip der Einteilung nach TNM bleibt erkennbar.
− Der großen prognostischen Streubreite primärer Melanome wird durch ihre Unterteilung in vier Gruppen (I a, b, II a, b) − unter Optimierung des Parameters Tumordicke − Rechnung getragen.
− Zwischen den Stadien und innerhalb der Untergruppen bestehen signifikante prognostische Unterschiede. Die Unterschiedlichkeit der Subkategorien darf jedoch ihre logische Zuordnung zu einem gemeinsamen Stadium nicht in Frage stellen.
− Die TNM-Bedingungen sollen auf alle Primärlokalisationen gleich anwendbar sein. Daher − und wegen des geringen prognostischen Unterschieds − werden juxtaregionäre Lymphknotenmetastasen wie Fernmetastasen behandelt und einem gemeinsamen Stadium zugeordnet.

Die Kriterien dieser Neueinteilung sind in Tabelle 4, die zugehörigen Überlebenraten in Abbildung 2 und Tabelle 2 zusammengefaßt.

Tabelle 4. Vorschlag einer prognoseorientierten TNM-Revision

Stadium Ia	pT1	pN0	pM0
Ib	pT2	pN0	pM0
Stadium IIa	pT3	pN0	pM0
IIb	pT4	pN0	pM0
Stadium IIIa	Jedes pTa, pTb	pN0	pM0
IIIb	Jedes pT	pN1	pM0
	Jedes pTa, pTb	pN1	pM0
Stadium IV	Jedes pT	Jedes pN	pM1

pT1: Tumordicke ≤ 1 mm	pN1: regionäre Lymphknotenmetastase
pT2: Tumordicke > 1 – 2 mm	pM1: Fernmetastase
pT3: Tumordicke > 2 – 4 mm	pTa: Satellitenmetastase
pT4: Tumordicke > 4 mm	pTb: in-transit Metastase

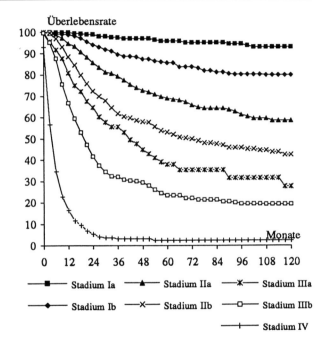

Abb. 2. Prognoseorientierte
TNM-Version

Das vorgeschlagene Modell beinhaltet eine Synthese bisher gebräuchlicher TNM-Klassifikationen und statistisch gewonnener Ergebnisse. Es folgt dem biologischen Prozeß der Tumorprogredienz, erleichtert die klinische Handhabung, trennt Gruppen mit deutlich unterschiedlichen Anforderungen bezüglich Therapie und Nachsorge und ermöglicht eine differenzierte prognostische Beurteilung unterschiedlicher Tumorkonstellationen.

Literatur

1. Balch CM, Murad TM, Soong S-J, Ingalls AL, Halpern NB, Maddox WA (1978) A multifactorial analysis of melanoma: Prognostic histopathological features comparing Clark's and Breslow's staging methods. Ann Surg 188:732–742

2. Balch CM, Soong S-J, Milton GW, Shaw AM, McGovern VJ, Murad TM, McCarthy WH, Maddox WA (1982) A comparison of prognostic factors and surgical results in 1786 patients with localized (stage I) melanoma treated in Alabama, USA, and New South Wales, Australia. Ann Surg 196:677−684

3. Balch CM, Soong S-J, Shaw AM, Milton GW (1985) An analysis of prognostic factors in 4000 Patients with cutaneous melanoma. In: Balch CM, Milton GW (eds) Cutaneous melanoma. Clinical management and treatment results worldwide. J. B. Lippincott Co., Philadelphia 1985, pp 321−352

4. Berdeaux DH, Meyskens FL Jr, Parks B, Tong T, Loescher L, Moon TE (1989) Cutaneous malignant melanoma I. The natural history and prognostic factors influencing survival in patients with stage I disease. Cancer 62:1207−1214

5. Breslow A (1970) Thickness, cross-sectional areas and depth of invasion in the prognosis of cutaneous melanoma. Ann Surg 127:902−908

6. Cox DR (1972) Regression models and life tables. J Roy Stat Soc 34, Ser B: 187−220

7. Cutler SJ, Ederer F (1958) Maximum ulitlization of the life table method in analysing survival. J Chron Dis 8:699−713

8. Day CL Jr, Lew RA, Mihm MC Jr, Harris MN, Kopf AW, Sober AJ, Fitzpatrick TB (1981) The natural break points for primary-tumor thickness in clinical stage I melanoma. New Engl J Med 305:1155

9. Day CL Jr, Lew RA, Mihm MC Jr, Sober AJ, Harris MN, Kopf AW, Fitzpatrick TB, Harrist TJ, Golomb FM, Postel A, Hennessey P, Gumport SL, Raker JW, Malt RA, Cosimi AB, Wood WC, Roses DF, Gorstein F, Rigel D, Friedman RJ, Mintzis MM, Grier RW (1982) A multivariate analysis of prognostic factors for melanoma patients with lesions ≥ 3,65 mm in thickness. The importance of revealing alternative Cox models. Ann Surg 195:44−49

10. Drzewiecki KT, Frydman H, Kragh Andersen P, Poulsen H, Ladefoged CH, Vibe P (1990) Malignant melanoma. Changing Trends in factors influencing metastasis-free survival from 1964 to 1982. Cancer 65:362−366

11. Garbe C, Büttner P, Bertz J, Burg G, d'Hoedt B, Drepper HG, Guggenmoos-Holzmann I, Lechner W, Lippold A, Orfanos CE, Peters A, Rassner G, Schwermann M, Stadler R, Ströbel W (1990) Die Prognose des primären malignen Melanoms − eine multizentrische Studie an 5093 Patienten. In: Orfanos CE, Garbe C (Hrsg) Das maligne Melanom der Haut. Zuckschwerdt Verlag, München, pp 41−60

12. Johnson OK, Emrich LJ, Karakousis CP, Rao U, Greco WR (1985) Comparison of prognostic factors for survival and recurrence in malignant melanoma of the skin, clinical stage I. Cancer 55:1107−1117

13. Karakousis CP, Emrich LJ, Rao U (1989) Tumor thickness and prognosis in clinical stage I malignant melanoma. Cancer. 1989 Oct 1; 64(7):1432−1436

14. Lee ET, Desu MM (1972) A computer programm for comparison of k samples with right-censored data. Compu Programs Biome 2:315−329

15. Meyskens FL Jr, Berdeaux DH, Parks B, Tong T, Loescher L, Moon TE (1989) Cutaneous malignant melanoma. II. The natural history and prognostic factors influencing the development of stage II disease. Cancer 63(7):1430−1436

16. Rogers GS, Kopf AW, Rigel DS, Friedman RJ, Levenstein M, Harris MN, Golomb FM, Hennessy P, Gumport SL, Roses DF, Mintzis MM (1986) Influence of anatomical location on prognosis of malignant melanoma: Attempt to verify the BANS model. J Am Acad Dermatol 15:231−237

17. Salman SM, Rogers GS (1990) Prognostic factors in thin cutaneous malignant melanoma. J-Dermatol-Surg-Oncol 1990 May; 16(5):413−418

18. UICC (1978) TNM-Classification of malignant tumors 3rd ed. Springer, Berlin Heidelberg New York

19. UICC (1987) TNM-Klassifikation maligner Tumoren. In: Hermanek P, Scheibe U, Spässl D, Wagner G (eds) Springer, Berlin Heidelberg New York Paris Tokyo

*Therapeutische Aspekte
in der dermatologischen Onkologie*

Funktionserhaltendes operatives Vorgehen beim akrolentiginösen Melanom

D. Neukam, F.-J. Fritz und C. Garbe

Zusammenfassung

In der Hautklinik Linden der Medizinischen Hochschule Hannover wurden im Zeitraum 1982 – 1990 neunzehn Patienten mit einem Akrolentiginösen Melanom im Bereich der Finger, Zehen oder Zehenzwischenräume operativ behandelt. Neun Patienten wurden einer Amputation zugeführt, während zehn Patienten radikal aber funktionserhaltend operiert wurden. Nach einer Nachbeobachtungszeit über 24 – 107 Monate bei neun amputierten Patienten von denen 2 Patienten nach 26 bzw. 51 Monaten infolge einer generalisierten Metastasierung verstarben und nach einer Nachbeobachtungszeit über 9 – 77 Monate bei zehn radikal aber funktionserhaltend operierten Patienten, von denen nach 17 Monaten ein Patient an einer generalisierten Metastasierung verstarb, scheint in Hinblick auf die Überlebenszeit die Amputation gegenüber der radikalen funtionserhaltenden Operation nicht überlegen zu sein.

Schlüsselwörter: Akrolentiginöses Melanom, Finger, Zehen, Amputation, Funktionserhaltung, Nachbeobachtungszeit

Summary

From 1982 to 1990 a total of 19 patients with acrolentiginous melanoma located in the area of the fingers the toes or the interdigital area were treated surgically at the Department of Dermatology, Hannover Medical School. In nine patients amputation was performed, whereas in the patients radical but function-preserving surgery was performed. After a follow-up period of 24 – 107 months two out of nine patients treated by amputation had died of generalized metastasis after 26 and 51 months, whereas of the ten patients treated by function-preserving surgery and 9 – 77 months one patient had died after 17 months. With regard to survival rates it is obvious that amputation is not superior to function-preserving radical surgery.

Die Behandlung des Akrolentiginösen Melanoms im Bereich der Finger, Zehen und Zehenzwischenräume beim funktionserhaltenden operativen Vorgehen erfolgt in Oberst' Leitungs- oder Regionalanästhesie mit Blutsperre, indem die Exzisionsränder so gelegt werden, daß 50% vom Hautorgan des befallenen Fingers bzw. der Zehe mit dem im Zentrum liegenden malignen Melanom und dem darunter liegenden Fettgewebe reseziert wird; ggf. muß auch das Periost abgetragen und der Knoten gefräst werden. Erst nach Konditionierung erfolgt die Defektdeckung mit Spalthaut [9] (Abb. 1 – 3). Insgesamt wurden 10 Patienten (Stadium I) im Alter von 24 – 83 Jahren behandelt. Der Primärtumor war im Bereich der Zehen (6×), der Finger (1×) und im ZZR (3×) lokalisiert. Die histologische Be-

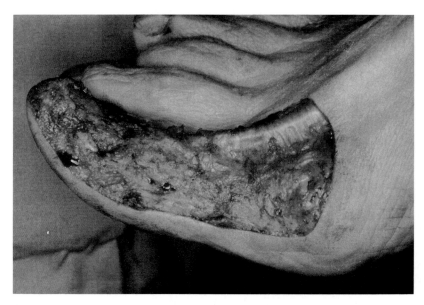

Abb. 1. Zustand nach radikaler Ausräumung des subkutanen Fettgewebes

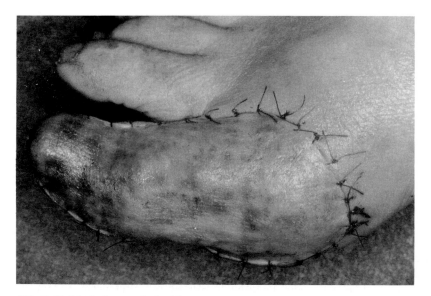

Abb. 2. Defektdeckung mit Spalthaut

fundung reichte von der atypischen Melanozytenhyperplasie, bei der ein Melanom nicht sicher ausgeschlossen werden konnte, bis zum oberflächlich spreitenden − sekundär knotigen Melanom (Breslow-Index von 4 mm, Clark-Level IV). Die Nachbeobachtungszeit der Patienten betrug durchschnittlich 24 (9−77) Monate; ein Patient verstarb an einer generalisierten Metastasierung.

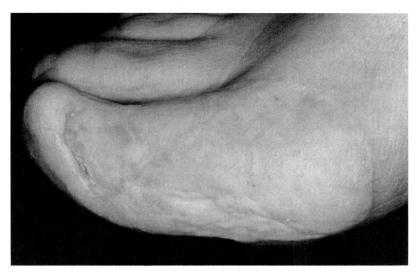

Abb. 3. Postoperativer Befund nach 10 Monaten

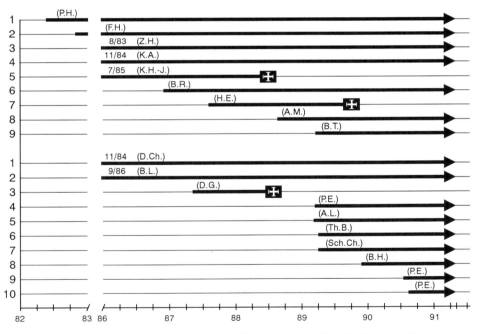

Abb. 4. Graphische Gegenüberstellung von Nachbeobachtungszeiten der Gruppe, die amputiert wurde (1−9) und der Gruppe, die radikal jedoch funktionserhaltend (1−10) operiert wurde

Bei den einer Amputation zugeführten 9 Patienten im Alter von 17 – 83 Jahren, mit Bevorzugung des weiblichen Geschlechts (6 : 3), war der Primärtumor im Großzehenbereich (5 ×), an den Fingern (3 ×) oder Funktionserhaltendes operatives Vorgehen am Daumen (1 ×) lokalisiert. Histologisch handelte es sich um flache akrolentiginöse Melanome bis zu invasiv wachsenden Melanomen (Breslow-Index von 4,5 mm, Clark-Level V). Die Nachbeobachtungszeit der Patienten betrug durchschnittlich 38 (24 – 107) Monate; 2 Patienten verstarben infolge einer generalisierten Metastasierung (Abb. 4).

Wiederholt wird in der Literatur [1 – 8, 11] auf den prognostisch ungünstigen Verlauf des ALM's hingewiesen. Betrachtet man die Aussagen von Patterson und Helwig [10] sowie Daly et al. [2], daß hinsichtlich des Verlaufs von lentiginösen und nodulären subungualen Melanomen kein Unterschied bestehe, sowie die Amputationstechniken mit zum Teil nicht unwesentlich großer Lappenbildung zur Defektdeckung, wobei viel Haut aus der Umgebung des Tumors zur Defektdeckung genutzt wird und schließlich das hohe Lebensalter der Patienten, so findet das radikale aber doch funktionserhaltende therapeutische Vorgehen mehr Berechtigung.

Literatur

1. Baas PC, Hoecksra HJ, Schraffordt H, Oosterhuis JW, Oldhoff J (1989) Isolated Regional Perfusion in the Treatment of Subungual Melanoma. Arch Surg 124:373 – 376
2. Daly JM, Berlin R, Urmacher C (1987) Subungual Melanoma: Twenty-five-year review of cases. J Surg Oncol 35:107 – 112
3. Feibleman CE, Stoll H, Maize JC (1980) Melanomas of the palm, sole and nailbed: A clinicopathologic study. Cancer 46:2492
4. Hudson DA, Krige IEI, Strover RM, King HS (1990) Subungual Melanoma of the Hand. J Hand Surg (Br) 15:288 – 290
5. Hughes LE, Horgan K, Taylor BA, Laidler P (1985) Malignant Melanoma of the hand and foot: diagnosis and management. Br J Surg 72:811 – 815
6. Krauss J, Gstottner R, Reiss CJ, Hassler N, Erbe H, Müller R (1979) Maligne Melanome an den Fingern oder Zehen. Zbl Chirurgie 104:1225 – 1232
7. Krementz ET, Reed RJ, Coleman WP, Sutherland CM, Carter RD, Campbell M (1982) Acral lentiginous melanoma – A clinico-pathologic entity. Ann Surg 195:632 – 645
8. Muchmore IH, Krementz ET, Carter RD, Sutherland CM, Godfrey RS (1990) Regional perfusion of the treatment of subungual melanoma. Am Surg 56:114 – 118
9. Neukam D, Sümpelmann R, Fritz F-J, von Bohlen FW (1991) Funktionserhaltendes radikales operatives Vorgehen beim akrolentiginösen Melanom. In: Meigel W, Lengen W, Schwenzer G (Hrsg) Diagnostik und Therapie maligner Melanome. Fortschritte der operativen Dermatologie, Bd 6. Diesbach, Berlin, S 305 – 309
10. Patterson RH, Helwig EB (1980) Subungual malignant melanoma: A clinical-pathologic study. Cancer 46:2074 – 2087
11. Shao YF (1989) Subungual Malignant Melanoma – 30 Year Review of cases. Chung Hua Chung Liu Tsa Chin 11:380 – 382

Immunmodulation: Neue Wege in der Tumortherapie

R. Dummer, J. C. Becker, A. A. Hartmann, C. Eilles und G. Burg

Zusammenfassung

Die Immunmodulation zur Behandlung maligner Erkrankungen hat durch die experimentelle Immunologie neue Impulse erhalten. Rekombinante Zytokine ermöglichen es, Abwehrfunktionen des Immunsystems zu beeinflussen. Aufgrund verschiedener klinischer und experimenteller Beobachtungen erscheint der Einsatz der Immunmodulation gerade beim Melanom sinnvoll. Es wird ein adjuvantes Therapiekonzept, bestehend aus Interferon-alpha und Interleukin-2, sowie ein palliatives Behandlungsschema, bestehend aus Dacarbazin und Interleukin-2, vorgestellt. Untersuchungen mittels radioaktiv-markierter Lymphokinaktivierter Killerzellen können prognostische Bedeutung für spätere Immuntherapien haben. Trotz zahlreicher Probleme erscheinen immunmodulatorische Therapieansätze in der Onkologie vielversprechend.

Schlüsselwörter: Immunmodulation, Immuntherapie, adoptive Immuntherapie, Melanom, Interferon-alpha, Interleukin-2, Lymphokin-aktivierte Killerzellen, Tumor-infiltrierende Killerzellen.

Summary

Recent findings in experimental immunology have opened the door to new approaches for immunomodulation in cancer therapy. Recombinant cytokines allow new approaches to augment immunofunctions. On the basis of various clinical and experimental observations, melanoma is a suitable target for immunomodulation. We present a treatment schedule for adjuvant melanoma therapy using interferon-alpha and interleukin 2 as well as combined chemo- and immunotherapy using dacarbazine and interleukin 2. Scintigraphy with radiolabeled lymphokine-activated killer cells might have prognostic relevance for immunotherapies. Despite a number of problems, immunomodulation is a promising approach in oncology.

Definition und geschichtlicher Hintergrund

Unter Immunmodulation versteht man einen pharmakologischen Eingriff in die Abwehrlage des Körpers, wobei die Interaktion zwischen Tumor und Immunsystem auf verschiedenen Ebenen beeinflußt werden kann. Die Einführung der Gentechnologie und die damit möglich gewordene Produktion rekombinanter Proteine haben dieser Form der Tumortherapie in den letzten Jahren neue Impulse gegeben. Dabei wird gerne übersehen, daß vor Einführung der Chemo- und der Strahlentherapie die Immuntherapie neben der Chirurgie ein gängiger Behandlungsansatz war. Die Pioniere der Immuntherapie applizierten schon vor gut hundert Jahren Bakterien und Bakterienbestandteile bei onkologischen Indikationen [20]. Diese traditionelle Form der Immunmodulation findet auch heute noch in Form von BCG-Impfungen klinische Anwendung [1].

Intensive Forschungsprojekte im Bereich der experimentellen Immunologie haben zu einer exponentiellen Zunahme unseres Wissens über die Steuerung des Immunsystems geführt, die Mitte der fünfziger Jahre mit der Entdeckung des Interferons begann und inzwischen eine kaum mehr zu übersehende Komplexität erreicht hat (aktuelle Übersicht unter dem Gesichtspunkt der Therapie bei [17]). Die Interferone waren die ersten Proteine, deren Bedeutung für zelluläres Wachstum und Differenzierung erkannt wurde und in die Kategorie „Zytokine" eingeordnet wurden.

Die Gentechnologie kann uns jetzt jedes Zytokin in ausreichender Menge für die klinische Anwendung zur Verfügung stellen. Erfahrungen in der Malignomtherapie liegen allerdings nur für Interferone, hämatopoetische Wachstumsfaktoren und für Interleukin-2 vor.

Obwohl die Applikation eines rekombinant hergestellten und somit „reinen" Zytokins ein wesentlich spezifischeres Signal darstellt als die Injektion von z. B. bakteriellen Produkten, führt der klinische Einsatz der Zytokine zu einer immunologischen Kettenreaktion, die in ihrer Komplexität noch weitgehend unverstanden bleibt. Da sowohl Interferon-alpha [26] als auch Interleukin-2 [8] als Monotherapie antitumorale Aktivität gegen verschiedene Neoplasien gezeigt haben, müssen kommende klinische Studien überprüfen, ob diese Substanzen durch Kombination miteinander, oder mit herkömmlichen Zytostatika zur erfolgreichen Tumorbehandlung beitragen können.

Warum Immuntherapie beim malignen Melanom?

Trotz des fehlenden Wissens über den genauen Wirkmechanismus erscheint es sinnvoll, immunstimulierende Substanzen beim fortgeschrittenen malignen Melanom einzusetzen, da einerseits bei diesem Tumor sowohl Chemo- als auch Strahlentherapie nur begrenzte Wirksamkeit zeigen. Andererseits sprechen die folgenden klinischen und experimentellen Beobachtungen dafür, daß das maligne Melanom ein immunologisch kontrollierbarer Tumor ist [5]:

1. Das Wachstum des Melanoms wird schon beim Primärtumor ganz wesentlich von Abwehrmechanismen des Wirtes mitbestimmt, was sich klinisch und histologisch in Regressionszonen zeigt. Auch die teilweise extrem lange Latenzphase zwischen Primärtumor und Metastasierung, die in Einzelfällen länger als zehn Jahre betragen kann, und die zwar seltenen, aber gut dokumentierten Spontanregressionen von Melanommetastasen belegen diesen Aspekt.
2. Das Immunsystem ist in der Lage, Pigment produzierende Zellen selektiv zu zerstören. Die Regressionszonen beim primären Melanom wurden schon erwähnt, doch die Pathophysiologie der Vitiligo und das Phänomen des Halonaevus zeigt, daß dies auch für benigne Melanozyten zutrifft.
3. Melanomzellen können in vivo eine spezifische Immunantwort induzieren, die in vitro zur Eliminierung der Zellen fähig ist. In diesem Zusammenhang muß

sicherlich auf die Tumor-infiltrierenden Lymphozyten hingewiesen werden (vgl. auch die Beiträge von Becker et al. und Wölfer et al. in diesem Buch). Erstaunlicherweise überleben in vivo die Tumorzellen trotz der Immunantwort, wobei die Mechanismen, die dies ermöglichen, noch weitgehend unbekannt sind. Aktuelle Arbeiten zu diesem Thema lassen vermuten, das Interferon-gamma und Tumor-Nekrose-Faktor-alpha abhängige Freisetzung von löslichem Adhäsionsmolekülen (lösliches „Intercellular adhesion molecule 1") die Erkennung der Tumorzellen durch cytotoxische Zellen inhibieren kann [2].

4. Immunstimulation verlangsamt, Immunsuppression beschleunigt das Melanomwachstum. In Tiermodellen, aber auch in einigen aktuellen klinischen Arbeiten zeigen sich inhibierende Effekte auf das Melanomwachstum nach Applikation von speziellen Impfstoffen [3] oder spezifischen monoklonalen Antikörpern. Auf der anderen Seite ist die Inzidenz des Melanoms in immunsupprimierten Patienten erhöht.

Adjuvante Therapie des Malignen Melanoms mit Interferon-alpha und Interleukin-2

Unter adjuvanter Therapie versteht man eine systemische Behandlung in Ergänzung einer potentiell kurativen Operation, wobei Tumormassen mit den gängigen klinischen Methoden wie Computertomographie und Sonographie nicht nachweisbar sind. Nach der Entfernung des Primärtumors ist für den individuellen Patienten die Tumordicke neben Lokalisation und Geschlecht von entscheidender Bedeutung für die Prognose. Mit zunehmender Tumordicke sinkt die Rate der durch Operation geheilten Patienten. So beträgt die 10-Jahres-Überlebensrate bei einer Tumordicke von weniger als 0,75 mm 96,6%, für eine Tumordicke von 0,76−1,5 mm reduziert sie sich auf 88,9%, für eine Tumordicke zwischen 1,5−3,0 mm auf 66,5% und für eine Tumordicke über 3 mm beträgt sie nur noch 48,6% [14, 15].

Im Gegensatz zum primären Melanom ist die Prognose bei Patienten mit Rezidiven bzw. mit Metastasen ungünstig. So beträgt die Rezidivrate nach operativer Sanierung bei lokoregionären Lymphknotenfiliae etwa 50%.

Aufgrund dieser Überlegungen ist es für den behandelnden Arzt unbefriedigend, nach chirurgischer Entfernung eines Primärtumors mit hohem Metastasierungsrisiko − wobei als Grenzwert eine Tumordicke von mindestens 1,5 mm empfohlen wird − bzw. nach der Entfernung von Metastasen, das Rezidiv abzuwarten, zumal auch beim metastasierten Melanom nur sehr begrenzte palliative Therapiemöglichkeiten bestehen. Deshalb sollte die adjuvante Behandlung in prognoseorientierten Therapiekonzepten für das Melanom enthalten sein.

Da alle bis heute in randomisierten Studien untersuchten adjuvanten Therapieansätze keine Verlängerung der Überlebenszeit nachweisen konnten [1], muß nach neuen Behandlungsformen gesucht werden. Synergistische Effekte auf die Aktivierung von cytotoxischen Zellen [4] und Verbesserung der Tumorzell-Killerzellinteraktion [22, eigene unpublizierte Arbeiten] sprechen für eine kombinierte Immuntherapie mit Interferon-alpha und Interleukin-2.

Nachdem in einer Pilotstudie die Langzeittolerabilität einer kombinierten Interleukin-2 und Interferon-alpha Behandlung gezeigt wurde, erfolgt diese Therapie für primäre high-risk Melanome (Tumordicke > 1,5 mm) im Rahmen einer Multicenterstudie, an der sich verschiedene Hautkliniken beteiligen. Dabei wird in der 1. Woche an 7 aufeinanderfolgenden Tagen IFN-alpha 2 b (Intron A, Essex) in einer Dosierung von 3 Mio I.E. subcutan injiziert. Am folgenden Tag beginnt die subkutane Applikation von 1,5 Mio Cetus Einheiten rekombinantem Interleukin-2/Tag (Proleukin, Cetus) für vier Tage. Nach einer 3tägigen Pause schließen sich 4 Wochen an, wobei der Patient jeweils Mo-Mi-Fr 3 Mio I.E. Interferon-alpha subkutan erhält. Es werden solche Behandlungszyklen über einen Zeitraum von knapp einem Jahr durchgeführt. Innerhalb eines Zeitraums von zwei Jahren sollen 280 Patienten an der Behandlung teilnehmen. Allerdings dürfen signifikante Ergebnisse erst nach einem Beobachtungszeitraum von mindestens drei Jahren erwartet werden.

Dacarbazin und Interleukin-2 bei der Behandlung des metastasierenden Melanoms

Dacarbazin ist das wirkungsvollste Chemotherapeutikum bei der Behandlung des Melanoms. Im Gegensatz zu anderen Cytostatika hat es nur gering ausgeprägte immunsuppressive Effekte [6]. Da chemotherapieresistente Melanomzellen gegenüber einer Lyse mit Interleukin-2 aktivierten Killerzellen empfindlich bleiben [13], erscheint eine Kombinationsbehandlung mit Dacarbazin und Interleukin-2 sinnvoll.

Patienten mit nichtresezierbaren Melanommetastasen, jedoch ohne Befall des Zentralnervensystems und ohne kardiopulmonale Begleiterkrankungen behandeln wir mit einer kombinierten Chemo- und Immuntherapie mit Dacarbazin (DTIC, 250 mg/m^2, Tg. 1−5) und Interleukin-2 (3 Mill. Cetus E./m^2/24 h, kontinuierliche Dauerinfusion, Tg. 21−24 und 28−31, Wiederholung ab Tg. 42) [9]. Das Behandlungsprotokoll wurde von der Ethikkommission der Universität Würzburg gebilligt. Unter einer antiemetischen Behandlung mit Ondansetron (Zofran, Glaxo) wurden die Dacarbazinkurzinfusionen ohne gastrointestinale Nebenwirkungen toleriert. Die wesentlichen Nebenwirkungen während der Interleukin-2 Gabe, die trotz einer umfangreichen Begleitmedikation mit Paracetamol, Ranitidin, Alizaprid, Furosemid und in einigen Fällen auch Dopamin, auftraten, beinhalten Fieber, Schüttelfrost, Erbrechen, Diarrhoe, Blutdruckabfall und Erytheme [12]. Außerdem kam es einmal zu einer absoluten Arrhythmie und zweimal zu einer Sepsis. Bei 14 Zyklen mußte die Interleukin-2 Gabe wegen einer Thrombozytopenie, bei 2 Zyklen wegen Anurie unterbrochen werden. Allgemeines Krankheitsgefühl war der Grund zur Dosisreduzierung bei 14 Zyklen.

Tabelle 1 faßt das Ansprechen der Metastasen und die effektiv infundierte Dosis in Prozent der vom Therapieprotokol vorgesehenen Dosis zusammen. Die Ansprechrate von etwa 30% ist im Vergleich zu anderen Therapieansätzen hoch. Unsere Erfahrungen mit dieser Behandlungsform zeigen, daß Patienten mit kleiner Tumormasse und Befall weniger Organe am besten auf die Therapie ansprechen.

Tabelle 1. Tumorlokalisation, effektiv infundierte IL-2 Dosis und Ansprechen von 14 DTIC und IL-2 behandelten Patienten. PD: Progression, SD: Keine Veränderung, MR: Minimaler Rückgang, PR: Partieller (mind. 50%) Rückgang der meßbaren Metastasen

Patient	Tumorlokalisation	Zahl der Zyklen	Response	Effektive Dosis
KF	Lunge	2	SD	75%
SG	Lymphknoten	1	PD	125%
GF	Abdomen	6	PR	101%
EA	Lymphknoten	1	PD	113%
KM	Lymphknoten	2	PD	65%
HK	Leber, Knochen, Lymphknoten	2	SD	89%
GE	Lunge, Abdomen	4	PD	80%
MG	Leber, Milz	5	MR	84%
BI	Leber	2	PD	74%
PJ	Lunge, Lymphknoten	4	PR	100%
VD	Lymphknoten, Haut	4	PR	90%
ME	Lunge	2	PR	71%
NW	Lunge	2	PR	92%
NA	Leber, Abdomen, Haut	2	PD	92%

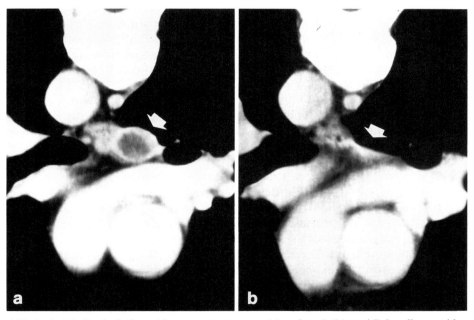

Abb. 1 a, b. Mediastinale Lymphknotenmetastase vor (**a**) und nach (**b**) zwei Behandlungszyklen mit DTIC und Interleukin-2. (Institut für Radiologie der Universität Würzburg)

Trotz dieser ermutigenden Resultate darf nicht vergessen werden, daß die Mehrzahl dieser Patienten z. T. beträchtliche Beeinträchtigung der Lebensqualität in Kauf nimmt, ohne von der Therapie objektivierbar profitieren zu können. In diesem Zusammenhang wäre selbstverständlich die Überlebenszeit ein wichtiger

Parameter, zu dem aufgrund der kurzen Beobachtungszeiten keinerlei Aussagen getroffen werden können.

Andererseits könnten immunologische Begleiterscheinungen (vgl. den Beitrag von Kalhammer et al. in diesem Buch) dazu dienen, Patienten zu selektionieren, die mit hoher Wahrscheinlichkeit von der Behandlung profitieren. Dazu wird möglicherweise auch die Szintigraphie mit radioaktiv markierten Lymphokin-aktivierten Killer- (LAK-) Zellen beitragen, die in enger Kooperation der Klinik und Poliklinik für Nuklearmedizin, der Transfusionsmedizin und der Universitätshautklinik in Würzburg etabliert wurde.

Szintigraphischer Metastasennachweis mittels LAK-Zellen bei Patienten mit Melanom

Um bei minimaler Belastung des Patienten eine ausreichende Menge von peripheren mononukleären Zellen (PMZ) zu erhalten, wurde bei Patienten mit computertomographisch nachgewiesener Melanommetastasierung eine Leukapherese (Institut für Transfusionsmedizin, Universität Würzburg) durchgeführt. Während einer Leukapheresezeit von etwa drei Stunden durchlaufen 10 Liter Blut den Separationsprozeß, wobei $1-5 \times 10^9$ PMZ gewonnen werden. Nach Ficoll-Hypaque Dichtezentrifugation werden die PMZ in gasdurchlässigen Plastikbeuteln in Gegenwart von 1000 I.U. Interleukin-2 kultiviert. Drei bis fünf Tage später läßt sich bei den Zellen funktionell eine verstärkte Zytotoxizität gegen autologe und heterologe, kultivierbare Tumorzellen nachweisen, wobei sowohl T-Lymphozyten als auch natürliche Killer- (NK-) Zellen beteiligt sind.

Nach einer viertägigen Kultivierung werden die Zellen mit Indium-111 radioaktiv markiert und retransfundiert. Eine Gamma-Kamera verfolgt die Verteilung der retransfundierten Zellen in festgesetzten Intervallen. Nach intravenöser Injektion reichern sich die Zellen zunächst in Lunge, Leber und Milz an [23]. Bei acht von vierzehn Patienten (57%) kam es zur Anreicherung im Metastasengewebe. Dabei konnten Lymphknoten-, Knochen-, Haut- und eine gastrointestinale Metastase nachgewiesen werden. Ein Beispiel der LAK-Zellanreicherung eines Patienten mit inguinaler Lymphknotenmetastase ist in Abb. 2 dargestellt. Bei diesem Patienten zeigte die Metastase schon nach zweieinhalb Stunden eine deutliche Aufnahme von Radioaktivität [23].

Ein Patient mit positiver szintigraphischer Darstellung von Hautmetastasen erlaubte Biopsien vor und nach der Szintigraphie, so daß das peritumorale Infiltrat mittels APAAP-Technik phänotypisiert werden konnte. Sowohl vor der LAK-Zell-Transfusion als auch nach der szintigraphischen Darstellung fanden sich überwiegend CD3, CD4 positive und weniger CD8 positive Lymphozyten. Peritumoral konnten NK-Zellen nicht nachgewiesen werden. Auffallend war eine Zunahme von CD25 positiven Zellen nach der Szintigraphie. Betrachtet man diese Befunde vor dem Hintergrund der Heterogenität der LAK-Zellen, kommt man zu dem Schluß, daß T-Lymphozyten und nicht NK-Zellen die dominierende Zellpopulation der in den Tumor migrierenden Zellen darstellen. Die Identifizierbarkeit des Tumors durch T-Lymphozyten ist möglicherweise HLA-DR abhängig [7].

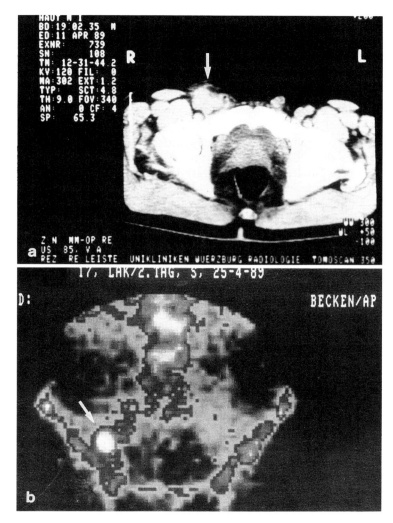

Abb. 2 a, b. Computertomographie (**a**) einer inguinalen Lymphknotenmetastase (*Pfeil*). Szintigraphische Darstellung (**b**) 24 h nach der Infusion radioaktiv-markierter LAK-Zellen. Anreicherung der Zellen im Knochenmark der Wirbelsäule und des Beckens, sowie (*Pfeil*) in der inguinalen Lymphknotenmetastase

Fünf der vierzehn Patienten erhielten später die kombinierte Chemo- und Immuntherapie mit Dacarbazin und Interleukin-2. Von den drei positiven Patienten in der LAK-Zell-Szintigraphie sprachen zwei auf die Behandlung an, während keiner der negativen Patienten einen Metastasenrückgang zeigte. Dies könnte auf eine prognostische Relevanz dieser Untersuchungsmethode hinweisen, und zeigt, das LAK-Zellen nicht nur im Rahmen der adoptiven Immuntherapie einsetzbar sind. Tumor-spezifische Lymphozyten wie tumor-activated killer cells (TAK) [25] und tumor-infiltrierende Lymphozyten (TIL) [16] sind erfolgversprechende Mittel zum hochsensitiven Metastasennachweis und zur Behandlung metastasierender Malignome.

Zukünftige Perspektiven für die Immunmodulation

Obwohl die adoptive Immuntherapie mit extrakorporal aktivierten immunkompetenten Zellen (vgl. Tab. 2) und systemischer Zytokinapplikation mit einem erheblichen labortechnischen Aufwand verbunden ist, sollte dieser Weg weiter verfolgt werden, denn bei dieser Form der Immuntherapie kann dem Patienten wahrscheinlich ein Teil der Nebenwirkungen erspart bleiben, ohne den klinischen Effekt zu vermindern.

Tumor-infiltrierende Lymphozyten [21] oder Tumor-aktivierte Lymphozyten sind in der Lage, den Tumor wesentlich selektiver zu eliminieren als LAK-Zellen oder adhärente LAK-Zellen [19]. Da die zuletzt genannten Zellen eine hohe Rezeptorendichte für den konstanten Teil von Immunglobulinen aufweisen, wäre die Kombination von monoklonalen Antikörpern und LAK-Zellen ein weiterer vielversprechender Ansatz. Selbst die genetische Manipulation von adoptiv applizierten Lymphozyten wird versucht. Denkbar wäre auch eine Kombination einer Tumorvakzine [3] mit Zytokinen, die die Antigenexpression fördern und die Proliferation immunkompetenter Zellen steigern. Damit wäre die Induktion einer tumor-spezifischen Immunantwort ohne Entnahme immunkompetenter Zellen möglich.

Auf der anderen Seite ist die Immunmodulation mit einer ganzen Reihe ungelöster Probleme verbunden. Ein noch ungeklärter Aspekt ist die Bildung von neutralisierenden Antikörpern während einer Zytokintherapie, deren Relevanz noch nicht eindeutig beurteilt werden kann. Zumindest für die Behandlung mit Interferon-alpha und Interferon-beta muß jedoch befürchtet werden, daß diese Antikörper in vivo die gewünschten Effekte blockieren können [10, 12, 24].

Unter den Tumor-infiltrierenden Lymphozyten gibt es offensichtlich nicht nur cytotoxische Zellklone, sondern auch Klone, die das Wachstum von Tumorzellen beschleunigen können [18].

Dennoch sollten wir angesichts dieser Problematik nicht auf die Erprobung dieser Therapien verzichten, sondern kritisch und aufmerksam die Wirksamkeit überprüfen, um in einem Jahrzehnt die Bedeutung der Immunmodulation in der Tumorbehandlung besser beurteilen zu können.

Tabelle 2. Charakteristika von Lymphokin-aktivierten Killerzellen (LAK), adhärenten LAK-Zellen, Tumor-aktivierte Killerzellen (TAK), und Tumor-infiltrierende Lymphocyten (TIL). (PB: Peripheres Blut)

Adoptiv transferierbare Zellen	Quelle	Kulturdauer	Dominierende Zellpopulation
LAK	PB	3 – 5 Tage	NK- und T-Zellen [8]
adhärente LAK	PB	8 – 12 Tage	NK-Zellen [19]
TAK	PB	4 – 12 Wochen	T-Zellen [25]
TIL	Tumor	4 – 12 Wochen	T-Zellen [21]

Literatur

1. Balch CM, Hersey P (1985) Heutiger Stand der adjuvanten Therapie. In: Balch CM, Milton GW, Shaw HM, Seng-jaw Soong (Hrsg). Hautmelanome. Diagnose, Therapie und weltweite Ergebnisse. Springer Verlag, Berlin Heidelberg New York, S 192−212
2. Becker JC, Dummer R, Burg G, Schmidt RE (1991) Shedding of ICAM-1 from human melanoma cell lines induced by interferon-gamma and tumors necrosis factor alpha: Functional consequences on cell mediated cytotoxicity. Immunol 147:4398−4401
3. Berd D, Maguire HC, McCue P, Mastrangelo MJ (1990) Treatment of metastatic melanoma with an antologous tumor-cell vaccine: clinical and immunological results in 64 patients. J Clin Oncol 8:1858−1867
4. Bergmann L, Weidmann E, Mitrou PS, Runne U, Keilholz U, Bartsch HH, Franks CR (1990) Interleukin-2 in combination with interferon-alpha in disseminated malignant melanoma and advanced renal cell carcinoma. Onkologie 13:137−140
5. Bystryn JC (1989) Immunosurveillance and melanoma. J Invest Dermatol 92:S318−320
6. Chabner BA (1982) Nonclassical alkylating agents. In: Pharmacologic principles of cancer treatment. (Chabner BA, ed) WB Saunders, Philadelphia, pp 340−362
7. Cohen PJ, Lotze MT, Roberts JR, Rosenberg SA, Jaffe ES (1987) The immunopathology of sequential tumor biopsies in patients treated with interleukin-2. Correlation of response with T-cell infiltration and HLA-DR expression. Am J Pathol 129:208−216
8. Dummer R, Welters H, Keilholz U, Tilgen W, Burg G (1990) Interleukin-2: Immunologischer Hintergrund und klinische Anwendung in der Tumortherapie. Hautarzt 41:53−55
9. Dummer R, Becker JC, Kahlhammer U, Michaelis A, Ostmeier H, Tschammler A, Hartmann AA, Burg G (1991) Combined Chemo- and Immunotherapy using dacarbazine and continuous infusion of interleukin-2 in metastatic malignant melanoma. Eur J Dermatol 1:201−205
10. Dummer R, Müller W, Nestle F, Wiede J, Dues J, Lechner W, Haubitz I, Wolf W, Bill E, Burg G (1991) Formation of neutralizing antibodies against natural interferon-beta, but not against recombinant interferon-gamma during adjuvant therapy for high-risk malignant melanoma patients. Cancer 57:2300−2304
11. Dummer R, Miller K, Eilles C, Burg G (1991) The skin: an Immunoreactive target organ during interleukin-2 administration. Dermatologica 183:95−99
12. Figlin RA, Itri LM (1988) Anti-interferon antibodies: A perspective. Semin Hematol 25:9−15
13. Gambacorti-Passerini C, Rivoltini L, Radrizzani M, Supino R, Mariani M, Parmiani G (1988) Susceptibility of human and murine drug-resistent tumor cells to the lytic activity of rIL-2 activated lymphocytes (LAK). Cancer Metastasis Rev 7:335−345
14. Garbe C, Burg G, Drepper H, Rassner G (1989) Die Prognose des malignen Melanoms im klinischen Stadium I. Hautarzt 40:378
15. Garbe C, Stadler R, Orfanos CE (1989) Lokalrezidive und Matastasierung bei dünnen malignen Melanomen (<1 mm). Hautarzt 40:337−343
16. Griffith KD, Read EJ, Carrasquillo JA, Carter CS, Yang JC, Fisher B, Aebersold P, Packard BS, Yu MY, Rosenberg SA (1989) In vivo distribution of adoptively transferred Indium-111-labeled tumor infiltrating lymphocytes and peripheral blood lymphocytes in patients with metastatic melanoma. J Natl Cancer Inst 81:1709−1717
17. Luger TA, Schwarz T (1991) Therapeutic use of cytokines in dermatology. J Am Acad Dermatol 24:915−926
18. Maeda K, Lafreniere R, Jerry LM (1991) Production and characterization of tumor infiltration lymphocyte clones derived from B16−F10 murine melanoma. J Invest Dermatol 97:183−189
19. Melder RJ, Whiteside TL, Vujanovic NL, Hiderodt JC, Herberman RB (1988) A new approach to generating antitumor effectors for adoptive immunotherapy using adherent lymphokine-activated killer cells. Cancer Res 48:3461−3469
20. Nauts HC, Fowler GA, Bogatko FH (1953) A review of the influence of bacterial infection and of bacterial products (Coley's toxine) on malignant tumors in man. Acta Med Scand S276:1−103

21. Rosenberg SA, Packard BS, Aebersold PM, Solomon D, Topalian SL, Toy ST, Simon P, Lotze MT, Yang JC, Seipp CA, Simpson CG, Carter C, Bock S, Schwarzentruber D, Wei JP, White DE (1988) Use of tumor-infiltrating lymphocytes and interleukin-2 in the immunotherapy of patients with metastatic melanoma. N Engl J Med 319:1676–1680
22. Rosenberg SA, Lotze MT, Yang JC, Lineham WM, Seipp C, Calabro S, Karp SE, Sherry RM, Steinberg S, White DE (1989) Combination therapy with interleukin-2 and interferon alpha for the treatment of patients with advanced cancer. J Clin Oncol 7:1863–1874
23. Schäfer E, Dummer R, Eilles C, Martin M, Börner W, Burg G (1991) Imaging pattern of radiolabeled lymphokine-activated killer cells in malignant melanoma patients. Eur J Nucl Med 18:106–110
24. Steis RG, Smith JW, Urba WJ, Clark JW, Itri LM, Schoenberger C, Longo DL (1988) Resistance to recombinant interferon-alpha 2 a in hairy cell leucemia associated with neutralizing interferon antibodies. N Engl J Med 318:1409–1413
25. Swift RI, Danepure HJ, Osman S, Gaer J, Tsikos C, Peters AM, Lavender JP, Tebbut S, Habib NA, Wood CB (1991) Imaging of metastatic colorectal cancer with tumour-activated killer lymphocytes. Lancet 337:1511–1512
26. von Wussow P (1990) Interferontherapie bei ausgewählten soliden Tumoren. In: Interferone: präklinische und klinische Befunde. Niederle N und von Wussow P (Hrsg.) Springer, Berlin Heidelberg New York, S 234–245

DTIC und Interleukin-2 in der Melanomtherapie: Immunparameter im Therapieverlauf

U. Kalhammer, A. Michaelis, R. Dummer, A. A. Hartmann und G. Burg

Zusammenfassung

Im Rahmen einer klinischen Studie wurden 15 Patienten mit metastasierendem malignem Melanom mit einer kombinierten Chemo- und Immuntherapie behandelt. Sie erhielten DTIC und rekombinantes Interleukin-2 (IL-2).

Mit ELISA-Technik wurden verschiedene Zytokinspiegel sowie die löslichen Serumproteine IL-2-Rezeptor(s-IL-2-R) und sCD8 bestimmt, in einem Chromrelease-assay die natürliche Killerzellaktivität. Die Melanompatienten zeigten schon vor Beginn der Therapie eine veränderte Immunsituation (erhöhte sIL-2-R- und sCD8-Werte). Die untersuchten Parameter wurden durch die Chemotherapie nicht beeinflußt. Während der Interleukin-2-Gabe dagegen erfolgte eine deutliche Erhöhung der Werte im Sinne einer umfangreichen Stimulation des Immunsystems. Diese Aktivierungskaskade könnte für die IL-2 induzierten Nebenwirkungen als auch für den Anti-Tumor-Effekt verantwortlich sein. Weitere Analysen müssen zeigen, ob einer dieser Immunparameter mit dem Ansprechen auf die Behandlung korreliert.

Schlüsselwörter: Immuntherapie, Zytokine, Interleukin-2, löslicher Interleukin-2-Rezeptor, sCD8

Summary

15 patients with metastatic malignant melanoma were treated with combined chemo- and immunotherapy. They received DTIC and recombinant interleukin-2. Several cytokine levels and the soluble serum proteins sIL-2-R and sCD8 were analyzed by ELISA technique, natural killer cell activity by a chromium-51 release assay. Patients with malignant melanoma showed elevated levels of sIL-2-R and sCD8 before the therapy. None of the investigated parameters was influenced by chemotherapy. During interleukin-2 administration, however, there was significant elevation of all the analyzed immune markers, representing extensive stimulation of the immune system. This phenomenon may cause the side effects, but also the antitumor effects, of IL-2 administration.

Einführung

In verschiedensten Formen stellt sich die Immuntherapie in den letzten Jahren als grundsätzlich neuer Ansatz in der Behandlung maligner Erkrankungen und Schwerpunkt in der klinischen Forschung dar.

Mit der Entdeckung und Erforschung der Zytokine als hochpotente Immunmodulatoren − sowie der Entwicklung rekombinanter und damit in ausreichenden Mengen verfügbarer Formen − wurden verschiedene klinische Behandlungsformen und -konzepte erarbeitet [2].

Dabei erbrachte das im menschlichen Organismus vor allem von aktivierten Lymphozyten produzierte Zytokin Interleukin-2 in ersten klinischen Studien, dabei auch in der Behandlung des metastasierenden malignen Melanoms, vielversprechende Ergebnisse [1, 3, 4, 5].

Patienten, Material und Methoden

In unserer Studie wurden Patienten mit metastasierendem malignem Melanom mit einer kombinierten Chemo- und Immuntherapie behandelt. Es wurden 15 Patienten mit meßbaren Tumorparametern und einem Karnofsky-Index von mindestens 80% aufgenommen. Weitere Einschlußkriterien waren eine Lebenserwartung von mindestens drei Monaten und ein Höchstalter von 66 Jahren. Sieben Patienten hatten vor Therapiebeginn − in einem Mindestabstand von vier Wochen − eine andere systemische Therapie erhalten. Alle Patienten erhielten Dacarbazin (DTIC, 250 mg/m^2 Körperoberfläche) an den Tagen 1 bis 5 und rekombinantes Interleukin-2 (IL-2, Proleukin, Cetus, 3 Mio Cetuseinheiten/m^2) an den Tagen 22 bis 25 und 28 bis 31 als kontinuierliche Dauerinfusion [1].

Zur Erfassung der in vivo ablaufenden Immunaktivierung bestimmten wir mit ELISA-Technik folgende Parameter: Die Zytokine Tumornekrosefaktor-alpha (TNF), gamma-Interferon (γ-IFN), Interleukin-1-alpha (IL-1), Interleukin-6 und GM-CSF sowie die löslichen Serumproteine Interleukin-2-Rezeptor (s-IL-2-R) und CD 8 (sCD 8).

Die Untersuchung veränderter zellulärer Aktivitäten erfolgte durch Messung der natürlichen Killerzell (NK-)-aktivität in einem ^{51}Chrom-release-assay. Die Bestimmungen erfolgten vor und nach DTIC-Gabe sowie während und einen Tag nach Interleukin-2-Infusion.

Ergebnisse

Schon vor Beginn der Therapie waren die s-IL-2-R-Spiegel bei den Melanompatienten (MW0 = 987 ± 596 U/ml, n = 11) im Vergleich zu einem Normalkollektiv (MW = 412 ± 72 U/ml, n = 20) signifikant erhöht (p < 0,05).

Nach der Chemotherapie mit DTIC fand sich keine Veränderung in der Rezeptorhöhe. Unter IL-2-Infusion konnte dann aber ein deutlicher Anstieg (MW 2 = 14 994 ± 6797 U/ml, n = 15) dargestellt werden (p < 0,05).

Die Halbwertszeit des s-IL-2-R nach Therapieende betrug etwa viereinhalb Tage (n = 4).

Auch die sCD 8-Spiegel lagen bei den untersuchten Patienten (MW0 = 397 ± 139 U/ml, n = 10) vor Therapiebeginn gegenüber einem Normalkollektiv (MW = 261 ± 52 U/ml, n = 12) deutlich höher (p < 0,05).

Während nach DTIC-Gabe keine Änderung stattfand, änderte sich der sCD 8-Spiegel unter der Immuntherapie signifikant (MW 2 = 1.117 ± 528 U/ml, n = 12; p < 0,05).

Unter der IL-2-Gabe stieg der TNF-Serumspiegel um ca. das zehnfache an (MW0 = 6±3 pg/ml, n = 9; MW3 = 61±39 pg/ml, n = 12; p<0,05). Nach Infusionsende waren die Werte schnell rückläufig (MW3 = 23±14 pg/ml, n = 7).

Auch für γ-IFN fanden sich unter IL-2-Gabe gegenüber den Ausgangswerten (MW0 = 0,31±0,30 U/ml, n = 9) signifikante Erhöhungen (MW2 = 1,62 ±1,75 U/ml, n = 12; p<0,05). Nach Therapieende entsprachen die Meßergebnisse den Ausgangswerten. Außerdem fanden sich signifikant erhöhte Serumspiegel für GM-CSF und Interleukin-6.

Bei der Messung von IL-1a deutete sich ein Anstieg unter der Immuntherapie an, der sich jedoch nicht signifikant darstellen ließ.

Die NK-Aktivität im ^{51}Chrom-release-assay der peripheren mononukleären Zellen vor der Therapie stellte sich bei den Patienten sehr heterogen dar. Einige Patienten wiesen normale zytotoxische Aktivitäten auf, andere zeigten stark reduzierte Werte. Während der IL-2-Therapie allerdings fand sich bei allen Patienten ein Ansteigen der Zytotoxizität gegenüber den Ausgangswerten.

Diskussion

Unsere Behandlung des metastasierenden Melanoms kann zumindest bei einigen Patienten zu einem klar dokumentierten Rückgang der Metastasen führen. Während der Wirkmechanismus von Chemotherapeutica im Allgemeinen auf direkte proliferationshemmende Einflüsse auf die Tumorzellen zurückzuführen ist, kann der anti-Tumor-Effekt des Interleukin-2 noch nicht exakt erklärt werden. Da Interleukin-2 in vitro Tumorzellen nicht schädigt, sind indirekte Mechanismen in vivo anzunehmen. Unsere Ergebnisse zeigen, daß IL-2 eine Zytokinkaskade bestehend aus Interferon-gamma, TNF-alpha und eventuell auch IL-1 und andere Zytokine wie GM-CSF und Interleukin-6 in Gang setzt. Auf der anderen Seite deuten die Erhöhung des löslichen CD8 und des sIL-2-R sowie der Zuwachs an Zytotoxizität der peripheren Zellen im Blut auf zellulär vermittelte Effekte hin. Weitere Untersuchungen dieser Faktoren werden zeigen, ob einer dieser Parameter mit dem Ansprechen oder den Nebenwirkungen korreliert. Dies kann zu einem besseren Verständnis der Mechanismen der Zytokin induzierten Tumorregression beitragen.

Literatur

1. Dummer R, Becker JC, Kalhammer U, Michaelis A, Ostmeier H, Tschammler A, Hartmann AA, Burg G (1991) Combined Chemo- and Immunotherapy using dacarbazine and continuous infusion of interleukin-2 in metastatic malignant melanoma. Eur J Dermatol 1: 201–205
2. Dummer R, Welters H, Keilholz U, Tilgen W, Burg G (1990) Interleukin-2: Immunologischer Hintergrund und klinische Anwendung in der Tumortherapie. Hautarzt 41:53–55
3. Flaherty LF, Redman BG, Chabot GG, Martino S, Gualdoni SM, Heilbrun LK, Valdivieso M, Bradley EC (1990) A phase I–II study of dacarbazine in combination with outpatient interleukin 2 in metastatic malignant melanoma. Cancer, 65:2471–2477

4. Rosenberg SA, Lotze MT, Muul LM, Chang AE, Avis FP, Leitman S, Lineham WM, Robertson CN, Lee RE, Rubin JT, Seipp CA, Simpson CG, White DE (1987) A progress report on the treatment of 157 patients with advanced cancer using lymphokine-activated killer cells and interleukin 2 and interleukin 2 alone. N Engl J Med 1987, 316:889–897
5. West WH, Tauer KW, Yanneli JR, Marshall GD, Orr DW, Thurmann GB, Oldham RK (1987) Constant-infusion of recombinant interleukin 2 in adoptive immunotherapy of advanced cancer. N Engl J Med 316:898–905, 1987

Immunmodulation mit Interferon-alpha und Interleukin-2 beim malignen Melanom

E. S. SCHULTZ, R. DUMMER, W. MÜLLER, A. A. HARTMANN und G. BURG

Zusammenfassung

Es wird ein adjuvantes Therapiekonzept mit Interferon-alpha und Interleukin-2 bei Patienten mit „High Risk" malignen Melanom vorgestellt. Die induzierte Immunaktivität, dokumentiert durch den IL-2-Rezeptor-Anstieg im Serum, könnte einen möglichen Therapieerfolg bei vergleichsweise geringen Nebenwirkungen erklären.

Schlüsselwörter: malignes Melanom, Interferon-alpha, Interleukin-2.

Summary

The authors describe the immunotherapy using alpha-interferon and interleukin-2 in patients with "High Risk" malignant melanoma. The induced activity of the immune system, documented by the elevation of the IL-2-receptor-serum-level, could explane possible therapeutic aspects in patients. During therapy only mild toxicity has been observed.

In den letzten Jahren konnte Interleukin-2 bei der Behandlung des metastasierenden malignen Melanom erfolgversprechend eingesetzt werden. In der Monotherapie wurden Ansprechraten von etwa 25% erzielt [5–7], wobei die zusätzliche Gabe von Interferon-alpha diese Ansprechraten eventuell noch verbessern kann.

Bei 15 Patienten wurden die Einflüsse von IL-2 und IFN-alpha auf das Immunsystem untersucht. Weiterhin wurden unerwünschte Nebenwirkungen und die Toleranz der Langzeittherapie beobachtet.

Patienten und Methoden

Behandelt werden Patienten mit histologisch gesichertem „High Risk" Melanom, das operativ komplett entfernt wurde.

Darunter sind 2 Patienten mit Stadium pT2N0M0, 1 Patient mit pT2N1M0, 1 mit pT2N2M0, 6 mit pT3N0M0, 1 mit pT3N3M0, 2 mit pT4N1M0 und 2 Patienten mit unbekanntem Primärtumor.

In der 1. Woche wird an 7 aufeinanderfolgenden Tagen IFN-alpha-2b (Intron A, Essex) in einer Dosierung von 3 Mio. I.E. subcutan injiziert. Am folgenden Tag beginnt die sc. Applikation von 1,5 Mio. Cetus Einheiten Interleukin-2/Tag (Proleukin, Cetus) für 4 Tage. Nach einer 3tägigen Pause schließen sich 4 Wochen an, in denen der Patient jeweils Mo–Mi–Fr 3 Mio. I.E. IFN-alpha erhält. Dieser Therapiezyklus wird achtmal wiederholt. Untersucht wurde der IL-2-Rezeptorspiegel im Serum (mittels ELISA-Technik der Firma T Cell Sciences) jeweils vor Beginn und im Verlauf des 1. Zyklus, eines mittleren Zyklus und des letzten Zyklus.

Ergebnisse

Die Ergebnisse der Bestimmung des IL-2-Rezeptorspiegels im Serum der Patienten sind in Tabelle 1, Abbildung 1 sowie Abbildung 2 dargestellt. Die Therapiezyklen wurden von allen Patienten gut vertragen. Lediglich ein Patient mußte die Therapie abbrechen wegen stark erhöhter Transaminasen nach IFN-alpha-Gabe. Ein weiterer Patient mußte abbrechen, da Tumorprogression auftrat. An Nebenwirkungen traten auf: Temperaturerhöhung über 38,5 °C bei 47% der Patienten in 20 von 111 Zyklen (alle weiteren Angaben beziehen sich auf diese Gesamtzahl), Müdigkeit und Abgeschlagenheit bei 33% in 17 Zyklen, Gelenkschmerz und Muskelschmerz bei 20% in 8 Zyklen, Unwohlsein und Übelkeit bei 13% in 7 Zyklen, Libidoverlust bei 7% in 4 Zyklen und Schüttelfrost bei 7% der Patienten in 6 Zyklen. Es kam zur Erhöhung folgender Laborparameter:

GPT > 50 bei 27% der Patienten in 9 Zyklen,
GOT > 50 bei 7% in 6 Zyklen,
GGT > 100 bei 13% in 8 Zyklen.

Ein Patient entwickelte eine hypothyreote Autoimmunthyreopathie. Von den 15 behandelten Patienten mußten 2 die Therapie aus oben genannten Gründen abbrechen, bei einem Patienten traten während der Therapie Lymphknotenmetastasen im Halsbereich auf. Nach erfolgter Neck-Dissection wurde die Therapie fortgesetzt. Bei allen anderen Patienten traten keine neuen meßbaren Tumormanifestationen auf.

Diskussion

Interleukin-2 und Interferon-alpha scheinen auf unterschiedliche Art und Weise antitumorale Effekte zu vermitteln. IFN-alpha kann im Gegensatz zum IL-2 neben seinen antiviralen und immunmodulierenden Eigenschaften auch einen direkten antiproliferativen Effekt auf Tumorzellen in vitro haben [2]. Seine immunmodulierenden Eigenschaften sind sehr vielfältig, so kann IFN-alpha die Differenzierung maligner Zellen stimulieren [3], die natürliche Killerzellaktivität vermehren [11], Makrophagen aktivieren [1] und T-Suppressorzellen hemmen [4].

IL-2 ist ein von T-Lymphozyten produziertes Lymphokin mit einem breiten Spektrum von immunregulatorischen Eigenschaften, die aber hauptsächlich auf seiner Fähigkeit basieren, T-Zell-Populationen, die den IL-2-Rezeptor tragen, zur Proliferation anzuregen. So stimulierte T-Zellen bilden zum Einen vermehrt den membranständigen IL-2-Rezeptor aus, zum Anderen geben sie verstärkt auch den löslichen IL-2-Rezeptor, der 10 kD kleiner ist als der 55-65 kD große membran-

Tabelle 1. IL-2-R-Spiegel im Verlauf einzelner Therapiezyklen mit IL-2 und IFN-alpha. Mittelwerte (Mean), Minimalwerte (Min) und Maxialwerte (Max)

	IL-2-R-Spiegel im Serum [U/ml]			Anzahl der Patienten
	Mean	Min	Max	n
Normalwerte	412 + 72	280	560	20
Vor IFN-a-Gabe	526 + 260	190	961	9
1. Zyklus				
Vorher	818 + 523	268	2148	10
Nachher	2778 + 1040	1800	4495	8
Mittlerer Zyklus				
Vorher	1280 + 701	496	2243	11
Nachher	3949 + 1513	2038	6500	11
Letzter Zyklus				
Vorher	1039 + 520	355	1365	11
Nachher	3580 + 1487	2200	6760	9

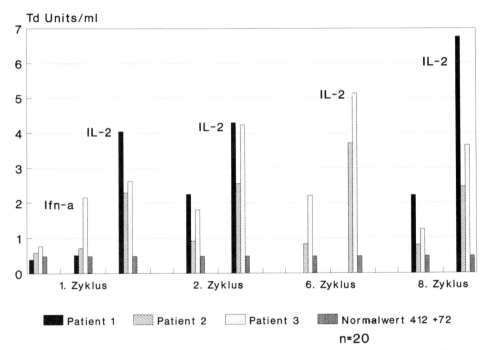

Abb. 1. Verlauf des IL-2-R-Spiegels im Serum von drei exemplarisch ausgewählten Patienten während einzelner Therapiezyklen mit IL-2 und IFN-alpha

ständige Rezeptor, an ihre Umgebung ab. IL-2 allein scheint keine direkte antitumorale Wirkung zu haben, sondern manifestiert seine antitumoralen Effekte durch Stimulation des Immunsystems [9, 10].

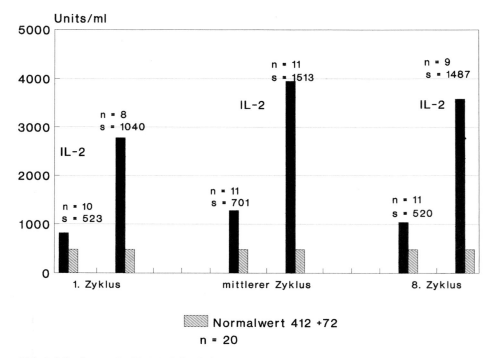

Abb. 2. Mittelwerte des IL-2-R-Spiegels im Serum von mehreren Patienten im Verlauf einzelner Therapiezyklen mit IL-2 und IFN-alpha. s = Standardabweichung (graphisch nicht dargestellt), n = Anzahl der Patienten

Aus den vorliegenden Ergebnissen (vgl. Tabelle 1, Abb. 1 und Abb. 2) läßt sich folgendes ableiten:

Erstens: Die sc. Gabe von IFN-alpha allein bewirkt einen signifikanten Anstieg des löslichen IL-2-Rezeptors (IL-2-R) im Serum.

Zweitens: Durch die sc. Gabe von IL-2 läßt sich dieser Anstieg deutlich steigern.

Drittens: Während der mittleren Zyklen treten signifikant höhere IL-2-R-Spiegel auf. Dies deutet auf eine kontinuierliche Steigerung der Immunaktivität hin.

Viertens: Der Anstieg des IL-2-Rezeptors bleibt auch im letzten Zyklus konstant.

Auch die sc. Gabe von IFN-alpha und IL-2 führt zu einer beachtlichen Immunaktivierung, die sich auch nach mehreren Zyklen auslösen läßt, wobei die Nebenwirkungen, verglichen mit der systemischen Applikation [8], verhältnismäßig gering sind.

Literatur

1. Chen BD, Najor F (1987) Macrophage activation by interferon a+B is associated with a loss of proliferative capacity: Role of interferon a+B in the regulation of macrophage proliferation and function. Cell Immunol 106:343–354

2. Fidler IJ, Heicappell R, Saiki I (1987) Direct antiproliferative effects of recombinant human interferon-a. B/D hybrids on human tumor cell lines. Cancer Res 47:2020–2027
3. Hicks NJ, Morris AG, Burke DC (1981) Partial reversion of the transformed Phenotype of murine sarcoma virustransformed cells in the presence of interferon: A possible mechanims for the antitumor effects of interferon. J Cell Sci 49:225–236
4. Knop J, Taborski B, DeMaeyer-Guignard J (1987) Selective inhibition of the generation of T suppressor cells of contact sensitivity in vitro by interferon. J Immunol 138:3684–3687
5. Lotze MT, Chang AE, Seipp CA, Simpson C, Vetto JT, Rosenberg SA (1986) High dose recombinant interleukin-2 in the treatment of patients with dissemenated cancer: Responses, treatment related morbidity and histologic findings. JAMA 256:3117–3124
6. Rosenberg SA (1988) Immunotherapy of patients with advanced cancer using interleukin-2 alone or in combination with lymphokine activated killer cells, in DeVita V, Hellman S, Rosenberg SA (eds): Important Advances in Oncology. Philadelphia, PA, Lippin cott, pp 217–257
7. Rosenberg SA, Lotze MT, Muul LM, Chang AE, Avis FP, Leitman S, Linehan WM, Robertson CN, Lee RE, Rubin JT, Seipp CA, Simpson CG, White DE (1987) A progress report on the treatment of 157 patients with advanced cancer using lymphokine activated killer cells and interleukin-2 or high dose interleukin-2 alone. N Engl J Med 316:889–905
8. Rosenberg SA, Lotze MT, Yang JC, Linehan WM, Seipp C, Calabro S, Karp SE, Sherry RM, Steinberg S, White DE (1989) Combination Therapy with interleukin-2 and alpha-interferon for the treatment of patients with advanced cancer. J Clin Onc, Vol 7:1863–1874
9. Rubin LA, Kurman CC, Fritz ME, Biddison WE, Boutin B, Yarchoan R, Nelson DL (1985) Soluble Interleukin-2 receptors are released from activated human lymphoid cells in vitro. J Immunol 135:3172–3177
10. Stotter H, Rude E, Wagner H (1980) T cell factor (interleukin-2) allows in vivo induction of T helper cells against heterologous erythrocytes in nude (nu/nu) mice. Eur J Immunol 10:719
11. Talmadge JE, Herberman RB, Chirigos MA (1985) Hyporesponsiveness to augmentation of murine natural killer cell activity in different anatomical compartments by multiple injections of various immunomodulators including recombinant interferons and interleukin-2. J Immunol 135:2483–2488

Ambulante Zytokin-Therapie beim metastasierten Melanom

A. Hauschild, A. Holle und E. Christophers

Zusammenfassung

Die Behandlung des metastasierten malignen Melanoms ist bisher immer noch sehr unbefriedigend. Während bis Mitte der 80er Jahre in der Therapie des Melanoms fast ausschließlich Zytostatika verwendet wurden, stehen heute mit den Zytokinen neue, wirksame Substanzen zur Verfügung.

Wir haben zwischen Dezember 1989 und Januar 1991 eine ambulant durchführbare Therapie mit subcutan appliziertem, low-dose Interleukin-2 und Interferon-α 2b bei 19 Patienten in den Tumorstadien III und IV (UICC-Klassifikation) durchgeführt. Einer der 6 Patienten mit meßbaren Tumormassen zeigte nach der insgesamt 6wöchigen Therapie eine komplette Remission einer solitären Lungen-Filia. 2 Patienten wiesen einen stabilisierten Krankheitsverlauf für 9 Monate nach vorheriger rapider Organmetastasierung auf. Aufgrund unserer Ergebnisse und unter Betrachtung der aktuellen Literatur kann man Interleukin-2 und Interferon-α inzwischen zu den Mitteln der ersten Wahl beim metastasierten Melanom zählen.

Schlüsselwörter: Melanomtherapie, Interleukin-2, Interferon-α.

Summary

Despite worldwide efforts in the treatment of advanced malignant melanoma the results remain unsatisfactory. Whereas several years ago chemotherapeutic drugs were the first choice in treatment of melanoma, today new immunomodulatory agents, cytokines, are available.

This study reports on 19 patients with metastatic malignant melanoma (grade III/IV; UICC classification) were treated between December 1989 and January 1991 with subcutaneous, low-dose interleukin-2 and interferon-α 2b for 6 weeks per treatment cycle.

One patient demonstrated a complete remission of a solitary pulmonary metastasis, and two patients with rapidly growing organ metastases showed stabilized disease during a subsequent 9-month period. Our results, as well as data from the literature, indicate that interleukin-2 and interferon-α can be considered drugs of first choice in metastatic melanoma.

Einleitung

In der klinischen Onkologie ist die Behandlung mit Zytokinen seit der Möglichkeit der rekombinanten Herstellung, insbesondere größerer Mengen von Interleukin-2 und Interferon-α, vor allem bei metastasierten Nierenzellkarzinomen und metastasierten Melanomen durchgeführt worden [4, 6–8]. Bei diesen Indikationen wurden die ersten Therapieversuche initiiert, zumal eine immunologische Beeinflußbarkeit dieser Tumoren seit langem bekannt ist [2, 4, 6].

Die Ansprechraten der beim metastasierten Melanom verwendeten verschiedenen Zytokin-Therapie-Modalitäten stimmen in etwa mit denen einer „konventionellen" Dacarbazin-Monotherapie überein (ca. 25% Therapie-„Responder") [3–6]. Da aber eine intravenöse Interleukin-2-Therapie dosisabhängig schwere Nebenwirkungen hervorrufen kann, blieb diese Therapieform bisher in der dermatologischen Onkologie fast ausschließlich Zentren mit der Möglichkeit einer intensivmedizinischen Betreuung vorbehalten [6–8].

Atzpodien und Mitarbeiter publizierten 1990 im Lancet eine neue Therapiemodalität mit einer Kombinationstherapie aus *subcutan* appliziertem Interleukin-2 und Interferon-α, die vom Patienten selbst zu Hause durchgeführt werden kann [1]. Unter dieser Therapie zeigte in dieser Hannoveraner Untersuchung einer der sieben behandelten Melanompatienten eine partielle Remission seiner Lebermetastasen [1]. Da Atzpodien und Mitarbeiter bei geringer systemischer Toxizität (WHO-Grad I–II) bei den Patienten mit metastasierten Nierenzellkarzinomen eine Ansprechrate von 36% (komplette und partielle Remissionen) berichteten [1], die mit der einer stationär durchgeführten, mit zum Teil schweren Nebenwirkungen belasteten konventionellen Therapie vergleichbar ist, entschlossen wir uns, diese verhältnismäßig wenig belastende ambulante Therapieform auch bei unseren Patienten mit metastasierten Melanomen anzuwenden.

Patienten und Methodik

19 Patienten (10 Frauen, 9 Männer) mit progressiven metastasierenden Melanomen wurden zwischen Dezember 1989 und Januar 1991 behandelt. 6 Patienten waren im Melanomstadium IV (UICC-Klassifikation), 5 dieser 6 Patienten hatten radiologisch meßbare Organmetastasen. 7 weitere Patienten waren wegen Lymphknotenmetastasen vor der medikamentösen Therapie lymphadenektomiert, 6 Patienten wegen In-transit-Metastasen ebenfalls operativ vorbehandelt worden. Diese adjuvant behandelten Patienten hatten bei Therapiebeginn keine nachweisbaren Metastasen.

5 Patienten hatten nach der Exzision ihres Primärmelanoms vor 2–9 Jahren eine Dacarbazin- bzw. BOLD-Polychemotherapie erhalten. Das Durchschnittsalter der Patienten betrug 54 Jahre. Der Karnofsky-Index lag im Median bei 100% (80%–100%).

Einschlußkriterien für die Therapie

Histologisch gesichertes Melanom im Stadium III und IV (UICC-Klassifikation); progressiver Krankheitsverlauf; in den letzten 8 Wochen keine Chemo-/Immun-Therapie oder Radiatio; Karnofsky-Index größer als 70%; wahrscheinliche Überlebenszeit länger als 4 Monate; Patientenalter: 18–70 Jahre.

Ausschlußkriterien

Schwere Begleiterkrankungen; nicht behandelte Schilddrüsendysfunktionen; Hirnmetastasen; HIV- oder aktive Hepatitis B-Infektion; organtransplantierte Patienten; Patienten mit Autoimmunerkrankungen, Immunsuppression, dauerhafter Steroid- oder Antibiotika-Medikation; Zweitmalignome; Schwangerschaft oder Stillzeit; schlechte Patienten-Compliance.

Therapieplan

Die Dauer eines Therapiezyklus betrug 6 Wochen (42 Tage). Das subcutan applizierte Interleukin-2 (rIL2; Proleukin®, Eurocetus GmbH, Frankfurt) wurde wie folgt verabreicht: Tag $1+22 \rightarrow 4,5$ Mio. CE (= 27 Mio. IE); Tag $2+23 \rightarrow 3,0$ Mio. CE; Tag $3-5$, $8-12$, $15-19$, $24-26$, $29-33$, $36-40 \rightarrow$ jeweils 1,5 Mio. CE.

Das subkutan applizierte Interferon-α (rIFN-α2b; Intron A; Essex Pharma GmbH, München) wurde wie folgt appliziert: Tag $3+5$, $24+26 \rightarrow$ jeweils 5 Mio. IE; Tag 8, 10, 12, 15, 17, 19, 29, 31, 33, 36, 38, $40 \rightarrow$ jeweils 10 Mio. IE.

Die Interleukin-2- und Interferon-α2b-Injektionen wurden als Heimtherapie vom Patienten selbst in die Bauchdecke durchgeführt, nachdem eine ärztliche Anleitung erfolgte. Die Patienten stellten sich alle 7 Tage zur Aushändigung ihrer fertig aufgezogenen Zytokin-Spritzen für die jeweilige Woche sowie für eine Routineblutuntersuchung und eine klinische Untersuchung ambulant vor.

Vor und nach der Therapie wurden radiologische Staging-Untersuchungen (Röntgen-Thorax; Abdomensonographie/CT; Hirn-CT) durchgeführt. Bei denjenigen Patienten, die nach Therapieende keinen Progreß ihrer meßbaren Fernmetastasen zeigten, wurden weitere Therapiezyklen nach jeweils 4wöchiger Therapiepause appliziert.

Ergebnisse

Die Information über die behandelten Patienten und die Behandlungsergebnisse sind in Tabelle 1 dargestellt.

Stadium IV (UICC)

Unter den 5 Patienten mit meßbaren Fernmetastasen zeigte eine Patientin eine komplette Remission der solitären Lungenfilia, die bis jetzt 8 Monate andauert. Diese Patientin entwickelte allerdings nach viermonatiger Lungenmetastasenremission neu aufgetretene Hirnmetastasen, die radiotherapeutisch behandelt werden. Ein Patient mit vorheriger rapider Organmetastasierung zeigte während der drei Zyklen der Zytokin-Therapie einen stabilisierten Krankheitsverlauf. Zu einer Tumorprogression kam es bei zwei Patienten, die 3 bzw. 4 Monate nach Therapieende verstarben. Ein Diabetiker (Typ II; diätetisch behandelt) verstarb unerwartet in der 3. Therapiewoche an einem hyperglykämischen Koma.

Eine junge Patientin, bei der multiple viszerale Metastasen vor der Zytokin-Therapie operativ entfernt wurden, wies unter Therapie für 9 Monate keine neuen Tumorabsiedelungen auf.

Tabelle 1. Übersicht der behandelten Patienten

Nr.	Pat.	♂/♀	Alter	UICC Stad.	nachweisbare Tumoren	Ergebnis	Bemerkungen
1	S. H.	♂	42	IV	li. + re. Lunge Weichteil-Tu re. inguinal	NC	NC für 9 Monate Tod: 10 Mon. nach Therapieende
2	H. S.	♂	52	IV	re. Lunge	nicht beurteilbar	Tod in der 3. Therapie- woche (hyperglykäm. Koma)
3	H. P.	♂	46	IV	li. + re. Niere, Schilddrüse, li. Lunge	PROG.	Tod: 4 Monate nach Therapieende
4	C. H.	♀	49	IV	intraabdom. (Konglom.-Tu)	PROG.	Tod: 3 Monate nach Therapieende
5	K. M.	♀	45	IV	li. Lunge	CR	CR (Lunge) seit 8 Mon. nach 4 Mon.→Hirnfiliae
6	B. H.	♀	24	IV	nein	NC	NC für 9 Monate z. Zt. (20 Mon. nach Fernmet.) keine meßbare Tumormasse
7	P. E.	♂	43	III	nein	PROG.	Tod: 6 Monate nach Therapieende
8	R. P.	♀	52	III	nein	PROG.	Tod: 5 Monate nach Therapieende
9	H. K.	♂	26	III	nein	PROG.	Tod: 1 Monate nach Therapieende
10	W. K.	♂	35	III	nein	PROG.	Tod: 8 Monate nach Therapieende
11	A. T.	♀	59	III	nein	NC	seit 13 Monaten
12	L. K.	♀	67	III	nein	NC	seit 13 Monaten
13	M. W.	♀	42	III	nein	NC	für 6 Monate
14	H. T.	♂	51	III	nein	NC	seit 11 Monaten
15	N. F.	♂	24	III	nein	NC	für 4 Monate
16	K. H.	♀	54	III	nein	NC	für 4 Monate
17	J. D.	♂	39	III	nein	Therapie- abbruch	nach 3. Woche (Hyperthyreose)
18	M. H.	♀	67	III	nein	Therapie- abbruch	nach 3. Woche (Hyperthyreose)
19	E. K.	♀	68	III	nein	Therapie- abbruch	nach 2. Woche (Diabetes mellitus)

CR: Komplette Remission; *NC*: No Change; *PROG.*: Progression

Stadium III (UICC)

Bei 13 Patienten wurde nach Exzision von In-transit-Metastasen und/oder Lymphadenektomie bei Lymphknotenmetastasen eine adjuvante Therapie durchgeführt.

3 Patienten weisen bis heute (11–13 Monate Nachbeobachtungszeit) keine Anzeichen eines Lokalrezidivs oder einer Tumordissemination auf. Bei drei Patienten zeigte sich nach 4–6monatigem tumorfreien Zeitraum eine lokale oder systemische Progression. Vier Patienten zeigten eine lokale Melanommetastasenprogression unter Therapie.

Bei drei weiteren Patienten konnte es zu keiner Ergebnisauswertung kommen, da die Therapie in der 2. bzw. 3. Woche aufgrund von Nebenwirkungen abgebrochen wurde.

Nebenwirkungen

Bei 19 verschiedenen Patienten wurden insgesamt 24 Therapiezyklen begonnen.

Zusammengefaßt waren die Nebenwirkungen als leicht bis mittelschwer (WHO-Grad I und II) anzusehen.

Grippeähnliche Symptome wie Fieber, Abgeschlagenheit, Gewichtsverlust und Gliederschmerzen traten bei nahezu allen Patienten auf. Diese Nebenwirkungen wurden durch prophylaktische Gabe von Paracetamol und/oder Metamizol reduziert. Bei wenigen Patienten kam es unter Therapie zu Übelkeit und auch – seltener – zu Erbrechen, das mit den Antiemetika Dimenhydrinat und/oder Ondansetron wirkungsvoll behandelt werden konnte.

Ein Blutdruckabfall um 10%–25% des Abgangswertes war bei der Mehrzahl der Patienten festzustellen. Eine Therapie war in den meisten Fällen nicht notwendig, bei einigen hypotonen Patienten wurden Etilefrin-Tropfen verordnet.

Nebenwirkungen im Sinne eines „Kapillaren-Durchlaß-Syndroms" (Capillary leak syndrome), das mit Flüssigkeitseinlagerungen in die Lunge und andere Organe einhergeht und bei der intravenösen Therapie mit Interleukin-2 häufig auftritt, wurden nicht gesehen.

Eine interessante Nebenwirkung bei der Interleukin-2/Interferon-alpha-Therapie ist die Induktion von laborchemischen und/oder klinischen Schilddrüsendysfunktionen, die wir bei 8 Patienten beobachten konnten.

Zwei Patienten mußten die Zytokin-Therapie wegen einer klinisch manifesten Hyperthyreose abbrechen. Die Hyperthyreose war nach Therapieende innerhalb von ca. zwei Wochen ohne weitere Therapie abgeklungen.

Alle anderen, vornehmlich grippeähnlichen Nebenwirkungen unter der Zytokin-Therapie sind nach Absetzen der Therapie innerhalb von 2–3 Tagen rückläufig gewesen.

Eine 68jährige Diabetikerin entwickelte in den ersten zwei Wochen der Therapie starke Übelkeit, die zu einer erschwerten Diabeteseinstellung führten. Auf Wunsch der Patientin wurde die Therapie abgebrochen.

Die ambulante Therapie mit Interleukin-2 und Interferon-α ist sowohl aufgrund unserer Ergebnisse als auch unter Betrachtung der aktuellen Literatur als erfolgversprechend zu bezeichnen. Allerdings ist die Zahl der bisher behandelten Patienten gering und die Nachbeobachtungszeiträume zu kurz, um allgemeingültige Therapierichtlinien aufzustellen. Dennoch stellt diese Form der onkologischen Heimtherapie eine Bereicherung der verschiedenen Therapieprotokolle beim metastasierten malignen Melanom dar.

Literatur

1. Atzpodien J, Körfer A, Franks CR, Poliwoda H, Kirchner H (1990) Home therapy with recombinant interleukin-2 and interferon-α2b in advanced human malignancies. Lancet 335:1509–1512
2. Everson TC (1967) The Spontaneous regression of cancer. Prog clin Cancer 3:79–95
3. Karg C, Garbe C, Orfanos CE (1990) Chemotherapie des malignen Melanoms – gegenwärtiger Stand. Hautarzt 41:56–65
4. Kirkwood JM, Logan TF, Vlock DR, Ernstoff MS (1990) Biological Response Modifiers in the therapy of metastativ melanoma. In: Rümke P (ed) Therapy of advanced melanoma. Pigment cell; Karger, Basel, 10:105–140
5. Kleeberg UR, Rümke P, Kirkwood JM (1990) Systemic chemotherapy of advanced melanoma. In: Rümke P (ed) Therapy of advanced melanoma. Pigment cell; Karger, Basel, 10:91–104
6. Lotze MT (1990) Interleukin-2-based immunotherapy of melanoma. In: Rümke P (ed) Therapy of advanced melanoma. Pigment cell; Karger, Basel, 10:163–182
7. Rosenberg SA, Lotze MT, Muul LM, Chang AE, Avis FP, Leitmann S, Lineham WM, Robertson CN, Lee RE, Rubin JT, Seipp CA, Simpson CG, White DE (1987) A progress report on the treatment of 157 patients with advanced cancer using lymphokine-activated killer cells and interleukin-2 and interleukin-2 alone. N Engl J Med 316:889–897
8. West WH, Tauer KW, Yanneli JR, Marshall GD, Orr DW, Thurmann GB, Oldham RK (1987) Constant-infusion of recombinant interleukin-2 in adoptive immunotherapy of advanced cancer. N Engl J Med 316:898–905

Topische Behandlung kutaner T-Zell-Lymphome mit Carmustin (BCNU)

G. Burg, H. Hefner, J. Röger, T. Vogt und R. Dummer

Zusammenfassung

Carmustin (BCNU) gehört zur Gruppe der alkylierenden Nitrosourea-Substanzen, die sich neben der systemischen Gabe z. T. auch als sehr effektiv in der topischen Applikation bei der Behandlung kutaner T-Zell-Lymphome (CTCL) erwiesen haben. Die Mitteilungen aus der Literatur und eigene Erfahrungen bei 6 Patienten mit CTCL zeigen, daß mit einer Ganzkörpertherapie von 2,5–5,0 mg BCNU in einer Salbengrundlage 1× pro Woche unter regelmäßiger Blutbildkontrolle komplette und partielle Remissionen zu erzielen sind und daß diese Methode eine wertvolle Alternative zu anderen, mäßig aggressiven Behandlungsmethoden (Stickstofflost, PUVA) in der kontrollierenden Behandlung von CTCL darstellt.

Schlüsselwörter: Kutane T-Zell-Lymphome (CTCL), Mycosis fungoides, Sézary-Syndrom, Therapie, topisch, Carmustin (BCNU)

Summary

Carmustine (BCNU) belongs to the group of alkylating nitrosourea substances with, besides systemic application, also may be applied topically for treatment of cutaneous T-cell lymphomas. Reports from the literature and our own experience in six patients allows the conclusion that total body treatment using 2.5–5.0 mg BCNU in ointment once per week, with regular blood counts, may lead to partial or complete remission, allows control of the disease and is an alternative to other moderately aggressive treatment modalities (nitrogen mustard, PUVA).

Einleitung

Bei den kutanen T-Zell-Lymphomen handelt es sich um extranodale, primär sich an der Haut manifestierende maligne Lymphome, deren Hauptvertreter die Mycosis fungoides und ihre leukämische Variante, das Sézary Syndrom, darstellen.

Die therapeutischen Maßnahmen können grundsätzlich topisch oder systemisch sein; innerhalb dieser beiden Möglichkeiten wiederum aggressiv (Röntgenbestrahlung, operative Maßnahmen, Polychemotherapie) oder nicht aggressiv (Heliotherapie, Glukokortikosteroide, PUVA, Stickstofflost, niedrig dosierte Monochemotherapie).

Da eine Heilung der kutanen T-Zell-Lymphome nicht möglich ist, muß das Prinzip der Behandlung in der Kontrolle des Krankheitsverlaufes bestehen. Neben den oben angegebenen etablierten Behandlungsmethoden gibt es zahlreiche sog.

experimentelle Therapiemöglichkeiten, die vor allen Dingen bei Ausschöpfung der etablierten Methoden zum Einsatz kommen.

Als „experimentelle Variante" einer etablierten Methode ist die Lokalbehandlung mit Carmustin (BCNU) aufzufassen, mit der andernorts bereits ausführliche Erfahrungen gesammelt werden konnten [1].

Behandlungsmethode

Es wird 1× pro Woche eine Ganzkörperbehandlung durchgeführt. Zur Herstellung der Stammlösung werden 100 mg BCNU (Carmubris®) in 20 ml absolutem Alkohol gelöst. Diese Stammlösung ist im Kühlschrank bei plus 4°C ohne Aktivitätsverlust über mehrere Wochen haltbar.

Unmittelbar vor der Anwendung wird 0,5–1,0 ml (entsprechend 2,5 mg–5,0 mg BCNU) der Stammlösung in 50 g einer hydrophilen Salbengrundlage (z. B. Ungt. Cordes) eingebracht. Alle – auch die nicht befallenen – Körperareale werden unter Schonung der Augenlider und vorsichtiger Anwendung im Bereich intertriginöser Regionen behandelt, wobei die angesetzte Salbenmenge möglichst vollständig verbraucht werden sollte; gegebenenfalls ist die Menge der Salbengrundlage entsprechend der Körperoberfläche zu reduzieren.

Da Carmustin einen myelo-depressiven Effekt hat, muß wöchentlich eine Kontrolle des Differentialblutbildes und der Thrombozytenwerte erfolgen.

Ergebnisse

Zur Behandlung kamen 6 Patienten (5 Männer, 1 Frau, im Alter von 49–86 Jahren) mit kutanem T-Zell-Lymphom (Tabelle 1). Die Dauer der Behandlung betrug zwischen 1 und 50 Wochen mit einer Gesamtdosis BCNU von 14–140 mg.

Bei 4 Patienten waren deutliche Behandlungserfolge klinisch und histologisch nachweisbar (1 komplette Remission, 3 partielle Remissionen). Ein Patient zeigte keine Änderung; bei einem weiteren Patienten wurde die Behandlung nach einer Woche wegen unklarer Nebenwirkungen abgebrochen.

Tabelle 1. Behandlung kutaner T-Zell-Lymphome mit BCNU topisch

Pat.	Alter/ Geschl.	Diagn.	T-Kategorie	Stadium	Behdlgs.- Dauer/Wo.	Dosis	Ergebnis
1 (D)	m/78	PI TCL	4	IVa	1	1–2/d	Psych
2 (S)	f/85	MF	2	IIb	10	1–2/d	CR, Th ↓↓↓
3 (H)	m/49	SS	4	IVa	5	2,5/d	PR
4 (T)	m/58	MF	4	III	50	1/w	PR, Th ↓
5 (K)	m/52	MF	2	IVa	24	2/w	PR
6 (G)	m/86	MF	1	Ia	20	2/w	NC

MF = Mycosis fungoides; PR = partielle Remission; CR = komplette Remission; NC = no change

Diskussion

Nach 15jähriger Erfahrung bei 143 Patienten mit kutanen T-Zell-Lymphomen berichtet Zackheim 1990 über seine Ergebnisse mit der topischen Behandlung mit BCNU (Literatur). Eine komplette Remission wurde bei 86% der Patienten mit begrenzter Krankheitsausdehnung (weniger als 10% der Hautoberfläche befallen) erzielt; die entsprechenden Remissionsraten bei ausgedehnterem Hautbefall (über 10%) und Erythrodermie lagen bei 48 bzw. 21%. Dabei wurden bei der überwiegenden Zahl der Patienten tägliche Behandlungen mit BCNU bis zu einer mittleren Gesamtdosis von 6700 mg eingesetzt. Im Mittel wurden 11 Wochen zur Erzielung des Behandlungserfolges benötigt. Die 5-Jahres-Überlebensrate lag bei 77%, die mittlere Überlebenszeit betrug 9,4 Jahre.

Diese Ergebnisse und eigene positive Erfahrungen bei einer vergleichsweise geringen Zahl von Patienten lassen die topische Anwendung von Carmustin als aussichtsreiche Alternative zur lokalen, nicht aggressiven Therapie kutaner T-Zell-Lymphome erscheinen, zumal der Einsatz des in seiner Aggressivität vergleichbaren Stickstofflost (HN$_2$) in Europa wegen der zu erwartenden hohen Umweltbelastung (hoher Dampfdruck) und der irritativ toxischen bzw. allergisierenden Begleiterscheinungen nicht mehr zu vertreten sind. Der besondere Vorteil gegenüber vergleichsweise ebenso wirksamen Behandlungsmethoden, wie z.B. der PUVA-Therapie, besteht in der einfachen Durchführbarkeit der Behandlung, die vom Patienten selbst einmal pro Woche zuhause vorgenommen werden kann. Eine gewisse Einschränkung ergibt sich durch die relativ geringe therapeutische Breite von BCNU und der dadurch erforderlichen wöchentlichen Blutbildkontrolle. Bei Einhaltung der oben angegebenen wöchentlichen Dosis (2,5–5,0 mg) sind die myelodepressiven Nebenwirkungen nicht zu erwarten.

Literatur

1. Zackheim HS, Epstein EH, Grain WR (1990) Topical carmustine (BCNU) for cutaneous T-cell lymphoma: A 15-year experience in 143 patients. J Am Acad Dermatol 22:802–810

Topische Phospholipide bei kutanen Lymphomen

J. Röger, R. Dummer, H. Hefner, T. Vogt und G. Burg

Zusammenfassung

15 Patienten, mit histologisch gesicherten kutanen Hautlymphomen, wurden topisch mit Hexadecylphosphocholin (Miltefosin®) behandelt. Acht Patienten litten an T-Zell-Lymphomen, fünf an B-Zell-Lymphomen und zwei an einer lymphomatoiden Papulose. Miltefosin®-Lösung wurde in der ersten Woche einmal täglich, ab der zweiten Woche zweimal täglich für 8 Wochen, in einem maximal 400 cm² großen Indikatorareal, appliziert. In diesem Indikatorareal ergaben sich bei den T-Zell-Lymphomen zweimal komplette Remissionen (CR), zweimal partielle Remissionen (PR), zweimal kein Ansprechen (NR) und eine Progression (PD). Einmal kam es zu einem vorzeitigen Abbruch. Bei den B-Zell-Lymphomen erzielten wir eine CR, drei PR und einmal NR. Bei der lymphomatoiden Papulose kam es in beiden Fällen zu einer CR. Systemische Nebenwirkungen traten in keinem Fall auf, die lokalen Nebenwirkungen beinhalteten Rötung, Schuppung und leichte Atrophie.

Schlüsselwörter: Hexadecylphosphocholin, kutane Lymphome, Phospholipide, Therapie

Summary

15 patients with histologically confirmed cutaneous lymphomas were treated with hexadecylphosphocholine oinment (Miltefosin). Eight patients suffered from T-cell lymphoma, five patients had B-cell lymphoma and two had lymphomatoid papulosis. During the 1st week Miltefosin was applied once daily, in the following 7 weeks twice daily, over an area of up to 400 cm². Among the cutaneous T-cell lymphomas two complete remissions (CR), two partial remissions (PR), two nonresponses (NR) and one progression of disease (PD) were observed. One patient was not evaluable. Among the five patients with B-cell lymphoma, one CR, three PR and one PD were seen. Therapy was tolerated without any systemic side effects. Local side effects included erythema, scaling and discrete atrophy.

Einleitung

Kutane Lymphome stellen eine heterogene Gruppe von Erkrankungen dar, deren Behandlung stadiengerecht und prognoseorientiert erfolgen sollte. Bisher erstreckte sich die Lokaltherapie auf Glukokortikoide, PUVA-Therapie, ionisierende Strahlen oder topische Zytostatika [2]. Wir haben mit Hexadecylphosphocholin (Miltefosin®) erstmals eine neue antitumorale Substanz aus der Gruppe der Phospholipide in der Lokaltherapie kutaner Lymphome eingesetzt.

Material und Methoden

15 Patienten mit histologisch gesicherten kutanen Lymphomen nahmen an der Studie teil (s. Tabelle 1). Zerebrale Metastasierung oder die Notwendigkeit einer systemischen Therapie galten als Ausschlußkriterien. Nebenwirkungen vorausgegangener Behandlung mußten vollständig abgeklungen sein. Eine spezifische Begleittherapie war nicht erlaubt.

Miltefosin® enthält 6% Hexadecylphosphocholin in einer wäßrigen Grundlage von Alkylglyzerinen, welche die Penetration fördern. Es wurde in einem maximal 400 cm^2 großen Indikatorareal, in der ersten Woche einmal täglich, ab der zweiten Woche zweimal täglich, für insgesamt 8 Wochen appliziert.

Ergebnisse

Die Ansprechraten in den einzelnen Diagnosegruppen sind in Tabelle 1 wiedergegeben.

Vier Patienten tolerierten die Behandlung ohne Nebenwirkungen. In 9 Fällen beobachteten wir trockene Schuppung und eine zigarettenpapierartige Fältelung. Bei zwei Patienten entwickelten sich in intertriginösen Arealen scharf begrenzte Erytheme, die in einem Fall zum vorzeitigen Abbruch führte.

Das subjektive Wohlbefinden der Patienten war unter Therapie nicht eingeschränkt. Systemische Nebenwirkungen traten bei keinem der Patienten auf. Die Serumspiegel von Hexadecylphosphocholin lagen unter der Nachweisgrenze.

Bei den 5 Patienten mit kompletter Remission wurde nach Abschluß der Behandlung eine histologische Untersuchung durchgeführt. In allen Biopsien zeigte

Tabelle 1. Patientendaten und Ansprechrate

Patient	Alter	Geschlecht	Diagnose	Stadium	Ansprechrate
SJ	32 J	m	MF	Ia	Abbruch
KJ	53 J	m	MF	Ia	NR
NE	50 J	m	MF	Ia	PR
GC	86 J	m	MF	Ia	CR
LH	32 J	m	MF	Ia	CR
TH	60 J	m	MF	IIa	PD
ZG	54 J	w	MF	IIb	PR
GA	76 J	m	MF	IVa	NR
KH	79 J	m	cc		CR
WM	41 J	m	cb-cc		PR
SA	74 J	f	cb-cc		PR
RP	77 J	m	cb-cc		PR
SM	77 J	f	cb-cc		NR
WE	36 J	f	LP		CR
LA	77 J	f	LP		CR

MF, Mycosis fungoides; *cc*, zentrozytisches Lymphom; *cb-cc*, zentroblastisch-zentrozytisches Lymphom; *cb*, zentroblastisches Lymphom; *LP*, Lymphomatoide Papulose

sich eine Atrophie der Epidermis, sowie ein deutlicher Rückgang des lymphozytären Infiltrates in der oberen Dermis. In der tiefen Dermis war in einem Fall jedoch
noch spezifisches Infiltrat nachweisbar, so daß die klinisch diagnostizierte komplette Remission, unter Einbeziehung der Histologie als partielle Remission gewertet werden müßte.

Diskussion

Alkylphospholipide weisen ein breites Wirkungsspektrum gegen zahlreiche Tumorzellen auf. Ihre Wirkung auf Zellen der lymphatischen Reihe sind aus in vitro
und Tiermodellen bekannt [1, 3]. Während die orale oder intravenöse Anwendung
von Alkylphospholipiden mit ausgeprägten Nebenwirkungen (Übelkeit, Erbrechen, Leberfunktionsstörungen, Lungenödem) belastet ist [4], stellt die topische
Applikation eine nebenwirkungsarme Therapie dar.

Hexadecylphosphocholin ist das erste Phospholipid, das in der Lokaltherapie
Anwendung fand. Es wurde Mitte der 80er Jahre von Unger und Mitarbeitern entwickelt, später dann von ASTA-Pharma unter dem Handelsnamen Miltefosin®
synthetisiert und seit 1988 in der Behandlung des hautmetastasierenden Mamma-
Karzinoms mit Erfolg eingesetzt [5].

Bei der von uns ermittelten Ansprechrate (PR und CR) von 71% (10/14) stellt
Miltefosin® ein vielversprechendes Externum in der zukünftigen Therapie kutaner
Lymphome dar.

Literatur

1. Berdel WE (1990) Ether lipids and derivates as investigational anticancer drugs. Onkologie
   13:245–250
2. Burg G, Sterry W (Hrsg) (1987) Recommendations for staging and therapy of cutaneous lymphomas (EORTC/BMFT project group)
3. Fleer EAM, Kim DJ, Eibl H, Unger C (1990) Cytotoxic activity of lysophosphatidylcholine
   analogues on human lymphoma Raji cells. Onkologie 13:295–300
4. Muschiol C, Berger MR, Schuler B, Scherf HR, Garzon FT, Zeller WJ, Unger C, Eibl H,
   Schmähl D (1987) Alkyl Phophocholines: Toxicity and anticancer properties. Lipids
   22:930–934
5. Unger C, von Heyden HW, Breiser A, Nagel GA, Eibl H (1988) Etherlipids in the topical
   treatment of skin metastases. J Cancer Res Clin Oncol 114:40

Intratumorale Applikation von Interferonen bei Basaliomen

W. Remy und C. E. Schober

Zusammenfassung

Die Weiterentwicklung der intratumoralen Applikation von Interferonen in der Behandlung von Basaliomen könnte eine interessante Alternative zu den konventionellen Therapieformen bieten. Mit Hilfe der Injektionstechnik, die einfach zu handhaben ist, kann der Wirkstoff in einer wesentlich höheren Konzentration an den Wirkort gebracht werden als bei der systemischen Anwendung, weshalb die Dosis so niedrig gehalten werden kann, daß mit systemischen Nebenwirkungen kaum zu rechnen ist.

Bisher zeigten sich bei der Anwendung von Interferon-Alpha Remissionsraten von 80%, denen die bisherigen Ergebnisse mit Interferon-Beta weitgehend entsprechen. Dagegen ergaben sich bei der Anwendung von Interferon-Gamma allenfalls geringe Ansprechraten.

Aufgrund dieser erfolgversprechenden Ergebnisse ist es erforderlich, weitere klinisch kontrollierte Untersuchungen zur Optimierung der Dosierungsdynamik und Applikationsform sowie langfristige Nachbeobachtungen durchzuführen.

Schlüsselwörter: Basaliome, Interferone, Intratumorale Anwendung, Nebenwirkungen

Summary

Various studies with intralesional application of interferon in basal cell carcinomas have been carried out, with differing results. We evaluated the literature and our own results by analyzing the interferon type used, the dosage, the administration form and the treatment period. Using interferon alpha, regimens of 1.5 million IU injected intralesionally three times a week for 3 weeks achieved the best results, with a cure rate of over 80% in one study. Gamma interferon was ineffective or much less effective, whereas interferon beta in our own preliminary studies showed response rates as good as interferon alpha. However, for further evaluation of this therapy a large trial with various dosages, forms of application and treatment periods has to be carried out.

Anwendung von Alpha-Interferon

Hierüber liegen die meisten Erfahrungen vor. Erstmals berichtete Greenway [6] 1986 über 8 erfolgreich behandelte Basaliome. Unter einer Dosierung von 1,5 Mio. I.E. 3mal wöchentlich appliziert über einen Zeitraum von 3 Wochen konnte er in allen Fällen eine Remission erzielen. In einer 1990 von Cornell [3] durchgeführten doppelblind-placebokontrollierten Untersuchung ergab sich unter dieser Dosierung eine Remissionsrate von nahezu 80% im Gegensatz zur Placebogruppe, die in 28% der Fälle Remissionen aufweisen konnte. In weiteren Untersuchungen ergaben sich bei unterschiedlicher Dosierung, Behandlungsdauer und Anwendung eines Depotpräparates keine besseren Ergebnisse. Zusammenfassend läßt sich sagen, daß bei Alpha-Interferon eine Dosierung von 1,5 Mio. I.E., 3mal wöchentlich appliziert über einen Zeitraum von 3 Wochen Remissionsraten von bis zu 80%, zeigt. Niedrigere Dosierungen [17] scheinen weniger erfolgversprechend zu sein, aber auch höhere Dosierungen über einen kürzeren Zeitraum [7] erbringen keine vergleichbaren guten Ergebnisse.

Anwendung von Gamma-Interferon

Bei den bisher vorliegenden Untersuchungen zeigen sich Ansprechraten von maximal 50% [5, 16]. Aufgrund dieser bisher wenig ermutigenden Ergebnisse liegen über die Anwendung von Gamma-Interferon bisher nur 3 Untersuchungen vor.

Anwendung von Beta-Interferon

Bereits vor einigen Jahren wurden an unserer Klinik 8 Basaliome erfolgreich mit natürlichem Beta-Interferon behandelt [14]. In 2mal wöchentlichen Sitzungen wurden jeweils 100 000 I.E. intratumoral appliziert bis zur klinisch kompletten Remission der Tumore. Die Sitzungen erstreckten sich zum Teil über einen Zeitraum von 12–20 Wochen. Bei den jetzigen Untersuchungen wählten wir anstatt der niedrig dosierten Langzeittherapie eine höhere Dosierung und einen kürzeren Zeitraum von 4 Wochen, woran wir eine Beobachtungszeit von 8 Wochen anschlossen, in der sich der Tumor zurückbilden konnte. Unter Dosierungen zwischen 0,5 und 1 Mio. I.E., die wir 2mal wöchentlich applizierten, erreichten wir Remissionsraten, die denen von Alpha-Interferon weitgehend entsprechen. Derzeit werden multizentrische Untersuchungen zur Optimierung der Dosis und Applikationsform durchgeführt.

Nebenwirkungen

Die bekannten, unter Interferon auftretenden Nebenwirkungen sind dosisabhängig, fakultativ und meist sog. grippale Erscheinungen:
- Fieber/Schüttelfrost
- Kopfschmerzen
- Muskel- und Gelenkschmerzen
- Müdigkeit
- Nausea und Schwindel
- Panzytopenie
- neurologische Symptomatik
- Herzrhythmusstörungen u. a.

Unter Anwendung von Alpha-Interferon kam es bereits bei der relativ niedrig gewählten Dosierung von 1,5 Mio. I.E. nach 1 Injektion zu grippeähnlichen Beschwerden und Fieber [2, 6, 17], die bei einigen Patienten zum Abbruch der Behandlung führte.

Unter Anwendung von Beta-Interferon kam es in den von uns behandelten Fällen weder bei der niedrig dosierten Langzeitapplikation von 100 000 I.E. noch bei der etwas höher gewählten Dosierung von 0,5 Mio. I.E. zu systemischen Nebenwirkungen. Bei einer Dosierung von 1 Mio. I.E. traten in einigen Fällen vorübergehend geringe Kopfschmerzen und Abgeschlagenheit auf. Die bei Beta-Interferon deutlich weniger ausgeprägten unerwünschten Wirkungen könnten durch die bekannte Lipophilie bedingt sein, die eine höhere Gewebständigkeit beinhaltet. Somit soll ein rasches Abfluten ins Gewebe verhindert werden, was wiederum eine möglicherweise niedrigere Dosierung bedeuten kann.

Die örtlichen Effekte bei intratumoraler Injektion beinhalten:
– Erythem
– Ödem,
die gerade bei Lokalisation am Nasenaugenwinkel (siehe Abb. 1) für die Patienten oft sehr beunruhigend sein können, bei ausreichender Aufklärung jedoch bisher noch nicht zum Therapieabbruch geführt haben. In einigen Fällen wurde eine Vergrößerung des Behandlungsabstandes, bzw., um dieses zu vermeiden, eine vorübergehende Dosisreduktion erforderlich.

Die intraläsionale Interferon-Behandlung von Basaliomen scheint nach Durchsicht der bisher vorliegenden Untersuchungsergebnisse und nach eigener Beurteilung und Erfahrung eine erfolgreiche und vielversprechende Behandlungsmöglichkeit zu werden. Aufgrund der noch nicht abgeschlossenen Untersuchungen, die auch langfristige Nachuntersuchungen beinhalten sollten, kann sie jedoch derzeit noch nicht als echte therapeutische Alternative gelten. Hierzu sind

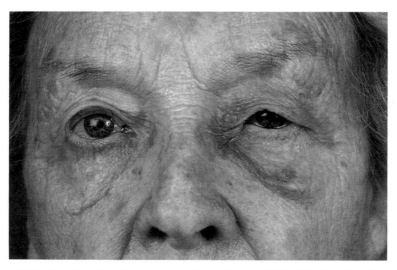

Abb. 1. Deutliche Lokalreaktion nach Injektion von 1 Mio. I.E. Beta-Interferon. Nach 3–4 Tagen erfolgte eine komplette Rückbildung

noch weitere klinisch kontrollierte Studien zur Optimierung der Dosierungsdynamik und Applikationsform als auch engmaschige langfristige Kontrolluntersuchungen erforderlich.

Literatur

1. Boneschi V, Brambilla L, Mozzanica N, Cattaneo A, Finzi F (1989) Treatment of basal cell carcinomas with intralesional alpha 2a recombinant interferon. J Invest Dermatol 93(4):542
2. Büchner SA (1989) Intraläsionale Behandlung der Basaliome mit Interferon alpha-2b (Intron A). Vortrag Schweizer Dermat Ges Zürich
3. Cornell RC, Greenway HT, Tucker B, Edwards L, Ashworth S, Vance JC, Tanner DJ, Taylor EL, Smiles KA, Peets EA (1990) Intralesional interferon therapy for basal cell carcinoma. J Am Acad Dermatol 23:694–700
4. Edwards L, Tucker SB, Perednia D, Smiles KA, Taylor EL, Tanner DJ, Peets E (1990) The Effect of an Intralesional Sustained-Release Formulation of Interferon Alfa-2b on Basal Cell Carcinomas. Arch Dermatol 126:1029–1032
5. Edwards L, Whiting D, Rogers D, Luck K, Smiles KA (1990) The effect of intralesional interferon gamma on basal cell carcinoma. J Am Acad Dermatol 22:496–500
6. Greenway HT, Cornell RC, Tanner DJ et al (1986) Treatment of Basal Cell Carcinoma with Intralesional Interferon. J Am Acad Dermatol 15:437–443
7. Greenway HT, Cornell RC, Tanner DJ et al (1987) Treatment of Basal Cell Carcinoma with Intralesional Interferon. Symposium 17th World-Congress of Dermatology Berlin, May:425
8. Greenway HT, Cornell RC (1990) Interferon-Coming of Age Arch Dermatol 126: 1080–1082
9. Grob JJ, Collet AM, Munoz MH, Bonerandi JJ (1988) Treatment of Large Basal Cell Carcinomas with Intralesional-Alpha 2a. Lancet 1:878–879
10. Mayerhausen W, Remy W (1986) Therapie des malignen Melanoms mit Interferonen vom Alpha-Typ. Akt Dermatol 12:133–1
11. Reitamo S, Komulainen M, Lilius P, Gröhn P (1989) Treatment of basal cell carcinomas with intralesional interferon alpha-2b. J Invest Dermatol 93:572
12. Remy W, Stüttgen G (1974) Vergleichende lokale Behandlung von Basaliomen und senilen Keratosen mit 5-Fluorouracil, Vitamin-A-Säure und Dinitrochlorbenzol-Sensibilisierung. Dermatol 148:71–81
13. Remy W, Demmler M, Mayerhausen W (1987) Interferone in der Dermatologie. In: Braun-Falco O, Schill WB (eds) Fortschritte der praktischen Dermatologie und Venerologie. Bd 11. Springer Verlag, Berlin
14. Remy W, Demmler M (1987) Örtliche/intratumorale Interferon-Behandlung von Basaliomen. In: Aktuelle Immunologie 3, W. Zuckschwerdt Verlag, München, the treatment
15. Remy W, Schober C (1991) Intraläsionale Interferon-Behandlung von Basaliomen. Akt Dermatol 17:124–127
16. Smiles KA, Peets E, Tanner DJ, Taylor EL (1986) Activity of Intralesional Interferon Alpha 2B in Viral and Malignant Skin Diseases. J Abstracts 5th Annual Mtg, Isir/TNO on Interferon System, Finland Sept: 7–12
17. Tank B, Habets JMW, Naafs B, Damsma D, Stolz E, Joost TZ (1989) Intralesional treatment of basal cell carcinoma with low dose recombinant interferon gamma. J Am Acad Dermatol 21:734–735
18. Wickramasinghe L, Hindson TC, Wacks H (1989) Treatment of neoplastic skin lesions with intralesional interferon. J Am Acad Dermatol 20:71–74

Kryochirurgie – Grundsätzliches zur Technik und Indikation

S. A. Büchner

Zusammenfassung

Die Kryochirurgie wird heute in zunehmendem Maß als Alternativmethode in der Behandlung zahlreicher maligner und benigner Neubildungen der Haut eingesetzt. Eine effektive Kryonekrose ist abhängig von rascher Abkühlung, langsamem Auftauen und der Anzahl der Gefrier-Tau-Zyklen. Die Kryochirurgie ist effektiv, wenig belastend und ambulant durchführbar. Sie stellt in erfahrenen Händen eine wesentliche Erweiterung des Therapiespektrums in der Dermatologie dar.

Schlüsselwörter: Kryochirurgie, Kryotechnik, Indikationen

Summary

Cryosurgery is being increasingly considered as an alternative method in treating malignant and benign skin lesions. The preconditions for effective cryonecrosis are rapid freezing, slow thawing and an adequate number of freezing-thawing cycles. Cryosurgery is highly effective and a safe office procedure and constitutes an extension of therapeutic modalities in dermatology.

In den letzten 15 Jahren sind auf dem Gebiet der Kryobiologie wesentliche Erkenntnisse erzielt worden, die zusammen mit den heute zur Verfügung stehenden hochentwickelten Apparaturen eine moderne Kryochirurgie auch im Bereich der Dermatologie ermöglichen. Die Kryochirurgie stellt heute eine willkommene Erweiterung der therapeutischen Möglichkeiten bei der Behandlung benigner und maligner Neubildungen der Haut dar.

Methode und kryobiologische Grundlagen

Das Prinzip der Kryochirurgie besteht in der Herbeiführung einer Kryonekrose des zu behandelnden Gewebes. Als kurative Behandlung semimaligner und maligner Tumoren muß die Destruktion genügend ausgedehnt erfolgen. Das Resultat soll aber auch kosmetisch und funktionell akzeptabel gehalten werden. Um eine sichere Gewebezerstörung zu erzielen, sind hohe Gefriergeschwindigkeiten von $-100\,°C$ pro Minute und Temperaturen im Gewebe von $-40°-50\,°C$ erforderlich. Nur bei derart schnellen Gefriergeschwindigkeiten ist die gleichzeitige intra- und extrazelluläre Eiskristallbildung gewährleistet, welche für die sichere Zellzerstörung notwendig ist. Ein langsamer Einfriervorgang führt zur Schrumpfung der Zelle durch Wasserentzug aufgrund des sich aufbauenden Druckgradienten aus dem Intra- in den Extrazellularraum. Dieser Zustand ist mit einer höheren Überlebenswahrscheinlichkeit der Tumorzellen behaftet. Schließlich führen in der Auftauphase Rekristallisationsphänomene zu Zellschädigungen, welche um so ausgeprägter sind, je langsamer der Auftauprozeß verläuft [1].

Zur kryochirurgischen Behandlung wird heute weltweit flüssiger Stickstoff als Kältemittel verwendet. Die Lager- und Transportfähigkeit des Stickstoffes ist unproblematisch, der tiefe Siedepunkt garantiert eine hohe Gefrierkapazität. Grundsätzlich kommen zwei Verfahren der Kälteapplikation zur Anwendung. Beim offenen Sprayverfahren wird flüssiger Stickstoff auf die zu behandelnde Oberfläche direkt aufgesprüht. Beim geschlossenen Kontaktverfahren wird die Kryosonde, die mit flüssigem Stickstoff durchflossen wird, mit der Oberfläche des Tumors in Kontakt gebracht. Der weniger Geübte wird immer, der mit der Methode Vertraute bei vielen besonderen Indikationen die Temperaturmessung im Gewebe mittels Thermosonde durchführen. Bei malignen Tumoren sollte die Temperatur an der Tumorbasis gegen Ende der Vereisung mindestens $-40\,°C$ betragen. Bei malignen Hauttumoren empfiehlt sich die Wiederholung des Gefrier-Auftau-Prozesses, da dadurch eine größere Gefriertiefe erreicht werden kann. Es werden heute zahlreiche, technisch ausgereifte Kryogeräte (z. B. Cry-Ac, Frigitronic) im Handel angeboten, die zum Teil mit Thermoelementen zur Temperaturmessung im Gewebe ausgestattet sind. Vor jedem kryochirurgischen Eingriff ist die histologische Sicherung des Tumors unerläßlich. Bei Tumorlokalisationen im Gesichtsbereich und an besonders empfindlichen Stellen wird der Eingriff in Lokalanästhesie vorgenommen [3].

Indikationen und Kontraindikationen

Durch Spray- oder Kontaktvereisung können mit Erfolg aktinische Keratosen, Arsenkeratosen, Keratoakanthome und Morbus Bowen behandelt werden. Die einfach durchführbare, nur eine kurze Gefrierzeit erfordernde und daher relativ schmerzlose Behandlung zeichnet sich durch eine hohe Heilungsrate aus und liefert überdurchschnittlich gute kosmetische Resultate. Basaliome und Basaliomrezidive stellen die Hauptindikation der Kryochirurgie dar (Abb. 1 und 2). Wir verwenden die Kryochirurgie erfolgreich bei soliden Basaliomen im Bereich von Augenlidern, Ohren, Nase und Stirn, ferner bei multiplen oberflächlichen Basaliomen und kleinen Spinaliomen im Gesichtsbereich. Gerade im Lidrand- und Ohrmuschelbereich liefert die Kryochirurgie funktionell und kosmetisch hervorragende Resultate. Bei Tumoren im Stammbereich muß mit verzögerten Wundheilungen gerechnet werden. Obwohl der Nasen- und Ohrmuschelknorpel häufig in die Gefrierzone mit einbezogen werden mußte, erwies er sich bisher immer als regenerationsfähig. Nach der Kryochirurgie der Lidbasaliome resultieren keine Defektbildungen oder Stellungsanomalien der Lider. Die kryochirurgische Behandlung der Spinaliome setzt große Erfahrung des Kryotherapeuten voraus. Spinaliome, die größer als 2 cm im Durchmesser sind, sollen nur in Ausnahmefällen behandelt werden und müssen engmaschig nachkontrolliert werden. Die Kryochirurgie ist

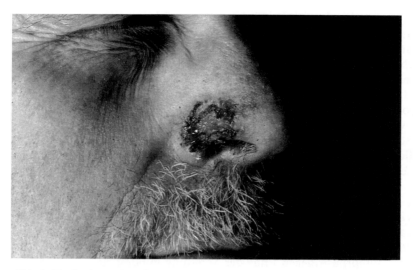

Abb. 1. Exulzeriertes Basaliom am Nasenflügel

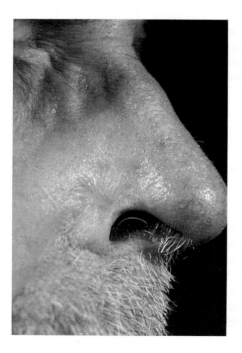

Abb. 2. Zustand 4 Jahre nach der Behandlung

kontraindiziert bei allen Tumoren mit unsicherer klinischer Abgrenzung und an Stellen, an denen größere Gefäße (z. B. A. temporalis) und Nerven (z. B. am Finger) oberflächlich verlaufen. Mit einer kumulativen Heilungsrate bei Basaliomen von 96% stehen unsere Ergebnisse in Übereinstimmung mit den Angaben aus der Literatur und sind bezüglich der Erfolgsrate mit derjenigen anderer Therapieformen vergleichbar. Zacarian konnte bei insgesamt 4845 behandelten Hauttumoren eine Heilungsrate von 97,3% erzielen [3]. Kuflik und Gage fanden bei 628 behandelten Basaliomen eine Fünfjahres-Heilungsrate von 99% [2].

Sehr gute Resultate lassen sich nach unseren Erfahrungen bei der Therapie der Keloide und multiplen seborrhoischen Warzen erzielen.

Komplikationen

Im Anschluß an eine Kryochirurgie ist eine massive exsudative Reaktion mit konsekutiver Gewebsnekrose obligat. Im Gesichtsbereich ist mit erheblichen Schwellungen zu rechnen. Spätkomplikationen der Kryochirurgie sind selten. Gelegentlich werden hypertrophe Narben, Hyper- und Depigmentierung sowie atrophische Narben beobachtet.

Vorteile der Kryochirurgie

Als wesentliche Vorteile der Kryochirurgie sind die ambulante Anwendbarkeit mit kurzer Behandlungsdauer, die Anwendungsmöglichkeit bei älteren, komplikationsanfälligen Patienten, die Einsatzmöglichkeit in strahlengeschädigter Haut sowie das Fehlen von Keloidbildungen zu nennen. Gewisse Einschränkungen sind infolge der fehlenden histologischen Kontrollmöglichkeit sowie durch eine relativ lange Abheilungszeit der Kryoläsion gegeben.

Literatur

1. Breitbart EW, Schaeg F, Jänner M, Rehpenning U, Carstensen A (1985) Kryochirurgie. Zentralblatt Haut- und Geschlechtskr 151:1–117
2. Kuflik EG, Gage AA (1991) The five-year cure rate achieved by cryosurgery for skin cancer. J Am Acad Dermatol 24:1002–4
3. Zacarian SA (1985) Cryosurgery for skin cancer and cutaneous disorders. The CV Mosby Company

Perkutane Strahlentherapie von Kaposi-Sarkomen

V. Gressner-Brocks, B. Kehmeier, I. Hochscheid und H. Schäfer

Zusammenfassung

Die perkutane Strahlentherapie ist eine effektive lokale Maßnahme mit Ansprechraten von über 90% und einer Remissionsdauer von ca. 6 und mehr Monaten. Die Nebenwirkungen sind durch eine der Lokalisation und dem AZ des Patienten angepaßte Fraktionierung zu minimieren, so daß der Einsatz der Strahlentherapie trotz der kurzen Lebenserwartung der HIV-positiven Patienten mit KS indiziert ist.

Schlüsselwörter: KS, Strahlentherapie, Ansprechrate, Remissionsdauer, Nebenwirkungen

Summary

Percutaneous radiotherapie is an effective local treatment with response rates of over 90% and a progression-free period of around 6 months or more. Side effects can be minimized through localization and fractionation adjusted according to the patient's general condition, so that in spite of the short life expectancy of HIV-positive patients the use of radiotherapy is indicated.

Epidemiologie

In der Bundesrepublik Deutschland wurden bis Ende März 1991 dem Bundesgesundheitsministerium 6176 Aids-Fälle gemeldet, 2908 davon waren verstorben. In den USA wurden zwischen 1981 und 1990 100 777 Todesfälle bei Patienten mit AIDS registriert. In der Altersgruppe zwischen 25 und 44 Jahren liegt AIDS als Todesursache bei den Frauen an fünfter Stelle, bei den Männern an zweiter Stelle und hat Herz- und Tumorerkrankungen sowie Selbstmorde überholt [8]. Die Inzidenz von Kaposi-Sarkomen (KS) bei den AIDS-Patienten beträgt in den USA zwischen 20 und 30% [5], in Europa 23,6% [14] und in der BRD 24,6% [1]. Ca. 40% der AIDS-Patienten entwickeln im Verlauf der Erkrankung ein KS, bei ca. 20% ist es das erste Krankheitssymptom [1, 7].

Homosexuelle Männer sind häufiger betroffen als z. B. drogenabhängige [9]. Die Überlebenszeit von HIV-positiven Patienten beträgt nach der Erstmanifestation eines KS zwischen 11 Monaten [12] und 568 Tagen [11], beim Auftreten von oralen KS nur 4,2 Monate [10]. Ein Überleben bis zu 8,9 Jahren nach der Erstmanifestation wird beschrieben [11].

Histologie

Das histologische Äquivalent eines KS ist die Bildung von Spindelzellformationen mit gefäßähnlichen Spalten, häufig verbunden mit Hämosiderinablagerungen und einem mäßigen Infiltrat aus Plasmazellen, lymphozytoiden Zellen und Histiozyten. Bei den frühen Läsionen sind die Gefäße vermehrt und erweitert, ein zelluläres Infiltrat ist nicht obligat. Bei älteren Läsionen sind die Gefäße stark erweitert, dünnwandig and anastomosierend, paravasal liegen Nester von Endothelzellen vermischt mit spindelförmigen Zellen. Die nodulären KS-Herde bestehen aus dichten spindelförmigen Zellformationen mit Atypien.

Lokalisation

KS können an allen parenchymatösen Organen und Lymphknoten auftreten. Bevorzugt wird die Haut und die Schleimhäute befallen, wobei die Halbschleimhäute des Cavum orale und der Anogenitalregion im Verhältnis zu ihrer Oberfläche überrepräsentiert sind. Die enoralen KS haben eine schlechte Prognose, die Überlebenszeit der Patienten liegt bei 4,2 Monaten [10]. Ein viszeraler Befall wird unterschiedlich hoch angegeben. Ca. 50% der Patienten mit kutanen KS weisen einen Befall der Lymphknoten oder des GI-Traktes auf, ca. 20% der Lunge. Ein alleiniger viszeraler Befall wird mit 7–29% angegeben, ein rein kutaner mit ca. 25%.

Stadieneinteilung [6]
I   Hautläsion(en) lokal indolent
II Hautläsion(en) lokal, aggressiv mit oder ohne regionale Lymphknotenbeteiligung
III generalisierte mukokutane KS und/oder generalisierte Lymphknotenbeteiligung (mehr als obere oder untere Extremitäten allein: auch minimale gastrointestinale Läsionen, ≤ 5 Tumoren mit φ von ≤ 2 cm sind eingeschlossen)
IV viszerale Tumoren.

Subtypen:
A   kein Hinweis auf systemische Beschwerden
B   mehr als 37,8 °C Fieber über mehr als zwei Wochen, das nicht durch einen bekannten Infekt ausgelöst ist, oder Gewichtsverlust von $\geq$ als 10% des Körpergewichts

Therapie

Eindeutige Richtlinien zur Therapie des KS liegen nicht vor. Neben den lokalen Therapieformen (kosmetische Maßnahmen, Excision, Lasertherapie, Kryotherapie, lokale Instillation von Chemotherapeutika oder Interferon, Strahlentherapie) ist abhängig vom Stadium eine systemische Therapie indiziert (Chemotherapie, alpha-Interferone, Zidovudin).

Die Effektivität der Strahlentherapie wird mit 80 bis über 90% angegeben [3, 4], das rezidivfreie Intervall mit ca. 6 Monaten bei einem Median von 21 Monaten. Zur Durchführung der Strahlentherapie stehen alle Strahlenarten zur Verfügung. Abhängig von der Lokalisation, der Tumorgröße und der Tumordicke sollten Röntgen- bzw. Gammastrahlen, schnelle Elektronen oder Photonen eingesetzt werden. Bei der Bestrahlung von KS der Haut ist mit keinen dauernden Nebenwirkungen zu rechnen. Als vorübergehende Erscheinungen kann eine Hyperpigmentierung, leichte Epitheliolysen, Ödem und z. T. Alopezie auftreten. Die Schleimhäute des Anogenitalbereichs und des Mundbereiches sind wesentlich empfindlicher [4, 9]. Trotz der intermittierenden Musocitis bzw. Stomatitis ist jedoch die Strahlentherapie der KS im Cavum orale eine effektive Behandlungsmaßnahme [2].

Eigene Untersuchung

Seit September 1987 wurden in der Strahlentherapie der Universität Frankfurt 34 HIV-positive Patienten mit KS der Haut und/oder Mundschleimhaut behandelt. Die KS der Haut wurden mit schnellen Elektronen eines Kreisbeschleunigers mit einer Energie von 5 bis 12 MeV bestrahlt. Die Eindringtiefe der Elektronen in die Haut betrug in Abhängigkeit von der gewählten Energie zwischen 0,5 bis ca. 3 cm. Bei KS der Mundschleimhaut wurde das gesamte Cavum orale mit Gammastrahlen eines Cobalt-Gerätes über zwei opponierende Felder bestrahlt. Die Einzeldosis betrug in den meisten Fällen 2 Gy fünfmal wöchentlich bis zu einer Gesamtdosis von 20 Gy. Die Bestrahlung des Cavum orale wurde mit reduzierten Einzeldosen und konsequenter Supportivtherapie (Bepanthen-Lösungen, Gurgeln mit Kamille- bzw. Salbeiaufguß, Venoruton intens und Actihaemyl-Medikation) sowie unter entsprechenden diätischen Maßregeln durchgeführt, da die Patienten mit Befall der Mundschleimhaut häufig bereits vor Beginn der Strahlentherapie über Schluckbeschwerden und Mucositis klagten. Bei Bestrahlung der Haut genügte eine Pflege mit azulonhaltigem Puder oder Salbe. Patientengut: n = 34; Geschlecht: 32 männlich (94%), 2 weiblich (6%); Alter: 25 bis 58 Jahre, durchschnittlich 38,7 Jahre.

Risikogruppen	n	%
homosexuell	20	58,82
bisexuell	2	5,88
heterosexuell	1	2,94
drogenabhängig	1	2,94
ohne Angabe	10	29,41

Zum Zeitpunkt der Nachuntersuchung waren 18 unserer Patienten verstorben, das entspricht 53%. Der Zeitraum von der Diagnosestellung Kaposi-Sarkom bis zum Tode betrug durchschnittlich 18,53 Monate. Der Zeitraum von der Diagnosestellung HIV-Positivität bis zum Auftreten eines Kaposi-Sarkoms betrug in unserem Patientengut durchschnittlich 8,56 Monate.

Kaposi-Sarkom-Stadium: (dokumentiert bei 19 von 34 Patienten)

Stadium	n	%
I	3	15,8
II	3	15,8
III A	2	10,5
III B	11	57,9

Zusätzliche Therapien vor/während/nach Strahlentherapie:

	n	%
Chemotherapie	4	11,76
Interferon	4	11,76
AZT	21	61,76
keine	5	14,70

Ergebnisse

Es wurden 34 Patienten mit insgesamt 118 Läsionen bestrahlt.

Verteilung der Läsionen:	n	%
Stamm	12	10,17
obere Extremität	4	3,39
untere Extremität	41	34,74
Gesicht	46	38,98
enoral	15	12,71

Deutliche Befundbesserung trat bei 95 (94,91%) der 118 bestrahlten Läsionen unmittelbar nach der Strahlentherapie ein. Ohne Erfolg abgebrochen bzw. beendet wurde die Therapie an 6 (5,08%) Läsionen.

Abgebrochen bzw. auf eine systemische Therapie umgestellt werden mußten 8 (6,78%) Patienten mit 17 Läsionen wegen Verschlechterung des AZ oder Auftreten von viszeralen KS. Lokalrezidive traten bei 7 Patienten an 21 bestrahlten Läsionen auf mit einer durchschnittlichen Remissionsdauer von 3,9 Monaten.

Rezidivfrei waren 6 Patienten mit 20 Läsionen bei der Nachuntersuchung über durchschnittlich 172 Tage, entsprechend 5,7 Monaten.

Diskussion

Kutane KS im Gesicht sind ein kosmetisches Problem, das zu einer psychosozialen Isolierung des Patienten führen kann. Die perorbital lokalisierten KS können den Visus einschränken. Die KS der Extremitäten führen durch das häufig begleitende Lymphödem zu einer Mobilitätseinschränkung.

Die oralen KS behindern die Nahrungsaufnahme und reduzieren zusätzlich den AZ. Die perkutane Strahlentherapie führt zu Remissionsraten von über 90% [3]. Ungeklärt ist der Fraktionierungsmodus und die Höhe der Gesamtdosis. Bei den kutanen KS scheint der Einsatz hoher Einzeldosen von einmalig 8 Gy der konventionell fraktionierten Bestrahlung mit 10- bis 20maligen niedrigen Einzeldosen überlegen zu sein [3, 4, 13]. Ob eine Bestrahlung des Cavum orale mit einer hohen Einmaldosis wegen der meist schon vorhandenen Mucositis toleriert wird, muß noch geklärt werden.

Literatur

1. L'Age Stehr J (1990) AIDS und die Vorstadien. Ein Leitfaden für die Praxis und Klinik. Springer, Berlin Heidelberg New York
2. El Akkad S, Bull CA, El Senoussi MA, Griffin JT, Amer M (1986) Kaposi's sarcoma und it's management by radiotherapy. Arch Dermatol 122:1396−1399
3. Berson AM, Quivey JM, Harris JW, Wara WM (1990) Radiation Therapy for AIDS-related Kaposi's Sarcoma. Int J Radiat Oncol Biol Phys 19:569−575
4. Cooper JS, Fried PR (1987) Defining the role of radiation therapy in the management of epidemic Kaposi's Sarcoma. Int J Radiat Oncol Biol Phys 13:35−39
5. Day D (1987) Kaposi's Sarkoma decreasing in AIDS patients while lymphoreticular malignancies on the rise. Oncol Times 9:4
6. Krigel RL, Laubenstein LJ, Muggia FM (1983) Kaposi's Sarcoma: A new staging classification. Canc Treat Rep 67:531−534
7. Longo DL (1984) Kaposi's Sarcoma and other neoplasms. In: Fauci AS (Hrsg) AIDS, epidemiologic, clinical, immunologic and therapeutic considerations. Ann Int med 100:92−106
8. MMW (1991) 40:41−44
9. Munro AJ, Steward JSW (1989) AIDS: Incidence and management of malignant disease. Radiotherapy and Oncology, 14:121−131
10. Reichard P (1990) Orofaciale Manifestation. In (1)
11. Rothenberg R, Woelfel M, Stoneburner R, Milberg J, Parker R, Truman B (1987) Survival with the AIDS: experience with 5833 cases in New York city. N Engl J Med 317:1297−1302
12. Schöfer H (1989) Hauterkrankungen bei HIV-Infektion und AIDS. Schwer Verlag, Stuttgart
13. Spittle M (1987) A simple and effective treatment for AIDS-related Kaposi's sarcoma. Br Med J 295:248−249
14. WHO Organization Collaborating Center on AIDS (1987) AIDS surveillance in Europa. Q Rep No. 15

Altersbezogene Aspekte
in der dermatologischen Onkologie

Anästhesiologische Besonderheiten bei Kindern

H. Breuninger

Zusammenfassung

Im Kindesalter stellen kongenitale Naevi die häufigste Indikation für einen dermatologischen Eingriff dar, mit einer enormen Variabilität, was Größe und Lokalisation angeht. Es kann also, was Eingriff und Anaesthesie angeht, nicht standardmäßig vorgegangen werden. Die Art der Anästhesie muß entsprechend des Alters des Kindes, der Lokalisation, der Größe des Eingriffs und der Erfahrung des Operateurs sowie des Anästhesisten und auch der Kooperation zwischen beiden individuell bestimmt werden. Die Möglichkeiten reichen von der Allgemeinanästhesie in Intubation oder Spontanatmung über sog. Dualanästhesien, d.h. kurze Allgemeinanästhesie mit gleichzeitiger Leitungs- oder Infiltrationsanästhesie bis zur reinen Lokalanästhesie mit oder ohne Prämedikation. Bei allen diesen Anästhesieformen stehen Dosisprobleme in Abhängigkeit vom Körpergewicht im Vordergrund. In der Praxis genauso wichtig ist eine gute psychische Führung des Kindes, um die unvermeidliche Irritation vor dem unbekannten Eingriff zu mindern. Bei gutem Kontakt zum Kind können durchaus auch mittelgroße Eingriffe in Infiltrations- oder Leitungsanästhesie durchgeführt werden.

Schlüsselwörter: Allgemeinanästhesie, Dualanästhesie, Lokalanästhesie bei Kindern

Summary

Congenital nevi are the most frequent indication for skin surgery in children. Due to the enormous variability in size and location of nevi, however, standardization of surgery and anesthesia is impossible. Rather, the type of anesthesia must be individually selected in view of the child's age, the location of the nevi, the magnitude of the operation, the experience of the surgeon and the anesthesiologist, and the extent to which each of the two is involved in the surgical procedure. The options range from general anesthesia in intubation or spontaneous breathing through so-called "dual anesthesia", i.e. brief general anesthesia with simultaneous conduction or infiltration anesthesia, to pure local anesthesia with or without premedication. Dose problems in relation to body weight have high priority in all these forms of anesthesia. Equally important in actual practice is good psychological guidance of the child in order to lessen his unavoidable perturbation when confronted with an unknown procedure. If contact with the child is good, middle-sized procedures in infiltration or conduction anesthesia are quite feasible.

Einleitung

Die Anästhesie ist die Voraussetzung zum operativen dermatologischen Eingriff. Die Art der Anästhesie wird bestimmt durch die Größe und die Lokalisation des Eingriffes sowie das Alter und den Allgemeinzustand des Patienten. Eine erhebliche Rolle in der Wahl der Anästhesie spielen die Erfahrung des Operateurs sowie des Anästhesisten und deren Kooperationsfähigkeit und deren Umfang mit dem Kind.

Das Kindesalter ist somit ein Faktor, der nicht losgelöst von den anderen betrachtet werden kann. Es bedingt jedoch einige anästhesiologische Besonderheiten, die entsprechend modifiziertes Handeln erfordern. Diese Besonderheiten betreffen zum einen *Dosisanpassungen* an das Gewicht und zum anderen die Anpassung aller an der Behandlung Mitwirkenden an die *psychischen Entwicklungsstufen* des Kindes. Die Anästhesie sollte also nicht zu stark schematisiert, sondern flexibel gehandhabt werden.

Dosisanpassung an das Gewicht

Sie betrifft alle unterschiedlichen Anästhesieformen. Auf der einen Seite die Allgemeinanästhesie und auf der anderen Seite die Regional- bzw. Leitungs- und die Infiltrationsanästhesie, also Anästhesien mit Lokalanästhetika. Weiterhin betrifft sie auch die Kombinationen von Allgemeinanästhesie und den letztgenannten Anästhesieformen (Dualanästhesie) und natürlich auch die Prämedikation.

Die Allgemeinanästhesie kann entweder als eine Masken-, eine Intubations- oder als i.v.-Narkose durchgeführt werden. Oftmals empfiehlt sich eine Prämedikation in Form von oraler Gabe eines Hypnotikums [z. B. Flunitrazepam (Rohypnol®) 0,25 mg/10 kg flüssig oral]. Für die Masken- bzw. Intubationsnarkose werden in aller Regel Isofluran sowie alle anderen volatilen Anästhetika eingesetzt, in Kombination mit Lachgas und Sauerstoff, für die i.v.-Narkose die Kombination von Ketanest und Rohypnol. Die Dosierung erfolgt stets individuell allein durch den Anästhesisten, braucht also hier nicht näher erläutert zu werden. In diesem Zusammenhang muß auch dringend darauf hingewiesen werden, daß bei Säuglingen und Kleinkindern die Temperatur und Kreislaufregulation noch sehr labil ist und daß auch kleine Blutverluste in Relation zum Gesamtvolumen für das Kind erheblich sein können. Durch die Zusammenarbeit von Operateur und Anästhesist muß daher für eine optimale Temperaturregulation und Homöostase gesorgt werden.

Besondere Beachtung verdient die Dualanästhesie (Allgemeinanästhesie in Kombination mit Leitungs- oder Infiltrationsanästhesie). Sie hat den Vorteil geringer Belastung und relativ geringen Aufwandes bei lang anhaltender postoperativer Anästhesie. Geeignet sind hierfür eine kurze Maskennarkose oder eine gering dosierte i.v.-Narkose nur zum Zwecke, die Infiltrations- bzw. Leitungsanästhesie für das Kind völlig schmerzfrei werden zu lassen. Wenn die Lokalanästhesie wirksam ist, ist eine Dosisreduktion der Allgemeinanästhetika gut möglich. Daher ist bei dieser Anästhesieform die Aufwachphase kurz und die Analgesie dennoch postoperativ für mehrere Stunden wirksam, besonders dann, wenn ein Adrenalinzusatz verwandt wurde (s.u.).

Die Dualanästhesie leitet über zur Lokalanästhesie mit lediglich einem Hypnotikum. Hier bewährt sich seit Jahren wegen seiner geringen Nebenwirkungen und einer recht guten Steuerbarkeit das Flunitrazepam (Rohypnol®) mit einer Dosierung von i.v. 0,15 mg/10 kg. Meist reicht schon eine orale Gabe in flüssiger Form ca. 20 Min. vor der Operation in der schon weiter oben genannten Dosie-

rung (0,25 mg/10 kg, bei Bedarf auch mehr). Midazolam (Dormicum®) ist auch
gut steuerbar, wirkt aber oftmals zu kurz. Wir wenden dieses Präparat auch wegen der berichteten Zwischenfälle nicht an [2]. Als Antidot steht das Anexate zur
Verfügung (Dosierung: steigend nach Wirkung in 0,1 mg-Schritten). Wir mußten
es bisher in den letzten Jahren nur zweimal bei Erwachsenen höheren Alters einsetzen.

Die Dosierung des Lokalanästhetikums hängt vom Gewicht ab und davon, ob
ein Adrenalinzusatz verwendet wird oder nicht. Die Menge des Adrenalins ist
durch das Verhältnis 1:200000 zum handelsüblichen Lokalanästhetikum bestimmt und kann von daher nicht überdosiert werden. Wir empfehlen außer bei
Penisblock und Oberst'scher Leitungsanästhesie der Finger und Zehen generell
Adrenalinzusatz, da er erstens den Blutverlust für das Kind stark vermindert, außerdem gestaltet eine geringere Blutung die Operation wesentlich übersichtlicher.
Entscheidend ist dabei eine äußerst sorgfältige Blutstillung auch kleinster Blu-
tungsquellen. Zur Infiltration empfiehlt sich bei kleinen Arealen die Verwendung
einer sehr dünnen Nadel (Größe 27 Gauge). Wenn größere Flächen infiltriert werden sollen, kann über das mit der feinen Nadel anästhesierte Hautgebiet eine Spi-
nalnadel (Größe 22 Gauge) subkutan langsam vorgeschoben werden. Ein sehr si-
cheres Vorgehen wird dadurch erreicht, daß zuerst die Nadel vorgeschoben und
erst beim Vorgang des Zurückziehens kontinuierlich langsam injiziert wird. Dabei
ist eine intravasale Injektion sehr unwahrscheinlich. Sie ist, falls sie eintritt, durch
den Adrenalinzusatz bei Monitorüberwachung sofort an einer Tachykardie erkennbar, bevor toxische Dosen des Lokalanästhetikums injiziert sind.

Durch den Adrenalinzusatz kann die Dosis des Lokalanästhetikums verdoppelt und die Wirkungsdauer deutlich verlängert werden. Zwischenfälle infolge des
Adrenalins, wie erhebliche Kreislaufreaktionen oder vermehrte postoperative Blutungen, sind bisher bei Beachtung des oben Gesagten bei jahrelanger Anwendung
nicht aufgetreten. Häufig ist es jedoch eine Tachykardie, die ohne Medikation
rasch wieder abklingt.

Im folgenden werden einige Höchstdosisempfehlungen gegeben, die einen sehr
großen Sicherheitsspielraum einschließen (pro 15 kg Körpergewicht!)·[1] (s. Tabelle 1).

0,5%iges Lokalanästhetikum ist in der Infiltrationstechnik genauso wirksam
wie 1%iges, allerdings bei etwas längerer Wartezeit. Generell empfiehlt es sich, die

Tabelle 1. Dosis bzw. ml pro 15 kg Körpergewicht (großer Sicherheitsspielraum)

			1%	0,5%
Lidocain	ohne	ca. 40 mg	= 4 ml	8 ml
Xylocain®	mit A.	ca. 80 mg	= 8 ml	18 ml
(kurze Wirkungsdauer)				
Mepivacain	ohne	ca. 50 mg	= 5 ml	10 ml
(Scandicain®)	mit	ca. 100 mg	= 10 ml	20 ml
Prolocain	ohne	ca. 80 mg	= 8 ml	16 ml
Xylontest®	mit A.	ca. 120 mg	= 12 ml	25 ml
(lange Wirkungsdauer!)				

Wartezeit großzügig zu bemessen. Man sollte dies im organisatorischen Ablauf möglich machen.

Alle Präparate neigen zur Methämoglobinbildung, Prilocain trotz seiner sonstigen Ungiftigkeit am stärksten, häufig bei Südländern und Kindern, erkennbar an einer 1 bis 1 1/2 Stunden später auftretenden Cyanose.

Das Antidot ist Methylenblau.

Wenn man sich an die Dosisrichtlinien hält, tritt dieses Phänomen allerdings äußerst selten auf. Wir haben es während 10jähriger operativer Tätigkeit nicht beobachtet. Wir empfehlen deshalb wegen der geringen Toxidität und der langen Wirkungsdauer das Prilocain.

Anpassung an die psychischen Entwicklungsstufen des Kindes

Generall gilt, daß alle an der Behandlung des Kindes Mitwirkenden auf dessen psychische Belange im besonderen Maße Rücksicht nehmen müssen. Kinder sind durch die fremde Umgebung wesentlich irritierbarer als Erwachsene. Außerdem können sie den zu erwartenden Schmerz nicht richtig einschätzen, was diese Irritation verstärkt. Diese von der realen Situation unabhängigen Reaktionen sind je nach Alter unterschiedlich. Im ersten Lebensjahr sind diese noch nicht bewußt, ab dem 2.–7. Jahr ist die Irritabilität besonders ausgeprägt, selbstverständlich mit individuellen Unterschieden. Ab dem 8. Jahr nimmt die irrationale Reaktion langsam ab und gleicht sich bis zum 14. Lebensjahr allmählich der normalen Angstreaktion des Erwachsenen an. Aufgabe ist es, mit Einfühlungsvermögen auf diese Reaktionen des Kindes einzugehen, entweder durch rasches Handeln oder mit geduldiger Ablenkung. Niemals sollte ein Kind betrogen werden (z. B. es tut nicht weh etc.), weil sonst ein vollkommener Vertrauensverlust folgt. Die Schmerzerwartung kann gemildert werden, wenn man erklärt, daß die Spritze ungefähr so weh tut, wie wenn ein Haar ausgerissen würde. Oftmals (nicht immer) ist die Miteinbeziehung eines Elternteils besonders in der Altersstufe 2–7 Jahren eine große Hilfe. Durch das ausgleichende Eingehen auf die Irritabilität des Kindes wird die gesamte Operation für das Kind und die beteiligten Personen angenehmer. Es lassen sich besonders in Kombination mit einer oralen Prämedikation die Indikationsbereiche einer Lokalanästhesie auch beim Kind stark erweitern, so daß auch mittelgroße Operationen beim Kind ohne die Mitwirkung eines Anästhesisten durchgeführt werden können. Wichtig ist eine langsame Injektionstechnik mit sehr dünnen Injektionsnadeln und eine genügend lange Wartezeit bis zum Wirkungseintritt.

Postoperative Überwachung

Unabdingbar ist eine postoperative Überwachung bei allen Allgemeinanästhesien und bei Eingriffen mit einer Prämedikation. Die Dauer richtet sich nach der Menge der verabreichten Hypnotika und Anästhetika sowie nach dem postoperativen Verlauf. In der Regel beträgt sie 2–4 Stunden.

Die Überwachung in einem hierfür ausgestatteten postoperativen Überwachungsraum ist günstig. In aller Regel entlassen wir Kinder noch am OP-Tag nach Hause. Durch das gewohnte häusliche Milieu wird die Verarbeitung des Eingriffs durch das Kind erheblich erleichtert. Allerdings ist auch ein Kind danach bis zum nächsten Tag als verkehrsunfähig zu betrachten, was die Eltern entsprechend berücksichtigen müssen.

Literatur

1. Lund PC, Cwick IC (1966) Korrelation zwischen unterschiedlicher Penetration und allgemeiner Toxizität von Xylocain, Scandicain und Dylonest beim Menschen. Acta anaesth Scand Suppl 23:475–479
2. Arzneitelegramm 6/90, S 52–53

Anaesthesiologische Probleme bei älteren Patienten

D. BLUMENBERG und P. SEFRIN

Zusammenfassung

20% aller Operationen werden bei Patienten über 60 Jahren durchgeführt. Anaesthesiologische Probleme erwachsen in der prä-, peri- und postoperativen Phase aus der Einschränkung des Herz-Kreislauf- und des respiratorischen Systems, der Nierenfunktion und des ZNS. Aus diesem Grunde ist eine exakte präoperative Erfassung und Therapie der Risiken erforderlich, wobei das Ausmaß der Diagnostik nicht standardisiert werden kann, nachdem es auch keine typische „Altersnarkose" gibt.

Schlüsselwörter: Narkose, älterer Patient, kardiovaskuläres System, respiratorisches System, ZNS

Summary

Nowadays approximately 20% of all patients undergoing surgery are over 60 years of age. Anesthesiological problems occur pre-, peri- and postoperatively because of restrictions of the cardiovascular and respiratory system, compromised renal function and defects of the CNS. Therefore preoperative registration and therapy of these risks is necessary; however, diagnostic evaluation cannot be standardized. There is no typical anesthesia for the elderly.

Der Anteil der älteren (60–75 Jahre) und alten (70–90 Jahre) Menschen am Gesamtpatientengut nimmt wegen der zunehmenden Überalterung der Bevölkerung und der Durchführung auch großer Operationen ohne Altersbeschränkungen kontinuierlich zu. Nach Angaben des Statistischen Jahrbuches 1988 hat sich im Jahre 1986 gegenüber 1910 die Anzahl der über 65jährigen verdoppelt, der über 75jährigen verdreifacht und die Anzahl der über 90jährigen nahezu verzehnfacht [9]. An der Universität Bonn waren 1989 23,9% aller anaesthesiologisch versorgten Patienten über 59 Jahre alt [2].

Anaesthesiologische Probleme bei älteren Patienten erwachsen in der perioperativen Phase vorrangig aus der Einschränkung der Leistungsfähigkeit des Herz-Kreislaufsystems, des respiratorischen Systems und des ZNS.

Herz-Kreislaufsystem

Mit zunehmendem Alter nimmt sowohl die Anzahl als auch das Ausmaß der Vorerkrankungen kontinuierlich zu. Hypertonus und dessen Organmanifestationen

Tabelle 1. Inzidenz pathologischer Befunde bei Patienten über 79 Jahre gegenüber der Gesamt-gruppe. Aus [2]

	Gesamt	>79 Jahre
Hypertonus	12,9	31,8
Koronare Herzkrankheit	12,1	44,6
Restriktive Ventilationstörung	6,2	29,2
Dysrhythmien	5,7	17,0
Hypotonus	5,3	3,4
Diabetes mellitus	5,0	14,8
Obstruktive Ventilationsstörung	3,7	5,1
Herzinsuffizienz	3,5	20,2

Tabelle 2. Einteilung der Patienten entsprechend dem anaesthesiologischen Risiko in Gruppen gleichen Risikopotentials

ASA 1	Normaler, sonst gesunder Patient
ASA 2	Leichte Allgemeinerkrankung ohne Leistungseinschränkung
ASA 3	Schwere Allgemeinerkrankung mit Leistungseinschränkung
ASA 4	Schwere Allgemeinerkrankung, die mit oder ohne Operation das Leben des Patienten bedroht
ASA 5	Moribund, Tod innerhalb von 24 Stunden mit oder ohne Operation zu erwarten

wie koronare Herzkrankheit und Myokardinfarkt, Rhythmusstörungen und Myo-kardinsuffizienz finden sich bei Patienten, die älter als 79 Jahre sind, signifikant häufiger (Tabelle 1) [2]. Sie sind die entscheidenden kardialen Vorerkrankungen. Herzerkrankungen treten in der Altersgruppe der < 59jährigen 7mal häufiger auf als bei Patienten > 59 Jahren [1]. Interessanterweise kommt es jedoch bei Patien-ten, die über 90 Jahre alt sind, eher zu einer Abnahme der schwerwiegenden kar-dialen Vorerkrankungen.

Das anaesthesiologische Risiko wird nach der sogenannten ASA-Klassifika-tion erfaßt (Tabelle 2). Dabei erfolgt eine Unterteilung in 5 Gruppen, wobei ASA 1 normale, sonst gesunde Patienten und ASA 5 moribunde Patienten erfaßt. Ebe-ling konnte zeigen, daß es bereits ab der 4. Lebensdekade zu einem signifikanten Anstieg der höheren ASA-Klassen kommt (Abb. 1) [2]. Besonders die ASA-Grup-pe 3 – schwere Allgemeinerkrankung mit Leistungseinschränkung – stieg ab dem 40. Lebensjahr linear an. Ab dem 60 Lebensjahr gehört die Hälfte der Pa-tienten der ASA-Gruppen 3 oder 4 an. Der Anteil der ASA 5-Klasse beträgt alters-unabhängig etwa 1%. Nur 12% der Patienten über 75 Jahre weisen keine Vorer-krankungen auf. Unertl fand bei über 2000 Patienten eine Herzinsuffizienz bei den über 59jährigen fünfmal so oft wie bei jüngeren Patienten. Gleiche Aussagen galten auch für die koronare Herzkrankheit und das Auftreten von Arrhythmien [8].

Altersbedingte Veränderungen der Kardiodynamik sind zwar nachweisbar, spielen aber eine untergeordnete Rolle. Verlängerung der Kontraktions- und Er-schlaffungszeit, Abnahme der Perfusionszeit, Zunahme der peripheren Blut-druckwerte mit zunehmender Wandspannung, abnehmende O_2-Utilisation, ver-

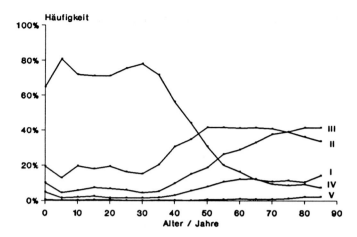

Abb. 1. Präoperativer Zustand der untersuchten Patienten entsprechend der ASA-Klassifikationen (n = 50306). Aus [2]

minderte Antwort auf sympathikotone Reize sowie pathologisch-anatomische Veränderungen im Myokardgewebe führen nachweislich zu einer altersbedingten, abnehmenden Leistungsfähigkeit des gesamten Herz-Kreislauf-Systems [1].

Diese Veränderungen werden jedoch nicht unbedingt durch pathologische Einzelmeßwerte erfaßt. Eine Erfassung der sogenannten Ruhewerte ist deshalb wenig aussagefähig. Die eingeschränkte kardiovaskuläre Leistungsbreite unter Belastungssituationen im Alter kann nur durch ein invasives Monitoring erfaßt werden. Patienten im Alter von 55–75 Jahren scheinen im Durchschnitt von seiten des kardiovaskulären Systems risikoreicher zu sein als sehr alte Patienten. Der Anstieg der Morbidität des kardiovaskulären Systems im Alter, weniger das Alter an sich, bestimmt Art und Häufigkeit der perioperativen Komplikationen.

Pulmonales System

Durch die Veränderungen pulmonaler Teilfunktionen mit zunehmendem Lebensalter sind Beatmung und Entwöhnung von der maschinellen Beatmung im Alter erschwert (Tabelle 3).

Tabelle 3. Wichtigste Veränderungen pulmonaler Teilfunktionen mit zunehmendem Lebensalter

1. Pulmonale Vorerkrankungen
2. Extrapulmonale Erkrankungen
3. Veränderte Abwehrlage
4. Exogene Noxen
5. Morphologische Altersveränderungen

Wichtigste pulmonale Vorerkrankungen sind die chronisch-obstruktiven Lungenerkrankungen, Neoplasien und andere entzündliche Vorgänge. Diese rücken Atemwegserkrankungen mit einer Häufigkeit von 10% an die Spitze der Todesursachen bei Patienten >65 Jahre, wenn sie mit purulenter Bronchitis und Pneumonie vergesellschaftet sind [4]. Die wesentlichste extrapulmonale Erkrankung ist die akute oder chronische Linksherzinsuffizienz. Eine veränderte Abwehrlage ist bedingt durch Schleimhautatrophien, Metaplasie, sekretorische Leistungsherabsetzung und Abnahme der Cilienmotilität und der T-Zell-abhängigen Immunrektion. Die Lunge ist mit einer Oberfläche von $70-80$ m^2 ein Leben lang vielen exogenen Noxen ausgesetzt. Neben beruflichen Expositionen spielt das Rauchen eine große Rolle.

Die Änderung der Morphologie im Alter führt zu einer Funktionseinschränkung der Lunge. Wegen erhöhter Compliance und erniedrigter Retraktionskraft der Lunge kommt es entgegen einer erhöhten Rückstellkraft des Thorax zu einer diskreten Zunahme der funktionellen Residualkapazität. Das Residualvolumen steigt wegen der geschwächten exspiratorischen Muskulatur an [5]. Morphologische Erweiterungen der Alveolargänge und Bronchiolen mit einer Reduzierung der Alveolaroberfläche und Verlust von elastischen Fasern in der Alveolarwand treten auf. Die Pulmonalarteriendicke nimmt zu, so daß es unter Belastung zu einem Anstieg des pulmonalarteriellen Druckes kommt. Die Thoraxwand wird durch eine Calzifizierung der Rippenknorpel steifer. Aufgrund der im Alter veränderten elastischen Zugkräfte und Stützfunktionen werden die kleineren Luftwege gegenüber Drücken von außen labil und kollabieren eher.

Dieses Mißverhältnis zwischen Ventilation und Durchblutung führt zu einer Zunahme der Shunt-Fraktion mit Abnahme des pO_2-Wertes. Da beim alten Patienten die Abwehr geschwächt ist, wird die Entwicklung einer nosocomialen Pneumonie begünstigt. Die Entwöhnung von der Beatmung ist bei älteren Patienten besonders erschwert, da die Kraft der Atemmuskulatur mit zunehmendem Lebensalter abnimmt [5].

ZNS

Jenseits des 40. Lebensjahres nimmt beim Gesunden das Hirnvolumen pro Dekade um 3% ab. Zu den pathologischen Hirnabbauprozessen, die mit entsprechenden neurologischen und psychiatrischen Symptomen einhergehen, sind neben einem demenziellen Abbau auf den Boden von Gefäßveränderungen Multiinfarktgeschehen zu nennen [3]. Blutdruckschwankungen werden physiologischerweise durch die Autoregulation der zerebralen Gefäße kompensiert (Tabelle 4). Die

Tabelle 4. Physiologische und pathologische Altersveränderungen im höheren Lebensalter

1. Abbauprozesse im Alter
2. Gefäßveränderungen
3. Abnahme der Autoregulationskapazität
4. Systemische Blutdruckschwankungen

Autoregulations-Kapazität nimmt jedoch beim alten Menschen ab und kann im Einzelfall schon relativ geringfügige Blutdruckschwankungen nicht mehr ausgleichen. Dadurch können geringe Schwankungen des systemischen Blutdruckes diffuse Hirnschäden verursachen, sie müssen daher Phase möglichst vermieden werden.

Dosierung von Anaesthetika beim geriatrischen Patienten

Mit zunehmendem Alter treten signifikante Änderungen hinsichtlich der Pharmakokinetik und der Pharmakodynamik auf. Der Abbau von Muskelgewebe und die Zunahme des Fettgewebes bis zu 30% des Körpergewichtes führt zu einem Anstieg des totalen Verteilungsvolumens aufgrund der hohen Lipophilie vieler intravenöser Anaesthetika (Tabelle 5) [7]. Das Verteilungsverhalten wird weiterhin durch die

Tabelle 5. Altersbedingte Veränderungen der pharmakokinetischen und -dynamischen Parameter bei intravenösen Anaesthetika (V_t = zentrales Verteilungsvolumen, Vd_{ss} = Gesamtverteilungsvolumen im steady state, Cl_{tot} = totale Körper-Clearance, $t_{1/2}$ = Eliminationshalbwertzeit, EC_{50} = Effektkonzentration zur Erzielung eines halb-maximalen pharmakodynamischen Effektes). Aus [7]

	Dosis	V_t	Vd_{ss}	Cl_{tot}	$t_{1/2}$	EC_{50}
Thiopental	↓60%	↓90%	↔	↔	↔	↔
Etomidat	↓60%	↓40%	↑10%	↓30%	↑40%	↔
Propofol	↓55%	↓70%	↑20%	↓30%	↑40%	
Fentanyl	↓50%	↔	↔	↓20%	↑20%	↓40%
Alfentanil	↓50%	↔	↔	↓20%	↑40%	↓40%
Sufentanil	↓40%	↔	↑20%	↔	↑30%	

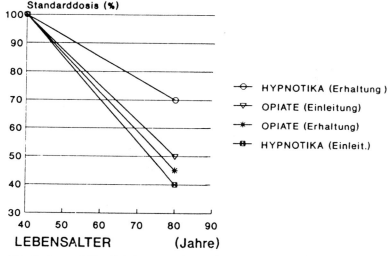

Abb. 2. Art und Häufigkeit von perioperativen Komplikationen in Abhängigkeit vom Lebensalter. Aus [7]

altersentsprechende Reduktion des Herzzeitvolumens sowie der vereinzelt bis zu 50%igen reduzierten Gewebsperfusion beeinflußt [7]. Hierdurch kommt es zu länger anhaltenden Spitzenkonzentrationen der applizierten Pharmaka, was vielfach mit unerwünschten hämodynamischen Nebenwirkungen erheblichen Ausmaßes verknüpft ist.

Dabei kann als Faustregel eine Reduzierung um 10% der üblichen Dosis eines intravenösen Anaesthetikums pro Lebensdekade beginnend ab dem 40. Lebensjahr gelten, wobe sich aufgrund der weniger beeinflußten totalen Clearance für Erhaltungsdosierungen geringere Werte (5 – 7%) ergeben (Abb. 2) [7]. Reduziertes Herzzeitvolumen und herabgesetzte Organperfusion führen bei den Inhalationsanaesthetika ebenfalls zu einer Reduzierung der MAC-Konzentration um ca. 5 – 7% pro Lebensdekade [7].

Zeitpunkt der Komplikationen

Bei ca. 10% aller Eingriffe treten in der perioperativen Phase Komplikationen auf. Die Häufigkeit nimmt ab dem 40. Lebensjahr zu. Blutdruckabfälle bzw. Blutdruckanstiege um mehr als ein Drittel des systolischen Ausgangswertes und Rhythmusstörungen sind hier zu nennen (Abb. 3) [2]. Dabei kommt es mit zunehmendem Lebensalter zu einem linearen Anstieg der Rhythmusstörungen. In der weiteren postoperativen Phase treten bei 52,7% der Patienten über 60 Jahre Komplikationen auf, von denen sich über 80% in der ersten postoperativen Woche manifestieren [2].

Kardiale, respiratorische, zentralnervöse und letale Komplikationen sind in den Altersklassen 60 – 74 Jahre und > 74 Jahre nicht signifikant voneinander verschieden (Abb. 4) [2]. Es findet sich jedoch eine statistisch signifikante Abhängigkeit der Komplikationsrate vom präoperativen ASA-Status.

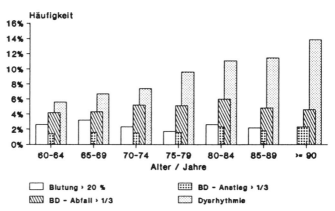

Abb. 3. Dosisreduktion für intravenöse Anaesthetika zur praktischen Anwendung in der klinischen Anaesthesie bei älteren Patienten. Aus [2]

Postoperative Komplikationen (Chirurgie)

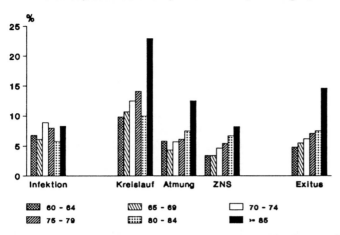

Abb. 4. Kardiale, respiratorische, zentralnervöse und letale Komplikationen in Abhängigkeit vom Lebensalter. Aus [2]

Aufwachraum

Die Aufwachphase ist gekennzeichnet durch eine deutliche Zunahme von Komplikationen der älteren Patienten nach einer Narkose. Neben der präoperativ bestehenden Grundkrankheiten spielt auch die verzögert einsetzende Vigilanz betagter älterer Patienten eine Rolle. Deshalb muß wegen der höheren Komplikationsrate in der frühen postoperativen Phase und der verzögert einsetzenden Vigilanzverbesserung beim älteren Patienten eine längere Verweildauer im Aufwachraum gefordert werden. Dieses ist auch für ambulante Narkosen zu fordern. Eine großzügige Indikationsstelle für ein kardiozirkulatorisches und respiratorisches Monitoring sowie eine längere Überwachung nach Rückkehr der motorischen und mentalen Funktionen im Aufwachraum scheint zur frühzeitigen Erkennung und Vermeidung von Zwischenfällen unabdingbar zu sein [6].

Zusammenfassung

Aus der Sicht des Anaesthesisten ist bei älteren Patienten eine genaue präoperative Erfassung und Therapie vorwiegend kardiozirkulatorischer, respiratorischer und zerebraler Störungen anzustreben, um das Risiko von Komplikationen, die vorzugsweise in der frühen postoperativen Phase auftreten, zu minimieren. Deshalb sollte diese Patientengruppe dem Anästhesisten möglichst frühzeitig vor einer geplanten Operation zur adäquaten anästhesiologischen Vorbereitung vorgestellt werden.

Das Ausmaß der präoperativen Diagnostik, der intra- und postoperativen Überwachung kann dabei nicht standardisiert werden, sondern ist abhängig vom Ausmaß der Vorerkrankungen des einzelnen Patienten. Generall bestimmt aber die biologische Leistungsreserve und weniger das kalendarische Alter eines jeden Patienten die perioperative Morbidität und Mortalität.

Literatur

1. Albrecht DM (1990) Kardiovaskuläre Veränderungen im Alter. Anaesthesist [Suppl 1] 39:9
2. Ebeling BJ, Lauven PM (1990) Perioperative Morbidität und Mortalität. Anaesthesist [Suppl 1] 39:13
3. Kessler Ch (1990) Auswirkung des Alters auf das zentrale Nervensystem. Anaesthesist [Suppl 1] 39:11
4. Kohler P, Bender HJ (1990) Pulmonales System und Altern. Anaesthesist [Suppl 1] 39:10
5. Levitzky MG (1984) Effects of Aging on the Respiratory System. Physiologist 27:102
6. Nadstawek J (1990) Die Aufwachphase des geriatrischen Patienten. Anaesthesist [Suppl 1] 39:15
7. Schüttler J (1990) Dosierung von Anästhetika beim geriatrischen Patienten. Anaesthesist [Suppl 1] 39:14
8. Unertl K (1985) Das Risiko in der Anästhesie. Münchn Med Wschr 127:609
9. Statistisches Jahrbuch der Bundesrepublik Deutschland 1988. Kohlhammer-Verlag, Stuttgart 1989

Dermatochirurgische Besonderheiten bei Patienten im hohen Lebensalter

H. Winter, W. Lehnert und S. Baeblich

Zusammenfassung

Im Zeitraum von 10 Jahren wurden an der Universitäts-Hautklinik der Charité in Berlin 611 dermatochirurgische Eingriffe an insgesamt 447 Patienten im Alter von über 80 Jahre durchgeführt. Mit 31,5% waren die Basaliome die stärkste Indikationsgruppe, gefolgt von den Plattenepithelkarzinomen mit 11,7%. Exzisionsdefekte lassen sich nach Mobilisation der schlaffen, auf der Unterlage gut verschieblichen Haut oft spannungsfrei durch einfache Wundnaht primär verschließen. Bei größeren Defekten sind Hauttransplantationen ausgedehnten Lappenplastiken vorzuziehen. Bei Problemfällen hat sich der Einsatz von synthetischen Hautersatzpräparaten bewährt.

Bei kritischer Indikationsstellung und Beachtung spezieller Besonderheiten sind auf diesem Gebiet beachtliche Erfolge zu erzielen.

Schlüsselwörter: Dermatochirurgie, Alterschirurgie, Indikationsgruppen, Operationstechnik

Summary

Within a period of 10 years in the department of dermatology at the Charité in Berlin, 447 patients whose age was above 80 years were operated on with a total of 611 operations. The basal cell carcinomas, amounting to 31.5% of the cases, were the group with the strongest indication for surgical intervention, followed by the squamous cell carcinoma (11.7%). The excisional defects can be primarily sutured without tension by mobilizing the relaxed and easily movable skin. In skin defects with greater extension grafts are preferable. In problematic cases synthetic skin substitute was found to be of great value for tempory coverage as well as for conditioning. If the indications and some special considerations are critically and carefully studied, geriatic dermatosurgery can accomplish considerable successes and benefits.

Aufgrund der höheren Lebenserwartung und der damit verbundenen Zunahme maligner Tumorformen sowie präblastomatöser Veränderungen kommen zunehmend Patienten im hohen Lebensalter zum Dermatochirurgen, die Heilung oder Besserung ihres Leidens erwarten. Aber auch bei gutartigen tumorösen Hautveränderungen sollte bei entsprechender Größenentwicklung und Lokalisation die operative Entfernung angestrebt werden. Derartige Eingriffe erfordern spezielle Kenntnisse und Erfahrungen auf dem Gebiet der geriatrischen Chirurgie [1, 2, 4, 5].

Patienten

In einer 10-Jahresanalyse (1.1.1980 − 31.12.1989) konnten 611 dermatochirurgische Eingriffe ausgewertet werden, die an insgesamt 447 Patienten im Alter von über 80 Jahren an der Universitäts-Hautklinik der Charité in Berlin durchgeführt wurden. Das entspricht einem Anteil von 2,5% bezogen auf die Gesamtzahl der Operationen. 20 Patienten waren über 90 Jahre alt, davon hatten 2 Patienten bereits das 96. Lebensjahr erreicht. Insgesamt handelte es sich um 187 Männer und 260 Frauen.

Bei Zusammenstellung von 514 histopathologischen Untersuchungsergebnissen der 447 operierten Patienten waren die Basaliome mit 31,5% (162 Diagnosen) die stärkste Indikationsgruppe, gefolgt von den Plattenepithelkarzinomen mit 11,7% (60 Diagnosen). In mehr als der Hälfte aller Fälle handelte es sich somit um maligne bzw. semimaligne Tumoren des Hautorgans. Die Gruppe der Präkanzerosen (senile Keratosen, Leukoplakien, Lentigo maligna, Morbus Bowen, Erythroplasien) war mit 11,7% (60 Diagnosen) vertreten. Demgegenüber betrug der Anteil benigner Tumoren nur 6,8% (35 Diagnosen).

In 71,9% handelte es sich um tumorchirurgische Operationen. Nach Exzision bzw. Exstirpation der Hauttumoren bzw. tumorösen Veränderungen konnte der entstandene Defekt in der Mehrzahl der Fälle nach Wundrandmobilisation durch einfache Wundnaht primär verschlossen werden (202 Operationen, 62,2%). Nur bei 49 Patienten (15,1%) waren Nahlappenplastiken sowie bei 31 Operationen (9,5%) Hauttransplantationen erforderlich. Eine temporäre Defektdeckung mit synthetischem Hautersatz (Synthografts) wurde bei 43 Exzisionen (13,2%) durchgeführt.

Während der operativen Vorbereitung und in allen Phasen der Behandlung sollten spezielle Besonderheiten berücksichtigt und bestimmte Grundregeln der geriatrischen Chirurgie beachtet werden [1, 2, 3, 4, 5]. Ausgehend von eigenen Erfahrungen werden wesentliche Gesichtspunkte dargestellt und Schlußfolgerungen für die praktische Arbeit gezogen:

1. Präoperative Vorbereitung
   - Diagnostische Zusatzuntersuchungen möglichst ambulant
   - Kritische Indikationsstellung. Therapiealternativen prüfen
   - Psychische Führung
   - Verständnisvolle Aufklärung
   - Beurteilung der Belastbarkeit
   - Behandlung von Organ- und Funktionsstörungen

2. Operationsphase
   - Eingriffe möglichst ambulant und in Lokalanästhesie
   - Psychische Führung
   - Herz-Kreislaufüberwachung
   - Berücksichtigung altersspezifischer Veränderungen der Haut
   - Atraumatische Operationstechnik
   - Sorgfältige Blutstillung
   - Kurze Operationszeiten

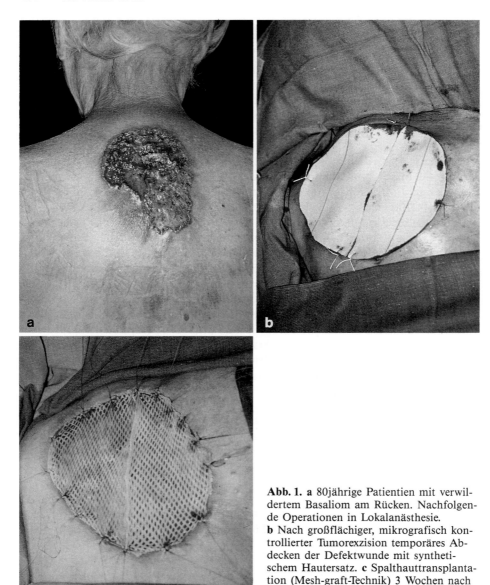

Abb. 1. a 80jährige Patientien mit verwildertem Basaliom am Rücken. Nachfolgende Operationen in Lokalanästhesie.
b Nach großflächiger, mikrografisch kontrollierter Tumorexzision temporäres Abdecken der Defektwunde mit synthetischem Hautersatz. **c** Spalthauttransplantation (Mesh-graft-Technik) 3 Wochen nach Konditionierung mit synthetischem Hautersatz bei täglichem Verbandwechsel

- Beachtung der Radikalitätsprinzipien
- Transplantationen oft günstiger als Lappenplastiken
- Einsatz synthetischer Hautersatzpräparate (Abb. 1 a, b, c, d)

3. Postoperative Betreuung
- Sorgfältige Überwachung

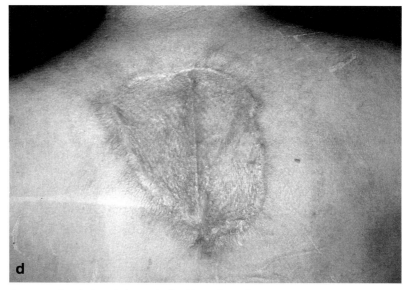

Abb. 1d. Ergebnis 1 Jahr nach der Transplantation

- Besonderheiten der Verbandtechnik (keine beengenden und belastenden Verbände)
- Frühmobilisation
- Möglichst kurzer stationärer Aufenthalt
- Psychische Führung.

Schlußfolgerungen

Bei kritischer Indikationsstellung, sorgfältiger Vorbereitung des Patienten, individuell angepaßter Anästhesieform, Beachtung operationstaktischer Hinweise und bei adäquater postoperativer Betreuung sind auch auf dem Gebiet der geriatrischen Dermatochirurgie beachtliche Erfolge zu erzielen. Dabei ist in allen Behandlungsphasen die psychische Führung des alten Patienten von entscheidender Bedeutung. Nur bei gebrechlichen Patienten mit schweren, therapieresistenten Begleiterkrankungen oder bei hochgradig zerebralsklerotisch-dementen Patienten sind dem dermatochirurgischen Handeln Grenzen gesetzt.

Literatur

1. Blum E (1976) Probleme der Alterschirurgie und der postoperativen Überwachung. Z. Allgemeinmed 52:171−185
2. Haneke E (1979) Dermatochirurgie im Alter. In: Salfeld K (Hrsg) Operative Dermatologie. Springer, Berlin Heidelberg New York, S 160−166
3. Salfeld K (1975) Physiologie der Altershaut. Ärztl Kosmetol 6:233−238

4. Winter H (1978) Chirurgie der Haut im Alter. In: Cebotarev DF, Brüschke G, Schmidt U, Schulz FH (Hrsg) Geriatrische Chirurgie, Bd 2. Fischer, Jena, S 35–46
5. Winter H, Sönnichsen N, Lehnert W (1987) Operationstaktische Besonderheiten bei der Behandlung von Hauttumoren. In: Petres J (Hrsg) Aktuelle Behandlungsverfahren. Fortschritte der operativen Dermatologie, Bd 3. Springer, Berlin Heidelberg New York London Paris Tokyo, S 96–105

Häufigkeit operativer Eingriffe bei Kindern

G. Sebastian, M. Jatzke und K. Horn

Zusammenfassung

Zwischen 1982 und 1990 wurden in der Hautklinik 1954 Kinder bis zum vollendeten 14. Lebensjahr stationär behandelt. 635 (32,5%) davon wurden ausschließlich zur operativen Therapie aufgenommen. Von ihnen wurden folgende Daten erfaßt und ausgewertet: Geschlecht und Alter der Kinder zum Zeitpunkt der Behandlung, die Diagnose, ihre Hauptlokalisation und die Art des gewählten operativen Eingriffes.

Während die Geschlechtsverteilung ausgeglichen war, fanden sich bei der Altershäufigkeit zwei Gipfel. Der erste war im Alter von 4–6 Jahren, der zweite zwischen dem 12. und 14. Lebensjahr. Am häufigsten wurden naevoide Fehlbildungen, betont Naevuszellnaevi, operiert (61,5%). Benigne Tumoren (12,8%) waren deutlich seltener. Bei 9,2% der Kinder wurden Folgen traumatischer Verletzungen behandelt. 6,4% litten an einer hypertrophen Phimose und 5,9% an unterschiedlichen Viruspapillomen.

Schlüsselwörter: Kindheit, dermatochirurgische Eingriffe, Häufigkeit.

Summary

Between 1982 and 1990 1954 children under the age of 15 years underwent in patient treatment for dermatological conditions. Of these children, 635 (32,5%) underwent exclusively dermatosurgical therapy. The following data on these patients were recorded and evaluated: sex, age, diagnosis, main location of disease and specific dermatosurgical procedures.

There was no difference by sex. The age incidence showed two peaks, the first at 4–6 years, the second at 12–14 years. The most frequent diagnoses were naevi, especially lesions containing melanocytes (61,5%), followed by benign tumors (12,8%). In 9,2% of cases the children suffered from acquired deformities after physical injuries, 6,4% had a phimosis, and 5,9% had different forms of virus papillomata.

Einleitung

In den veröffentlichten retrospektiven Analysen von Hautkliniken fanden wir in der uns zugänglichen Literatur des letzten Dezeniums keine Hinweise zur Häufigkeit dermatochirurgisch relevanter Erkrankungen im Kindesalter [1]. Um uns im eigenen Krankengut einen Überblick zu verschaffen, wählten wir den Zeitraum von 1982–1990, den wir für mögliche Trendbewegungen in zwei Perioden (1982–1986/1987–1990) unterteilten und in einer computergestützten Auswertung aufarbeiteten.

Patientengut und Ergebnisse

Zwischen 1982 und 1990 wurden 1954 Kinder bis zum vollendeten 14. Lebensjahr stationär behandelt, davon 635 (32,5%) ausschließlich dermatochirurgisch. In der ersten Periode (1163 Kinder) betrug der operative Anteil 301 Patienten (25,9%), in der zweiten waren es mit 334 (42,2%) von 791 deutlich mehr.

Erkrankungshäufigkeiten

Mit weitem Abstand am häufigsten wurden naevoide Fehlbildungen, hier betont Naevuszellnaevi, behandelt (Abb. 1). Während die Häufigkeit operativer Eingriffe bei gutartigen Neubildungen eher rückläufig war, mußten in den letzten Jahren vermehrt Unfallfolgen korrigiert werden.

Altersstruktur der behandelten Kinder zum Zeitpunkt des operativen Eingriffes

Während die Kurve der Altersverteilung aller stationär behandelten Kinder vom 1. bis zum vollendeten 13. Lebensjahr in den beiden kontrollierten Zeiträumen kontinuierlich eine fallende Tendenz der stationären Behandlungen aufwies und sich erst im 14. Lebensjahr eine Zunahme andeutete, zeigte die Altersverteilung der operativ behandelten Kinder in beiden kontrollierten Zeiträumen zwei Häufigkeitsgipfel (Abb. 2).

Der erste lag im Vorschulalter zwischen dem 4. bis 6. Lebensjahr. Er dürfte Ausdruck dafür sein, daß einerseits die Kinder selbst erstmals bewußt störende Veränderungen wahrnehmen, andererseits die Eltern auf Beseitigung noch vor der

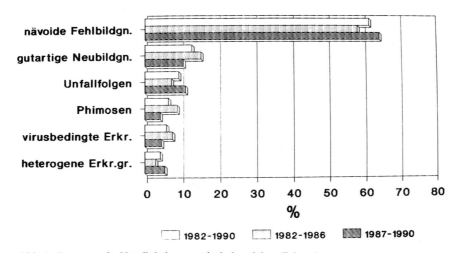

Abb. 1. Prozentuale Häufigkeit operativ behandelter Erkrankungen

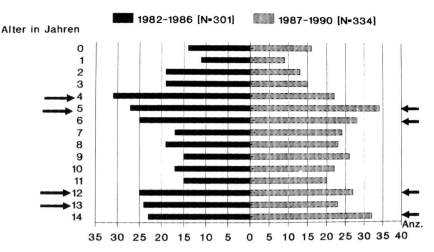

Abb. 2. Altersstruktur der behandelten Kinder zum Zeitpunkt des operativen Eingriffes

Schuleinführung drängen. Der zweite Altersgipfel zwischen dem 12. und 14. Lebensjahr entsteht durch den z. T. imperativen Druck der heranwachsenden Patienten selbst. Jetzt stört das zur Schau getragene aber auch von der Kleidung bedeckte „Mal" erheblich.

Naevoide Fehlbildungen

Während in der Fünfjahresperiode (1982−1986) bei 179 Kindern 202 „Naevi" operativ behandelt wurden, stieg ihre Zahl im folgenden Vierjahreszeitraum mit 215 Patienten weiter an. In der Geschlechtsverteilung fiel ein leichtes Überwiegen der Mädchen mit 60% im ersten und 56% im zweiten Untersuchungszeitraum auf. Die Lokalisationsverteilung ließ in der Erkrankungsgruppe in beiden Beobachtungszeiträumen keine signifikant sicheren Unterschiede erkennen, obwohl prozentuale Schwankungen vorhanden waren (Kopf/Hals 39%, 30%; Stamm 34%, 40%; Extremitäten 27%, 29%; Genitalregionen 0%, 1%) [2, 4]. Im Gesicht waren allerdings die Periorbital- und Stirnregion betont häufig betroffen. Am Stamm dominierte die Schulter- und obere Rückenpartie, während an den Extremitäten Naevi häufiger am Oberarm, Oberschenkel und Fuß operiert wurden. Die gewählten Therapiemethoden (Tabelle 1) waren zweifelsfrei von der Lokalisation

Tabelle 1. Absolute und relative Häufigkeiten der Operationsmethoden bei naevoiden Fehlbildungen (N = 417)

69%	Totalexzision/Dehnungsplastik	289	Stamm
11%	Serienexzision	44	Extremitäten/Stamm
6%	Hauttransplantation	25	Gesicht/Extremitäten
4%	Nahlappenplastik	17	Stamm/Gesicht
10%	Dermabrasion/Elektrokaustik	42	Stamm

und Größe des Naevus abhängig. Einzeitige Totalexzisionen mit anschließender Dehnungsplastik bzw. die mehrzeitige Serienexzision standen mit 80% aller Eingriffe an der Spitze. Bevorzugt eingesetzt wurden sie am Stamm und den Extremitäten. Hauttransplantate sollten nur dann zum Einsatz kommen, falls das Heranholen von Haut aus der unmittelbaren Umgebung unmöglich ist. Das betrifft z. B. die ästhetischen Einheiten Stirn und Periorbitalregion aber auch die Extremitäten. Die Dermabrasion ausgewählter flächenhafter Naevi im frühen Säuglingsalter hat sich als probate Methode bewährt. Bei uns in 8% aller Fälle eingesetzt, dürfte sie eine realistische Größe für diese Behandlungsmethode sein.

Unfallfolgen

Die Behandlung von Unfallfolgen in einer Hautklinik bedarf nicht in jedem Fall der chirurgischen Intervention. Während oberflächliche Verbrennungen und Verbrühungen sowie hypertrophe Narben durchaus konservativ mit entsprechenden Lokaltherapeutika und Wundverbänden behandelt werden können [3], erfordern ausgeprägte Keloide und tiefreichende Verbrennungen die gezielte chirurgische Intervention. Interdisziplinäre Absprachen sind stets erforderlich.

Das Alter der Kinder mit thermischen Schädigungen verteilte sich gleichmäßig über die Lebensjahre, Schmutztätowierungen wurden zwischen dem vierten und dreizehnten Lebensjahr behandelt. Narbenkorrekturen unter dem vierten Lebensjahr erfolgten nicht, wurden vermehrt im vierten und fünften, achten und neunten sowie im vierzehnten Lebensjahr behandelt. Narbenkorrekturen waren am häufigsten im Gesicht-Halsbereich, an der vorderen Thoraxwand mit Axilla, dem Unterbauch und den Extremitäten. Unfalltätowierungen beschränkten sich auf den Oberlippen-Kinn-Wangen-Bereich.

Thermische Schädigungen erforderten fast ausschließlich an den Extremitäten operative Maßnahmen. Behandlungsmethoden der Wahl waren bei Narbenkorrekturen lokal plastische Lappentechniken oder die Kombination von chirurgischer Planierung und Kryotherapie, bei Unfalltätowierungen die Dermabrasion und/oder Exzision mit Dehnungsplastik. Thermische Schädigungen wurden nach tangentialer oder vertikaler Nekrektomie mit Spalthauttransplantation versorgt (Tabelle 2).

Die operative Behandlung verschiedener Fehl- und Neubildungen, von Unfallfolgen und Viruspapillomen bei Kindern muß auch in Zukunft zum Aufgabenge-

Tabelle 2. Häufigkeit von Unfallfolgen (N = 63)

62%	Narbenkeloide	39	Kopf/Hals Thorax/Axilla Unterbauch Extremität	Nahlappen Kryochirurgie
19%	Unfalltätowierungen	12	Oberlippe Kinn Wange	Dermabrasion Exzision
19%	thermische Schäden	12	Extremitäten	Hauttransplantation

biet des Dermatologen gehören. Größe und Multiplizität der Erkrankung sowie die Art des dabei gewählten Eingriffes erfordern gerade bei Kindern eine entsprechende Sedierung oder Allgemeinanästhesie. Hier ist u. E. die, nach Möglichkeit zeitlich eng eingegrenzte, stationäre Aufnahme Pflicht.

Wir gehen davon aus, daß ein Anteil von 32% der Kinder, die wir in den letzten neun Jahren primär für eine operative Therapie aufgenommen haben, für eine Hautklinik auch in Zukunft realistisch ist.

Literatur

1. Diepgen TL, Bergmann M, Fartasch M, Stäbler A, von den Driesch P, Schlegel R (1991) Spektrum und zeitlicher Wandel dermatologischer Erkrankungen am Beispiel der Erlanger Universitäts-Hautklinik von 1970–1989. Z Hautkr 66:9–17
2. Gallagher RP, McLean DI, Yang CP, Coldmann AJ, Silver HKB, Spinelli JJ, Beagrie M (1990) Anatomic distribution of aequired melanocytic nevi in white children. A comparison with melanoma: the Vancouver Mole Study. Arch Dermatol 125:466–471
3. Sebastian G, Scholz A (1990) Unsere Erfahrungen mit konservativen Therapiemethoden bei hypertrophen Narben und Keloiden. Dt Derm 38:872–877
4. Sigg C, Pelloni F, Schnyder UV (1990) Frequently of congenital nevi, nevi spili and cafe-au-lait spots and their relation to nevus count and skin complexion in 939 children. Dermatologica 180:118–123

Haemangiome im Kindesalter

H. Tilkorn, M. Hundeiker, H. Drepper und V. Schwipper

Zusammenfassung

Nach Proppe (1981) sind Haemangiome mit 80% die häufigsten Geschwülste im Kindesalter. Wegen des nicht selten beängstigenden anfänglichen Wachstums, der entstellenden Lokalisation und der gelegentlich funktionellen Beeinträchtigung werden Pädiater und Dermatologen von den Eltern zu einer Behandlung gedrängt (C. Ehringhaus, H. C. Dominick, 1986). Über die Hälfte der entstellenden Riesenhaemangiome (64,5%) sind nach Heiner und Zenk (1981) an Kopf und Hals lokalisiert. Mädchen sind 2,3mal häufiger betroffen als Jungen.

Die moderne Haemangiomtherapie geht von der alten Erfahrung aus, daß „Blutschwämme" – allein gelassen – von selbst verschwinden. Daher muß das oberste Behandlungsprinzip sein, durch die Behandlung nicht eine größere Entstellung hervorzurufen als die Krankheit mit sich bringt. Dabei muß die Spontanentwicklung berücksichtigt werden: Joppich und Schiel (1988) geben eine Rückbildungsrate der Säuglingshaemangiome von 70–90% an. Andere fanden sogar eine Rückbildungstendenz von 98% (Übersicht Hundeiker, 1989).

Der Rückbildungsgrad hängt von mehreren Faktoren ab: Art und Struktur der Angiome, Lokalisation und Ausbreitungsweisen (vgl. Drepper et al., 1984).

Auf Grund dieser Tatsachen plädieren wir für Zurückhaltung bei operativer Behandlung unter kurzfristiger Beobachtung der Wachstumstendenz. Frühzeitige Operation empfehlen wir nur, wenn das wahrscheinliche Operationsergebnis deutlich besser sein wird, als das die Spätbefunde nach Spontanremission und eventuell späterer chirurgischer Korrektur. Dabei sollten auch das Narkoserisiko und der mögliche Blutverlust bei der frühzeitigen Operation sorgfältig mit einkalkuliert werden.

Von radiologischer Behandlung raten wir im Normalfall dringend ab: ihre Spätergebnisse sind wesentlich auffälliger als nach Spontanremission. Wir haben viele Patienten zu betreuen, bei denen nach derartiger Weichstrahltherapie im Kindesalter Wachstumsstörungen und atrophische Radioderme zurückgeblieben, vereinzelt auch Praecancerosen und Tumoren entstanden sind.

Schlüsselwörter: Kindliche Haemangiome, Rückbildungsrate, Therapeutische Überlegungen

Summary

According to Proppe (1981) hemangioma with 80% are the most common tumors in infants and children. Because of the often frightening rapid proliferation at the beginning, the disfiguring localization, and sometimes the functional impairment pediatritions and dermatologists are often forced by parents to start a treatment (C. Ehringhaus, H. C. Dominick, 1986). More than half of the disfiguring giant hemangioma (64,5%) are localized in the head and neck region according to Heiner and Zenk (1981). Girls are 2,3 times more often affected than boys.

Modern hemangioma therapy is based on the long term experience that vascular malformations disappear or involute without any treatment. Therefore it should be the main principle that treatment should not cause more malformation than the disease itself. Moreover the spontaneous involution should be taken into consideration. Joppich and Schiele (1988) report an involution rate of 70% to 90% of infantile hemangioma. Other authors saw regression tendencies in 98% (review Hundeiker, 1989).

The extent of regression depends on different factors: type and structure of the angioma, localization and extention (Drepper et al., 1984).

Based on these facts we plead for caution in surgical treatment after short term observation of proliferation tendency. We only suggest an early operation, if the expected result of the surgical treatment will be obviously better than the later result of spontaneous remission and an eventual later surgical correction. One should also consider the risk of anaesthesia and the loss of blood before an early operation.

We strictly advise against x-ray therapy in normal cases: the late results are substantially worse than after spontaneous regression. We had to treat many patients with growth-retarding of the breast, atrophic radiodermatitis, and a few cases of precancer and cancer of the skin after low dose x-ray therapy during infancy and childhood.

Haemangiome machen etwa 80% der Geschwülste des Kindesalters aus (Schärli und Proppe, 1981) [12]. Mädchen sind im Verhältnis 2,3 : 1 häufiger betroffen als Jungen etwa.

Etwa 65% aller Haemangiome treten nach Heiner und Zenk [7] im Kopf-Hals-bereich auf. Der Rest verteilt sich auf Extremitäten und Stamm.

Wegen des nicht selten beängstigenden anfänglichen Wachstums, der je nach Lokalisation entstellenden Wirkung und der gelegentlich funktionellen Beeinträchtigung werden Pädiater und Dermatologen von den Eltern zu einer Behandlung gedrängt [2].

Die kapillär differenzierten tuberonodösen und planotuberonodösen Säuglingshaemangiome, die wichtigsten Angiome im Kindesalter, bilden sich im Laufe der Jahre spontan zurück. Deshalb ist die Diskussion, ob man Haemangiome überhaupt behandeln soll und wenn, dann wie, immer noch sehr kontrovers. Daher muß das oberste Prinzip sein, durch die Behandlung nicht größere Entstellung hervorzurufen, als die Krankheit mit sich bringen würde.

Joppich und Schiele [11] geben eine Rückbildungsrate der Säuglingshaemangiome von 70–90% an, andere Autoren fanden sogar eine Rückbildungstendenz von 98% (Übersicht bei [10]).

Für die wichtige therapeutische Entscheidung, ob ein Haemangiom wirklich dieser Erwartung entspricht, sind verschiedene Kriterien wesentlich. Die Rückbildungsfähigkeit hängt ab von Art und Struktur der Angiome, Lokalisation und Ausbreitungsweise [1].

Gefäßtumoren und Fehlbildungen der Haut lassen sich unterteilen in zwei Gruppen: *proliferierende Neubildungen* und *ektatische Fehlbildungen der Gefäße.*

In die Gruppe der proliferierenden Gefäßneubildungen gehören die kapillären Säuglingshaemangiome, die die bekannte Rückbildungstendenz haben, sowie die malignen Angiosarkome. Die ektatischen Gefäßveränderungen, wie die Naevi flammei, die Rankenangiome und Lymphangiome, zeigen keine spontane Rückbildungstendenz. Sie sind im Hinblick auf die Therapie ganz anders zu beurteilen.

Für die Prognose und therapeutische Planung ist daher die histologische Beurteilung von entscheidender Bedeutung, weil sie als einzige Auskunft gibt über das zu erwartende Verhalten dieses Tumors.

Die *proliferierenden Gefäßneubildungen* muß man wiederum *unterteilen* in *kapilläre* und *kavernöse Angiome*. Die kavernös differenzierten Gefäßtumoren können sich nicht mehr spontan zurückbilden. Nur die kapillären Säuglingshaemangiome bilden sich ohne Behandlung in den meisten Fällen zurück!

Im Unterschied zu den proliferierenden Gefäßneubildungen sind die Ektasien infolge Fehlbildung erweiterte Gefäße.

Kapilläre Säuglingshaemangiome haben eine mehr prall elastische, rötliche Farbe, wohingegen persistierende, kavernös gewordene Haemangiome mehr eine weichere, gut ausdrückbare, bläulich-livide Verfärbung zeigen. Während der Entwicklung kavernöser Differenzierung entstehen Mischformen.

Für die Klassifizierung der Angiome und damit für die therapeutischen Überlegungen ist der Wandaufbau entscheidend.

Untersuchungen von Grantzow et al. [3] zeigten, daß in den ersten 5 Monaten etwa 30%, in den ersten 10 Monaten etwa 50% aller Haemangiome zum Stillstand gekommen waren. Nach 35 Monaten waren etwa 98% ohne weiteres Wachstum.

Sollte man sich zur abwartenden Therapie bei einem kapillären Säuglingshaemangiom entscheiden, muß man das Kind in kurzen Abständen zur Kontrolluntersuchung einbestellen, um die Wachstumstendenz zu beobachten.

Dabei ist zu berücksichtigen, daß man häufig kleine Haemangiome ohne große Belastung für das Kind chirurgisch entfernen kann, insbesondere jetzt, wo die Narkoseverfahren für die Frühgeborenen und Kleinkinder ganz wesentlich verbessert wurden. Zudem dauert die Rückbildung häufig Jahre und kann bei exponierter Lokalisation, insbesondere im Gesicht, die Psyche des Kindes und der Eltern stark belasten.

Durch unkritisches und unkontrolliertes Abwarten kann ein Haemangiom auch gelegentlich von einem operablen in einen inoperablen Zustand kommen, den man durch frühes operatives Eingreifen vielleicht hätte verhindern können.

Aus diesen schwierigen Überlegungen ergeben sich für uns folgende Indikationen zur chirurgischen Behandlung von Säuglings- und Kinderhaemangiomen:

Bei schnellem Wachstum des Tumors sollte man nicht zu lange zögern mit der Operation. Bei lokaler Gefährdung von Funktionen und Entwicklungen muß man operieren. Bei großen Haemangiomen ist zu bedenken, daß akute Gefährdung durch Verbrauchskoagulopathie beim Kasabach-Merrit-Syndrom oder haemodynamische Herzinsuffizienz wegen des großen Shunt-volumens möglich ist.

Ein wesentlicher Punkt ist die psychosoziale Situation für die Indikationsstellung zur Operation.

Folgende therapeutischen Möglichkeiten stehen für die Angiome zur Verfügung: Operation, Laserchirurgie, Cortisontherapie, Magnesiumspickung, Kompressionsbehandlung, Fibrinkleber, Sklerosierung, Röntgenbestrahlung.

Nicht regressionsfähige Fehlbildungen wie die Rankenangiome, die Lymphangiome und ebenso maligne Neubildungen (Angiosarkome), bedürfen der chirurgischen Behandlung.

Im folgenden möchte ich Ihnen einige klinische Fälle kurz demonstrieren:

Eine sehr schnelle Involution klinisch typischen Kleinkindhaemangioms sahen wir bei einem ausgedehnten Befund der gesamten linken Wange. Unter kurzfristiger, monatlicher ärztlicher Kontrolle beobachteten wir innerhalb von 15 Monaten

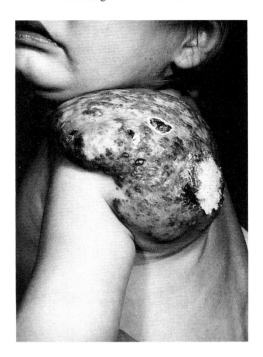

Abb. 1. Ein ausgedehntes tubero-nodöses Haemangiom im Schulterbereich bei einem fast 2jährigen Jungen

eine so starke Rückbildung, daß eine operative Behandlung jetzt nicht erforderlich wurde.

Bei einem 7jährigen Jungen mit einem tuberonodösen Angiom bestand eine starke funktionelle Beeinträchtigung im Bereich des 2. und 3. Fingerstrahles der rechten Hand. Es kam immer wieder zu stärkeren Blutungen, die die Eltern sehr verunsicherten. Wir entschlossen uns daher direkt zur operativen Teilentfernung des Haemangioms in Blutleere. Nach weiteren 2 Jahren hatte sich der Befund spontan fast vollständig weiter zurückgebildet.

Die nächsten beiden Bilder sollen Ihnen die Rückbildung von Haemangiomen an den Extremitäten zeigen: 1. im Schulterbereich: Hier hat die spontane Rückbildung nach 4 Jahren zu einem ästhetisch sehr guten Ergebnis geführt (Abb. 1 und Abb. 2).

Bei einem 8jährigen Mädchen bestand ein nodöses, stark entstellendes Haemangiom oberhalb der rechten Augenbraune unverändert seit mehreren Jahren. Eine spontane Rückbildung war hier nicht mehr zu erwarten. Wir entschlossen uns direkt zur Exzision unter sorgfältigem Erhalt der Augenbrauen. Da nicht alle Haemangiomanteile entfernt werden konnten, haben wir hier den Rest mit Fibrinkleber verödet.

Bei dem nächsten Fall handelt es sich um ein 2jähriges Mädchen mit einem kavernösen Haemangiom im Bereich der rechten Wange, das zu einer Veränderung des Kiefers geführt hat. Hier mußte, um die Kreuzbißverzahnung zu beheben, eine frühzeitige operative Behandlung durchgeführt werden. Bei dem anfänglich guten Ergebnis stellte sich nach einigen Jahren ein erneutes Rezidiv des Haemangioms ein, was wiederum operativ angegangen werden mußte.

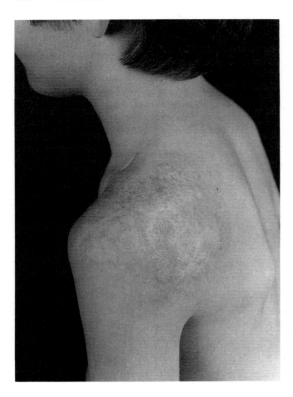

Abb. 2. Vollständige spontane Remission nach 4 Jahren

Bei dem 7 Monate alten Säugling konnten wir die erwartete, spontane Rückbildung nicht erwarten, da wegen der Größenzunahme der Saugreflex stark beeinträchtigt wurde und wir wegen des kontinuierlichen Druckes auf den Oberkiefer eine Kieferdeformierung befürchteten. Wir haben uns daher zur frühzeitigen Operation entschieden.

Bei dem folgenden Fall handelt es sich um ein kleines Mädchen mit einem kapillären nodösen Haemangiom der Nasenspitze. Wegen der gefürchteten Schädigung des zarten Knorpelgerüstes der Nase durch die sehr blutreiche Operation haben wir uns hier zum Abwarten entschlossen. Durch einen relativ kleinen modellierenden Eingriff nach Abschluß der Rückbildung konnte man so ein gutes ästhetisches und funktionelles Ergebnis erzielen.

Bei dem folgenden Fall kam es nur zu einer Teilremission des subkutan gelegenen Naevusanteils, den wir dann resizierten und anschließend durch eine Druckplattenbehandlung weiter stabilisierten.

Zum Abschluß noch einige Bemerkungen zum Naevus flammeus: Bei dem Naevus flammeus handelt es sich um echte Venektasie, bei der eine spontane Remission nicht zu erwarten ist.

Als therapeutische Möglichkeiten kommen hier die Camouflage mit einem wasserfesten Make-up infrage, die jedoch sehr mühevoll und zeitaufwendig ist.

Als weiteres kommen als chirurgische Möglichkeiten nur diffizil durchgeführte Spalthautplastiken infrage, wobei jedoch zu bedenken ist, daß durch die Spalt-

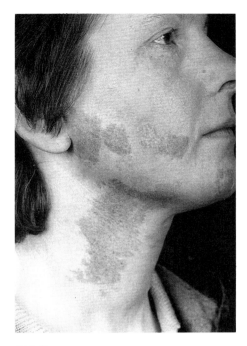 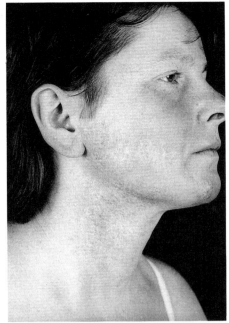

Abb. 3   **Abb. 4**

Abb. 3. Ein typischer Naevus flammeus am Hals und Wange einer 25jährigen Frau

Abb. 4. Behandlung des Naevus flammeus in mehreren Sitzungen mit dem Argon-Laser

hautplastik die feine Mimik des Gesichtes und der subtile Gesichtsausdruck verlorengeht. Bei diesem Patienten haben wir uns zu diesem Vorgehen entschlossen. Die Spalthautplastik wurde für längere Zeit durch eine Druckplattenbehandlung vervollständigt. Das Hauttransplantat konnte mit einem Make-up so abgedeckt werden, daß der Patient einigermaßen gut damit zurechtkam.

Die Domäne für die aktive Behandlung des Naevus flammeus ist jetzt sicher in der Laserchirurgie zu sehen. Hier verwenden wir den Argonlaser (Abb. 3 und Abb. 4).

Chirurgische Maßnahmen sollten nur dann eingesetzt werden, wenn diese Therapie nicht zu einem guten, befriedigenden Ergebnis führt.

Ein sehr schwieriges Gebiet sind die Angioma racemosa, die − obwohl sie gutartige Tumoren sind, − manchmal für den Patienten lebensbedrohlich maligne Verläufe zeigen können. Hier kommen die Embolisationsbehandlung, die radikalen chirurgischen Resektionen infrage, wobei hier vor den Ligaturen der zuführenden Gefäße gewarnt werden muß, da sie nie den gewünschten Effekt der Tumorverkleinerung bewirken, sondern eine Verlagerung des Stromgebietes und damit eine Ausweitung des Gefäßtumors hervorrufen können.

Der in dem folgenden Bild demonstrierte Fall konnte erst nach etwa 15 sehr aufwendigen Operationen soweit wiederhergestellt werden, wie sie es auf dem an-

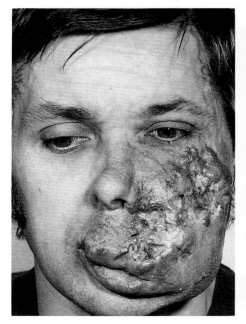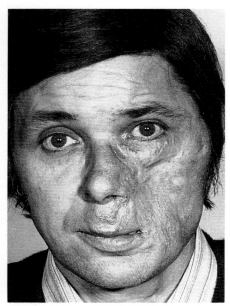

Abb. 5   **Abb. 6**

Abb. 5. Ein Angioma racemosum mit Infiltration der Haut, Weichteil- und Knochenstrukturen der linken Wange und Oberlippe, aus dem es immer wieder bedrohlich blutete

Abb. 6. Zustand nach 15 zum Teil sehr großen Operationen

deren Bild sehen. Bei diesem Patienten besteht immer wieder die Gefahr von erneuten Blutungen (Abb. 5 und Abb. 6).

Radiologische Behandlung der Feuermäler ist heute obsolet, der Angiome eine extreme Ausnahme.

Anhand der beiden letzten Fälle soll warnend demonstriert werden, daß Spätfolgen nach dieser Behandlung nicht mit Sicherheit auszuschließen sind wie z. B. bei dem Patienten, der mit einer Röntgen-Weichstrahltherapie behandelt wurde, ohne daß ein wesentlicher Effekt auftrat und nach etwa 20 Jahren multiple Basalzellkarzinome in dem Naevus in bestrahlter Haut entwickelte.

Bei einem Patienten wurde der 4. Finger der rechten Hand im Mittel- und Endgelenk radiologisch wegen eines Haemangioms bestrahlt, was zu einer Atrophie des Fingers und einer erheblichen Beeinträchtigung der Verletzlichkeit geführt hat.

Wir raten dringend von der Röntgenbestrahlung gutartiger Angiome ab!

Zusammenfassung

In der Behandlung der Haemangiome im Kindesalter muß in jedem Fall sorgfältig beurteilt werden, ob eine Rückbildungstendenz vorliegt oder nicht und wann man mit der chirurgischen oder einer anderen aktiven Therapie beginnen sollte, um den Zeitpunkt für die richtige Maßnahme nicht zu versäumen. Andererseits darf man aber auch nicht durch falsch angesetzte, frühzeitige operative Maßnahmen nicht irreversible Schäden setzen.

Literatur

1. Drepper H, Tilkorn H, Hundeiker M (1984) Indikationen zur chirurgischen Behandlung von Haemangiomen und Angiektasien im Kindesalter. Referat: 7. Tagung der Vereinigung für operative Dermatologie, Lübeck-Travemünde
2. Ehringhaus C, Dominick HCH (1986) Cortisontherapie kutaner kavernöser Haemangiome im Kindesalter. ped prax 33:661−670
3. Grantzow R, Schmittenbecher P, Klima-Lange D, Spreng G (1990/1991) Problematik der Therapie von Riesenangiomen. ped prax 41:311−320
4. Gubisch W (1984) Erfahrungen mit der Magnesiumspickung bei tuberösen Haemangiomen; Behandlung von Naevi flammei im Gesicht mit Vollhauttransplantaten. Referat 55. Tagung Dtsch Ges HNO-Heilk, Kopf- u. Hals-Chirurgie
5. Gubisch W (1990/1991) Haemangiome im Säuglingsalter − frühzeitige Behandlung oder abwarten? ped prax 41:67−83
6. Schärli AF (1980) Die Hämangiome der Haut und ihre Behandlung. Ther Umsch 37:298
7. Heiner H, Zenk W (1981) Die Behandlung der Angiome im Kindesalter. Zentbl Chir 106:1055
8. Hundeiker M (1985) Fehlbildungen des Gefäßsystems: Systematik. In: Wolff HH, Schneller W (Hrsg): Fehlbildungen, Naevi, Melanome. Springer, Berlin Heidelberg New York Tokyo
9. Hundeiker M (1987) Haemangiome. In: Schweier P (Hrsg) Pharmakotherapie im Kindesalter. Marseille, München
10. Hundeiker M (1989) Angiome. Krankenhausarzt 62:3
11. Joppich J, Schiele U (1988) Die Indikation zur operativen Behandlung von Haemangiomen im Säuglingsalter. Kinderarzt 5:619
12. Proppe A (1981) Haemangiome. In: Korting GW (Hrsg) Dermatologie in Praxis und Klinik, Bd 4,40,1−40,19. Thieme, Stuttgart New York
13. Wunder S, Strassl H (1975) Metallurgische Untersuchungen von Magnesium zur Spickungstherapie von Haemangiomen. Acta Chir Austriaca 4:80−83

Konnatale Nävuszellnävi

J. PETRES und R. ROMPEL*

Zusammenfassung

Neben der noch immer kontrovers diskutierten Indikation zur chirurgischen Entfernung konnataler Pigmentnävi als Melanom-Prophylaxe dürfen bei der Entscheidung zum operativen Vorgehen psychosoziale Aspekte nicht vernachlässigt werden. Diese Fehlbildungen stellen, wenn sie an sichtbaren Körperstellen lokalisiert sind oder größere Hautbezirke involvieren, eine Stigmatisation ihrer Träger dar. Aufgrund unserer eigenen Erfahrungen bei mehr als 300 wegen konnataler Nävi pigmentosi operativ behandelten Patienten sowie unter Berücksichtigung der einschlägigen Literaturangaben zu onkologischen, ästhetischen und operationstaktischen Aspekten dieser Fehlbildungen sind differenzierte chirurgische Verfahren, in Abhängigkeit von der Größe der Nävi, sinnvoll: 1. Da konnatale Pigmentnävi mit einem maximalen Durchmesser unter 10 cm in der Regel nach Dermabrasion rezidivieren, stellt für sie die Exzisionsbehandlung − wenn erforderlich mit anschließender plastischer Defektdeckung − die Therapie der Wahl dar. 2. Große und Riesen-Pigmentnävi, d. h., solche mit einem maximalen Durchmesser, der über 10 cm liegt, sind im Kleinkindesalter die Domäne der hochtourigen Dermabrasion. Dabei gelingt, wie wir auch in einer retrospektiven Studie feststellen konnten, die dauerhafte Beseitigung der Pigmentierung auf durchschnittlich etwa 75 − 85% der ursprünglichen Nävusfläche. Die besten Behandlungsergebnisse durch die Dermabrasion werden dann erzielt, wenn der Eingriff während der ersten Lebenswochen der Patienten durchgeführt wird. Sie werden mit zunehmendem Lebensalter kontinuierlich schlechter. Erfolgt die Dermabrasion nach dem 12. Lebensmonat, ist die Pigmentreduktion, auch bei großen und Riesen-Pigmentnävi, nur noch sehr gering. Nach dem 1. Lebensjahr sollte deshalb die Entfernung auch dieser Pigmentmale durch Exzision erfolgen, und die Operationsdefekte sollten plastisch versorgt werden.

Schlüsselwörter: Konnatale Pigmentnävi, hochtourige Dermabrasion, Riesen-Pigmentnävi, Melanom-Prophylaxe

Summary

The indication for surgical resection of connatal pigment nevi as melanoma prophylaxis is still controversial. Moreover, in the decision to carry out surgery psychosocial aspects are also not to be neglected. When located on exposed parts of the body or involving large skin areas, these malformations entail a stigmatization of the patients concerned.

On the basis of our own experience in more than 300 patients who have been undertaken surgical treatment for connatal nevi and with consideration of the pertinent literature data on the oncological, esthetic and surgical tactical aspects of these malformations, differentiated surgical procedures are appropriate depending on the size of the nevi:

* Herrn C. van Velzen, wissenschaftlicher Fotograf der Hautklinik Kassel, danken wir für die fotografische Dokumentation, Frl. S. Krasselt, Abtlg. Dokumentation der Städtischen Kliniken Kassel, für die statistische Auswertung.

1. Since as a rule connatal pigment nevi with a maximum diameter of less than 10 cm reccur after dermabrasion, the excision treatment of such nevi constitutes the therapy of choice, if necessary with subsequent plastic covering of the defect.

2. Large and giant pigment nevi, i.e. pigment nevi with a maximum diameter in excess of 10 cm are treated by means of high-speed dermabrasion in infancy. As we were able to observe in a retrospective study, the permanent removal of the pigmentation is successful in an average of about 75% – 85% of the original nevus area.

The best results of dermabrasion treatment are attained when the operation is carried out during the patient's first weeks of life. They become progressively poorer with increasing age. If the dermabrasion is carried out after the 12th month of life, the pigment reduction is only very small even in large and giant pigment nevi. Beyond to the first year of life, these pigment moles should therefore be removed by excision, and the surgical defects should be covered by plastic surgery.

Einleitung

Die Indikation zur operativen Behandlung konnataler Nävuszellnävi leitet sich zum einen von der Erkenntnis ab, daß diese, bereits bei der Geburt vorhandenen Hamartome, eine erhöhte Gefährdung ihrer Träger für die Entwicklung eines malignen Melanoms darstellen, wobei allerdings das Ausmaß dieser Gefahr kontrovers diskutiert wird [1, 8, 13, 14]. Zum anderen sind ästhetische und psychosoziale Aspekte bei der Entscheidung für ein aktives chirurgisches Vorgehen nicht zu vernachlässigen.

Folgende Gesichtspunkte können generell als Indikation für die operative Entfernung konnataler Pigmentnävi gelten:

1. *Kurative Indikation* bei suspekten Veränderungen im Bereich eines konnatalen Nävuszellnävus, die auf eine mögliche maligne Entartung hinweisen [4, 16].
2. *Prophylaktische Indikation* zur Minderung bzw. Ausschaltung eines bestehenden erhöhten Entartungsrisikos [5, 7, 15].
3. *Ästhetisch-kosmetische Indikation* zur Beseitigung bzw. Verminderung einer Stigmatisierung des Nävusträgers [9, 11].

Im Säuglingsalter stehen dabei Melanom-Prophylaxe und ästhetische Aspekte im Vordergrund.

Einteilung und eigenes Krankengut

Aufgrund klinisch-therapeutischer Aspekte und im Hinblick auf das unterschiedlich hoch diskutierte Entartungspotential mit den daraus abzuleitenden Behandlungsstrategien ist eine Klassifikation der konnatalen Pigmentnävi nach dem Merkmal „Größe" sinnvoll und notwendig.

Wir folgen deshalb weitgehend dem Klassifikationsvorschlag von Kopf et al. [7], der den maximalen Nävusdurchmesser als wesentliches Zuordnungskriterium beinhaltet, da er sich für uns, vor allem im Hinblick auf die Festlegung des optimalen therapeutischen Vorgehens, als vorteilhaft erwiesen hat. Demnach werden unterschieden:

1. kleine Nävi   (maximaler Durchmesser < 1,5 cm)
2. mittlere Nävi (maximaler Durchmesser 1,5 bis ≦ 10 cm)
3. große Nävi   (maximaler Durchmesser > 10 cm bis < 20 cm)
4. Riesen-Nävi (maximaler Durchmesser ≧ 20 cm)

Die von Hundeiker [3, 4] eingeführte histologische Differenzierung der konnatalen Nävi in einen „superfiziellen" und einen „tiefen" Bautyp kann eine zusätzliche Entscheidungshilfe für die im Einzelfall zu wählende chirurgische Therapieform darstellen.

In der Zeit von 1979 bis 1987 wurden von uns 316 und bis heute nahezu 500 Patienten wegen eines konnatalen Nävus pigmentosus operativ behandelt. Die Geschlechterverteilung zeigt eine leichte Bevorzugung des weiblichen Geschlechts. Überdurchschnittlich häufig waren die Fehlbildungen im Kopf-Hals-Bereich, Oberkörper und der Gesäß-Damm-Region lokalisiert.

Je nach Ausdehnung eines Nävus waren zu dessen Entfernung eine oder mehrere Operationssitzungen erforderlich. Bei Kleinkindern bevorzugen wir in der Regel die Dermabrasion, im späteren Lebensalter die Exzision. Zur gleichmäßigen Glättung der Hautoberfläche fanden Rundkopf-Diamant-Fräsen Verwendung. Um eine thermische Schädigung des Hautorgans zu vermeiden, wurde das Operationsareal während des Schleifvorganges gleichmäßig mit physiologischer Kochsalzlösung benetzt. Die Drehzahl der Fräsen war stufenlos bis 50 000 Umdrehungen pro Minute verstellbar. Wesentlich erscheint uns der Hinweis, daß die Drehzahl des Rotationsinstruments um so geringer sein sollte, je dünner und vulnerabler die kindliche Haut ist.

Jeder unregelmäßige Schleifbesatz der Fräse wirkt sich negativ in bezug auf eine ebenmäßige Glättung der Hautoberfläche aus. Bei ungleichmäßiger Spannung des zu schleifenden Hautbezirks besteht ferner die Gefahr, daß infolge eines ruckhaften Anreißens der Haut durch die Fräse Hautdefekte gesetzt werden, die nur unter unerwünschter Narbenbildung abheilen. Nicht unerwähnt bleiben sollte in diesem Zusammenhang auch, daß die in konnatalen Nävi häufig vorhandene pilöse Komponente durch die Dermabrasion weitgehend unbeeinflußt bleibt [10, 18]. Dies bedeutet, daß selbst nach erfolgreicher Beseitigung des Pigmentmals das Haarwachstum in den behandelten Hautarealen fortbestehen kann. Bei partiell verrukösen und exophytischen konnatalen Nävi ist es sinnvoll, die hyperplastischen Nävusanteile zu exzidieren und den flachen Nävusanteil zu dermabradieren.

In unserem Krankengut stellte die mehrzeitige Dermabrasion bei konnatalen Pigmentnävi mit einem maximalen Durchmesser > 20 cm die Therapieform der 1. Wahl dar (Abb. 1 a – f). Nävi mit einem maximalen Durchmesser unter 10 cm wurden bei etwa 75 % der Patienten in Abhängigkeit von der Lokalisation einzeitig oder mehrzeitig exzidiert (Abb. 2 a – f) und lediglich in 25 % der Fälle, wobei es sich vor allem um Säuglinge handelte, einzeitig dermabradiert. Bei konnatalen Pigmentnävi mit einem maximalen Durchmesser zwischen 10 und 20 cm kamen sämtliche ein- und mehrzeitige Operationsverfahren zum Einsatz. Dabei bevorzugten wir bei Säuglingen eindeutig die Dermabrasion und im späteren Lebensalter sowie bei Rezidiven die mehrzeitige Exzision.

Postoperative Komplikationen waren sowohl nach Exzisions- als auch nach Dermabrasionsbehandlung äußerst selten. Erwähnenswert ist, daß bei Säuglingen

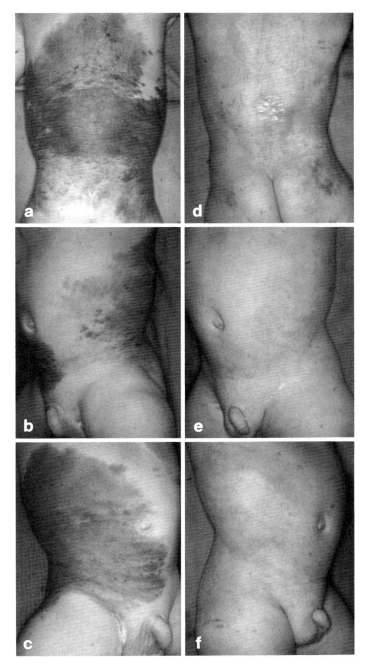

Abb. 1a–f. M.K. Naevus pigmentosus giganteus. **a–c** Prätherapeutischer Befund in der 5. Lebenswoche. **d–f** Zustand nach vollständiger Entfernung des Riesennävus durch hochtourige Dermabrasionen in insgesamt 4 Operationssitzungen. Befund 1 Jahr nach Abschluß der Behandlung

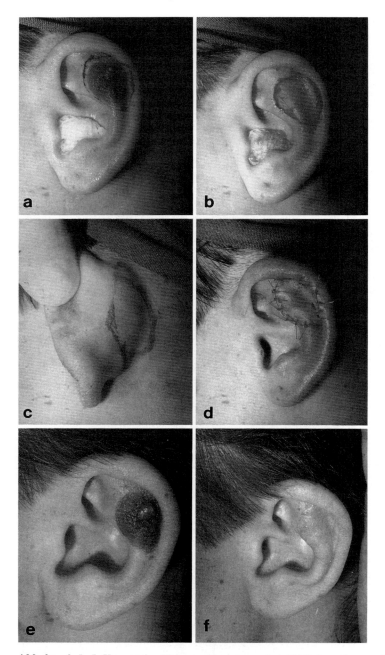

Abb. 2a–f. L. J. Konnataler Naevus pigmentosus bei 18jähriger Frau. **a** Operationsplanung, **b** Operationsdefekt, **c** Entnahmestelle des freien Transplants retroaurikulär, **d** Zustand bei Operationsende nach Einpassen des freien Hauttransplantates, **e** Präoperativer Befund, **f** 6 Monate p. op.

nach der Dermabrasion von Nävusanteilen mit einem Durchmesser der über 10 cm lag, nahezu regelhaft ein Anstieg der Körpertemperatur bis zu 40 Grad Celsius zu beobachten war. Dieser normalisierte sich jedoch innerhalb von 1–3 Tagen spontan oder nach kurzzeitiger, symptomatischer Behandlung mit oralen Antipyretika.

Behandlungsergebnisse

169 der von uns zwischen 1979 und 1987 wegen eines konnatalen Nävus pigmentosus operativ behandelten Patienten konnten im Rahmen einer retrospektiven Studie, durchschnittlich 33 Monate nach Abschluß der Therapie, nachuntersucht werden [2].

Dabei wurde das Operationsergebnis, unabhängig vom gewählten Verfahren, von 88% unserer Patienten als „gebessert" gewertet, wobei 73% sogar eine „deutliche Besserung" angaben. Besaß der konnatale Nävus allerdings einen Durchmesser, der kleiner als 10 cm war, wurde von ca. der Hälfte der Patienten nach Dermabrasion keine Besserung bzw. zum Teil sogar eine Verschlechterung des präoperativen Befundes beobachtet.

Unsere Untersuchung bestätigte ferner, daß ästhetischen und damit verbundenen psychologischen Aspekten bei der Entscheidung zur Therapie konnataler Pigmentnävi eine erhebliche Bedeutung zukommt. Große und Riesennävi stellen in jedem Fall eine starke bis sehr starke Stigmatisation dar. Durch den operativen Eingriff konnten wir in einem hohen Prozentsatz die ästhetische Situation unserer Patienten erheblich bessern. Während mehr als 1/3 Patienten die präoperative Be-

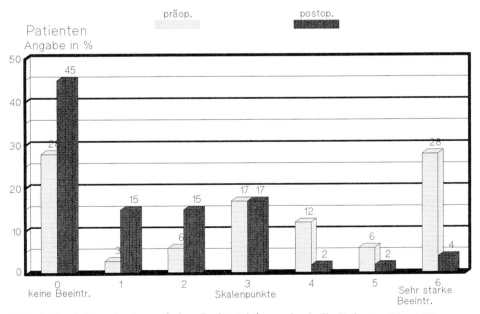

Abb. 3. Beurteilung der kosmetischen Beeinträchtigung durch die Patienten (N = 155)

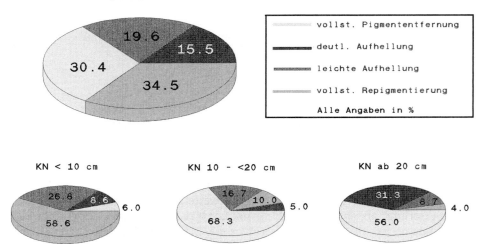

Abb. 4. Beeinflussung der Pigmentierung durch Dermabrasionstherapie in Abhängigkeit von der Größe der konnatalen Nävi (KN)

einträchtigung durch die konnatalen Pigmentnävus als „stark" oder „sehr stark" empfanden, wurde die postoperative Situation nur noch von 6% entsprechend charakterisiert (Abb. 3). Es fanden sich keine geschlechtsspezifischen Unterschiede in der Beurteilung der kosmetischen Faktoren.

Als besonders effizient wurde die operative Therapie empfunden, wenn konnatale Nävi einen maximalen Durchmesser von mehr als 10 cm aufwiesen und wenn diese im Kopf/Hals-Bereich lokalisiert waren und/oder zu sehr behaart waren.

In mittels Dermabrasion behandelten Nävi beobachteten wir nicht selten eine gering bis stark ausgeprägte Repigmentierung post dermabrasionem. Das Ausmaß dieses „Rezidivs" war jedoch entscheidend von der Größe des dermabradierten Nävus und von dem Lebensalter des Nävusträgers zum Zeitpunkt der Operation abhängig. Bei konnatalen Pigmentnävi mit einem maximalen Durchmesser unter 10 cm kam es fast regelmäßig zu einer vollständigen Repigmentierung oder lediglich einer leichten Aufhellung. Dagegen konnte bei den konnatalen Nävi mit einem Durchmesser oberhalb 10 cm auf 75 bis 85% der ursprünglichen Nävusfläche eine vollständige und dauerhafte Pigmententfernung oder eine deutliche Aufhellung erreicht werden (Abb. 4). Die Dermabrasionsresultate hinsichtlich des Ausmaßes der Pigmententfernung waren in den ersten Lebenswochen am günstigsten und zeigten mit zunehmenden Lebensalter eine kontinuierliche Verschlechterung. Bei Dermabrasionen nach dem 12. Lebensmonat war das Ausmaß der klinisch sichtbaren Pigmentreduktion nur noch gering ausgeprägt (Abb. 5). Eine abschließende postoperative Beurteilung des Behandlungsergebnisses nach Dermabrasion hinsichtlich der dauerhaften Pigmententfernung sollte deshalb erst ab dem 6. Monat post dermabrasionem erfolgen, da erst zu diesem Zeitpunkt die Repigmentierungsvorgänge weitgehend abgeschlossen sind.

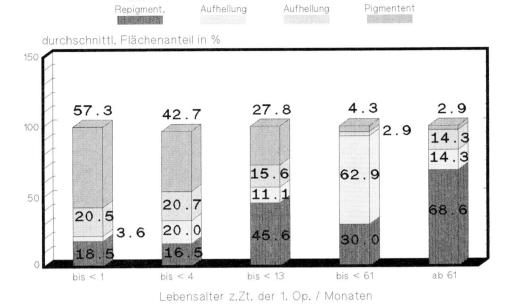

Abb. 5. Beeinflussung der Pigmentierung der KN durch Dermabrasionstherapie

In keinem Fall fand sich bei der Nachuntersuchung der operativ behandelten Patienten der Hinweis auf eine Melanom-Entwicklung.

Diskussion

Die Indikation zur operativen Therapie der konnatalen Nävi leitet sich einmal aus der erhöhten Gefährdung für eine Melanomentstehung – vor allem bei großen Läsionen – ab [5, 7, 14, 15].

Bei der Abwägung, welchem operativen Verfahren bei Therapie konnataler Pigmentnävi der Vorzug zu geben wäre, ist es eine Binsenweisheit, daß nur durch die radikale Exzision deren onkogenes Potential definitiv beseitigt wird. Dieses Vorgehen ist allerdings technisch nicht möglich bei Riesennävi, die zum Teil mehr als die Hälfte der Körperoberfläche umfassen können. Es ist deshalb utopisch, aufgrund histologischer Kriterien die prinzipielle Forderung aufzustellen, bestimmte konnatale Nävi nur in toto zu exzidieren. Durch die Dermabrasion großer konnataler Pigmentnävi, sowohl vom oberflächlichen als auch vom tiefen Typ, wird zumindest eine zahlenmäßige Verminderung der pigmentbildenden Zellen erreicht und damit auch das Potential gefährdeter Zellen für eine spätere maligne Entartung nicht unerheblich reduziert [6, 18].

Aufgrund unserer eigenen Erfahrungen bei mehr als 300 wegen konnataler Nävi pigmentosi operativ behandelter Patienten sowie unter Berücksichtigung der einschlägigen Literaturangaben zu onkologischen, ästhetischen und operationstaktischen Aspekten dieser Fehlbildungen sind differenzierte chirurgische Verfahren in Abhängigkeit von der Größe der Nävi sinnvoll:

1. Da konnatale Pigmentnävi mit einem maximalen Durchmesser unter 10 cm in der Regel nach Dermabrasion rezidivieren [12], stellt für sie die Exzisionsbehandlung − wenn erforderlich mit anschließender plastischer Defektdeckung − die Therapie der Wahl dar.
2. Große und Riesen-Pigmentnävi, d. h., solche mit einem maximalen Durchmesser, der über 10 cm liegt, sind im Säuglingsalter die Domäne der hochtourigen Dermabrasion.

Die besten Behandlungsergebnisse durch die Dermabrasion werden dann erzielt, wenn der Eingriff während der ersten Lebenswochen der Patienten durchgeführt wird [17, 19]. Sie werden mit zunehmendem Lebensalter kontinuierlich schlechter. Erfolgt die Dermabrasion nach dem 12. Lebensmonat, so ist die Pigmentreduktion nur noch in geringem Ausmaße möglich [6, 18]. Dies gilt auch für große und Riesenpigmentnävi. Nach dem 1. Lebensjahr sollte deshalb die Entfernung auch dieser Pigmentmale durch Exzision erfolgen und die Operationsdefekte plastisch gedeckt werden.

Literatur

1. Alper JC (1985) Congenital nevi − the controversy rages on. Arch Dermatol 121:734−735
2. Hippe W (1990) Behandlung(sergebnisse) kongenitaler Nävuszellnävi unter besonderer Berücksichtigung der Dermabrasion im Säuglingsalter. Inaugural-Dissertation, Marburg
3. Hundeiker M (1987) Diagnose und Therapie der kongenitalen Pigmentzellnävi. Dtsch Med Wochenschr 112:807−809
4. Hundeiker M (1987) Diagnostische Merkmale der malignen Melanome und zur Melanomentwicklung neigender Pigmentmale. Dtsch Med Wochenschr 112:551−552
5. Hurwitz S (1984) The management of congenital nevocytic nevi. Pediatr Dermatol 2(2):144−145
6. Johnson HA (1977) Permanent removal of pigmentation from giant hairy naevi by dermabrasion. Br J Plast Surg 30:321−323
7. Kopf AW, Bart RS, Hennessey P (1979) Congenital nevocytic nevi and malignant melanomas. J Am Acad Dermatol 1:123−130
8. Lorentzen M, Pers M (1977) The incidence of malignant transformation in giant pigmented nevi. Scand J Plast Reconstr Surg 11:163−167
9. Lüerßen W, Tilkorn H, Drepper H, Hundeiker M (1985) Indikation zur chirurgischen Behandlung kongenitaler Riesenpigmentzellnävi im Kindesalter. In: Wolff H, Schmeller W (Hrsg) Fortschritte der operativen Dermatologie. Bd 2: Fehlbildungen, Nävi, Melanome. Springer, Berlin Heidelberg New York, S 119−122
10. Müller R, Ippen H, Kunze J, Petres J (1981) Dermabrasion ausgedehnter Pigmentnävi im Neugeborenenalter. Hautarzt 32(Suppl 5):469−471
11. Petres J, Müller RPA (1985) Angeborene Riesennävi: Prognose und Therapiemöglichkeit. In: Wolff H, Schmeller W (Hrsg) Fortschritte der operativen Dermatologie. Bd 2: Fehlbildungen, Nävi, Melanome. Springer, Berlin Heidelberg New York, S 110−118
12. Petres J, Müller RPA, Kunze J, Hundeiker M (1983) Zur Problematik der Dermabrasion ausgedehnter Pigmentnävi bei Neugeborenen. Hautarzt 34(Suppl 6):356−357
13. Quaba AA, Wallace AF (1986) The incidence of malignant melanoma (0 to 15 years of age) arising in „large" congenital nevocellular nevi. Plast Reconstr Surg 78:174−181
14. Rhodes AR, Sober AJ, Day CL, Melski JW, Harrist TJ, Mihm MC, Fitzpatrick TB (1983) The malignant potential of small congenital nevocellular nevi. J Am Acad Dermatol 6:230−241

15. Swerdlow JA, Green A (1987) Melanocytic naevi and melanoma: an epidemiological perspective. Br J Dermatol 117:137–146
16. Tritsch H (1984) Operative Behandlung von Nävi: In: Müller RPA, Friederich HC, Petres J (Hrsg) Fortschritte der operativen Dermatologie. Bd 1: Operative Dermatologie im Kopf-Hals-Bereich. Springer, Berlin Heidelberg New York, S 214–217
17. Tritsch H (1985) Histologie zur Dermabrasion des Riesen-Nävus. Z Hautkr 60:47–54
18. Williams BH (1983) The use of dermabrasion in giant pigmented nevi. In: Williams BH (Hrsg) Symposion on vascular malformations and melanocytic lesions. Mosby, St. Louis 22:321–326
19. Zitelli JA, Grant GM, Abell E, Boyd JE (1984) Histological patterns of congenital nevocytic nevi and implications for treatment. J Am Acad Dermatol 11:402–409

Maligne Melanome bei Jugendlichen

H. P. SOYER, E. RIEGER, E. C. PFAFFENTHALER und H. KERL

Zusammenfassung

Die Diagnose melanozytärer Tumoren bei Jugendlichen ist wegen der großen morphologischen Vielfalt dieser Läsionen oft sehr schwierig. Insbesondere die in dieser Altersgruppe häufig vorkommenden „Pseudomelanome", wie Spitz-Naevi (und Varianten), dysplastische Naevi, blaue Naevi, u.a., bereiten mitunter Probleme hinsichtlich ihrer differentialdiagnostischen Abgrenzung von Melanomen.

Im Zeitraum von 1970 bis 1990 wurden an der Universitätsklinik für Dermatologie und Venerologie in Graz 14 Patienten im Alter von 14–19 Jahren mit malignen Melanomen (0,9% aller Melanompatienten) beobachtet. Die Geschlechtsverteilung männlich:weiblich betrug 1:6. Bei allen Patienten entwickelte sich das Melanom erst nach der Pubertät. 8 Melanome waren an den Extremitäten, 5 Melanome am Rücken und 1 Melanom im Bereich der behaarten Kopfhaut lokalisiert. Das klinische Bild ergab keine wesentlichen Unterschiede im Vergleich zu den Charakteristika bei Melanomen im Erwachsenenalter. Die histologischen Veränderungen zeigten nicht selten Kriterien des Spitz-Naevus. Während des Nachbeobachtungszeitraumes (Median: 40 Monate, Minimum 1 Monat, Maximum 247 Monate) verstarben 7 von 14 Patienten. Eine 19jährige Patientin mit einer regionären Lymphknotenmetastase ist nach 4 Jahren erscheinungsfrei.

Zusammenfassend kann festgehalten werden: 1. Melanome bei Jugendlichen sind selten. 2. Die histologische Diagnose ist häufig schwierig. 3. Der Verlauf ist durch eine schlechte Prognose gekennzeichnet. 4. Von besonderer Bedeutung ist die Kenntnis der sogenannten „Pseudomelanome", um die therapeutischen Konsequenzen der Fehldiagnose Melanom zu vermeiden.

Schlüsselwörter: Malignes Melanom, Jugendliche.

Summary

Due to the morphologic variants of melanocytic skin tumors in children and adolescents the diagnosis of these lesions may be difficult. Especially Spitz nevi (and variants), dysplastic nevi, blue nevi, etc., which frequently occur in this age group, often cause problems in differential diagnosis.

Between 1970 and 1990 14 patients under 19 years of age with malignant melanoma (0.9% of all patients with melanoma) were observed at the Department of Dermatology, University of Graz, Austria. The male:female ratio was 1:6. In all patients the melanoma occured after puberty. Eight melanomas were situated on the extremities, five on the trunk and one on the scalp. The clinical characteristics were similar to those observed in melanomas of adults. The histological features often resembled Spitz nevus. During follow-up (median 40 months, range 1–247 months) seven out of 14 patients died. A 19-year-old female patient with regional lymph node metastasis was found to have no further metastases during an observation period of 4 years.

The following conclusions are drawn: (1) Melanomas in childhood and adolescence are rare. (2) Clinical and histopathological diagnosis often is difficult. (3) The clinical course usually is characterized by a bad prognosis. (4) The knowledge of "pseudomelanomas" is of importance to avoid the therapeutic and psychologic consequences of the diagnosis of malignant melanoma.

Einleitung

Das maligne Melanom ist bei Kindern und Jugendlichen selten und repräsentiert lediglich 1 bis 3 Prozent aller kindlichen bösartigen Neoplasien [22]. Anhand einiger großer Studien konnte gezeigt werden, daß nur 0,3 bis 0,5 Prozent aller Melanome vor der Pubertät entstehen [2, 3, 13, 16]. Bei Kindern und Jugendlichen nach der Pubertät entwickelt sich diese maligne Neoplasie allerdings bereits mit einer Häufigkeit von ungefähr 2 Prozent aller registrierten Fälle [3, 15, 18, 20, 22, 23, 25, 28, 31].

Patienten und Methoden

Zwischen 1970 und 1990 wurden 1504 Patienten mit invasivem Melanom an der Universitätsklinik für Dermatologie und Venerologie in Graz registriert. Alle histologischen Schnitte von Patienten, die zum Zeitpunkt der Erstoperation jünger als 20 Jahre waren, wurden einer neuerlichen Befundung unterzogen. 14 Fälle erfüllten die histopathologischen Kriterien für ein invasives Melanom [1]. In diesen Fällen wurden die Tumordicke (Breslow-Index) bzw. der Invasionslevel (Clarkscher Level) bestimmt und die Überlebenszeit berechnet.

Ergebnisse

Die wichtigsten klinischen und histologischen Daten sind in Tabelle 1 zusammengefaßt.

Bei allen Patienten bestand die Therapie in einer ausgedehnten Exzision des Primärtumors. In einem Fall wurde eine Lymphadenektomie (Lymphknoten-Befall bei der Erstaufnahme) durchgeführt.

Die jugendlichen Patienten wurden im Durchschnitt 40 Monate nachbeobachtet (Minimum: 1 Monat, Maximum: 247 Monate). Die metastasenfreie 5-Jahres-Überlebenszeit betrug 51,9 Prozent (metastasenfreie 10-Jahres-Überlebenszeit: 25,9 Prozent) und die 5-Jahres-Überlebenszeit 57,3 Prozent (10-Jahres-Überlebenszeit: 28,6 Prozent).

Diskussion

Der Anteil von Melanomen bei Jugendlichen in unserem Kollektiv von 0,9 Prozent ist etwas geringer als vergleichbare Zahlen (2 Prozent) in der Literatur. Das vollständige Fehlen von Melanomen der ersten Lebensdekade bei unseren Patienten unterstützt die Auffassung zahlreicher Autoren, daß Melanome bei weitem häufiger erst nach der Pubertät auftreten [3, 15, 18, 20, 22, 23, 28, 31].

Tabelle 1. Klinische und histologische Daten der Melanom-Patienten unter 20 Jahre

Fall Nr.	Alter (Jahre)	Geschl.	Lokalisation	Stadium	Therapie	Beobachtungs-dauer (Monate)	Metastasen	Breslow-Ind. (mm)	Level	Präexistenter Naevus
1	19	w	Kapillitium	I	Weite Exzision	40 lebt	–	0,7	II	ja
2	14	w	Schulter	I	Weite Exzision, LK-Dissektion	72 gest.	regionäre LK, Lungen	12,0	V	nein
3	18	w	Brust	I	Weite Exzision	1 lebt	–	0,5	II	ja
4	19	w	Rücken	I	Weite Exzision	17 lebt	–	0,5	II	nein
5	18	m	Rücken	III	Weite Exision, LK-Dissektion, BCG	24 gest.	regionäre LK, lokoregionär, Lungen	4,5	IV	ja
6	16	w	Rücken	I	Weite Exzision, Radiatio	247 lebt	–	1,4	III	ja
7	17	w	Unterarm	I	Weite Exzision	4 lebt	–	0,5	II	nein
8	15	w	Oberschenkel	I	Weite Exzision	97 gest.	Lungen	1,8	IV	nein
9	19	w	Oberschenkel	I	Weite Exzision	49 lebt	regionäre LK	2,2	IV	nein
10*	17	m	Unterschenkel	I	Weite Exzision	144 gest.	regionäre LK, Gehirn	–	–	–
11*	14	w	Unterschenkel	I	Weite Exzision	57 gest.	regionäre LK, Lungen	–	–	–
12	18	w	Unterschenkel	I	Weite Exzision	44 gest.	lokoregionär, Leber, Lungen	1,2	III	nein
13	17	w	Unterschenkel	I	Weite Exzision	24 gest.	lokoregionär, regionäre LK, Lungen	8,0	IV	nein
14	19	w	Fuß	I	Weite Exzision	43 lebt	–	1,2	II	nein

* Histologie des Primärtumors nicht verfügbar
LK = Lymphknoten

Die metastasenfreie 5-Jahres-Überlebenszeit von 51,9 Prozent unterstreicht das aggressive Verhalten maligner Melanome bei Jugendlichen [14, 23, 28]. Jugendliche mit dünnen Melanomen hingegen (Breslow-Index unter 1 mm) haben dieselbe günstige Prognose wie Erwachsene mit dünnen Melanomen [5, 9].

Seit der Publikation von Sophie Spitz im Jahre 1948 [29] über das „juvenile Melanom" ist die histopathologische Unterscheidung maligner Melanome von Spindel- und/oder Epitheloidzell-Naevi (Spitz-Naevi) nach wie vor eines der schwierigsten Probleme in der Dermatohistopathologie [6, 17, 19]. Die histologische Differentialdiagnose von Melanomen in der Kindheit und Jugend umfaßt neben Spitz-Naevi auch blaue Naevi, „dysplastische" Naevi und die kürzlich beschriebenen „deep penetrating"-Naevi [27] und kongenitale Pseudomelanome [10]. Eine nicht quantifizierbare Schwierigkeit betreffend die histologische aber auch die klinische Diagnose von Melanomen bei Kindern und Jugendlichen dürfte die psychologische Barriere sein, diesen an sich seltenen malignen Tumor bei dieser Altersgruppe zu diagnostizieren.

Während der Kindheit und im Jugendalter sind bestimmte Patientengruppen durch ein höheres Melanomrisiko gekennzeichnet:

(1) Neugeborene von Müttern mit Melanomen; sogenannte kongenitale Melanome [12, 30].

(2) Patienten mit kongenitalen melanozytären Naevi, vor allem mit großen Naevuszellnaevi [8, 21, 24, 26]. Das Melanomrisiko großer kongenitaler Naevuszellnaevi wurde mit 8,5 Prozent für die ersten 15 Lebensjahre berechnet [21].

(3) Patienten mit Xeroderma pigmentosum [11].

(4) Patienten mit dysplastischem Naevus-Syndrom und familiären Melanomen [7].

Zusammenfassend kann festgehalten werden, daß das histologische Verhalten von malignen Melanomen bei Jugendlichen in vielen Fällen mit der Tumordicke korreliert, aber häufig genauso unberechenbar ist wie bei älteren Patienten. Wegen der Seltenheit maligner Melanome bei Jugendlichen und der bekannten Probleme der histopathologischen Abgrenzung von Spitz-Naevi und anderen benignen „Melanom-Simulatoren", ist das Ziel dieser Studie, die Aufmerksamkeit auf die Tatsache zu lenken, daß Melanome auch bei Jugendlichen beobachtet werden. Für die Diagnose gelten dieselben klinischen und histopathologischen Kriterien wie für Melanome bei Erwachsenen.

Literatur

1. Ackerman AB (1990) A dermatopathologist's guide to melanocytic nevi and malignant melanomas for surgeons. In: Conley J (ed) Melanoma of the Head and Neck. Thieme, Stuttgart New York, pp 9–33
2. Allen AC, Spitz S (1953) Malignant melanoma: A clinicopathological analysis of the criteria for diagnosis and prognosis. Cancer 6:1–45
3. Bader JL, Strickman NA, Li FP, Green DM, Olmstead PM (1985) Childhood malignant melanoma. Incidence and etiology. Am J Pediatr Hematol Oncol 7:341–345
4. Boddie AW, Smith JL, McBride CN (1978) Malignant melanoma in children and young adults: Effect of diagnostic criteria on staging and end results. South Med J 71:1074–1078
5. Clark WH, Elder DE, Guerry IV D, Braitman LE, Trock BJ, Schultz D, Synnestvedt M, Halpern AC (1989) Model predicting survival in state I melanoma based on tumor progression. J Natl Cancer Inst 81:1893–1904

6. Helwig EB (1976) Malignant melanoma in children. In: Neoplasms of the skin and malignant melanoma. Year Book Medical Publishers, Chicago, pp 11–26
7. Greene MH, Clark WH Jr, Tucker MA, Kraemer KH, Elder DE, Fraser MC (1985) High risk of malignant melanoma in melanoma-prone families with dysplastic nevi. Ann Intern Med 102:458–465
8. Kaplan EN (1974) The risk of malignancy in large congenital nevi. Plast Reconstr Surg 53:421–428
9. Kerl H, Hoedl S, Kresbach H, Stettner H (1982) Diagnosis and prognosis of the early stages of cutaneous malignant melanoma. In: Burghardt E, Holzer E (eds) Clinics in Oncology. Vol. 1. Saunders, London Philadelphia Toronto, pp 433–453
10. Kerl H, Smolle J, Hoedl S, Soyer HP (1989) Kongenitales Pseudomelanom. Z Hautkr 64:564–568
11. Kraemer KH, Lee MM, Scotto J (1987) Xeroderma pigmentosum – cutaneous, ocular, and neurologic abnormalities in 830 published cases. Arch Dermatol 123:241–250
12. Lerman RI, Murray D, O'Hara JM, Booher R, Foote F (1970) Malignant melanoma of childhood: A clinicopathologic study and a report of 12 cases. Cancer 25:436–449
13. McWhorter HE, Woolner LB (1954) Pigmented nevi, juvenile melanomas, and malignant melanomas in children. Cancer 7:546–585
14. Melnik MK, Urdaneta LF, Al-Jurf AS, Foucar E, Jochimsen PR, Soper RT (1986) Malignant melanoma in childhood and adolescence. Am Surg 52:142–147
15. Moss ALH, Briggs JC (1986) Cutaneous malignant melanoma in the young. Br J Plast Surg 39:537–541
16. Myhre E (1963) Malignant melanomas in children. Acta Pathol Microbiol Scand 59:184–188
17. Paniago-Pereira C, Maize JC, Ackerman AB (1978) Nevus of large spindle and/or epithelioid cells (Spitz's nevus). Arch Dermatol 114:1811–1823
18. Partoft S, Osterlind A, Hou-Jensen K, Drzewiecki KT (1989) Malignant melanoma of the skin in children (0 to 14 years of age) in Denmark, 1943–1982. Scand J Plast Reconstr Surg Hand Surg 23:55–58
19. Peters MS, Goellner JR (1986) Spitz naevi and malignant melanomas of childhood and adolescence. Histopathology 10:1289–1302
20. Pratt CB, Palmer MK, Thatcher N, Crowther D (1981) Malignant melanoma in children and adolescents. Cancer 47:392–397
21. Quaba AA, Wallace AF: The incidence of malignant melanoma (0 to 15 years of age) arising in „large" congenital nevocellular nevi. Plast Reconstr Surg 78:174–178
22. Rao BN, Hayes FA, Pratt CB, Fleming ID, Kumar AP, Lobe T, Dilawari R, Meyer W, Parham D, Custer MD (1990) Malignant melanoma in children: its management and prognosis. J Pediatr Surg 25:198–203
23. Reintgen DS, Vollmer R, Seigler HF (1989) Juvenile malignant melanoma. Surg Gynecol Obstet 168:249–253
24. Rhodes AR, Sober AJ, Day CL, Melski JW, Harrist TJ, Mihm MC Jr, Fitzpatrick TB (1982) The malignant potential of small congenital nevocellular nevi. J Am Acad Dermatol 6:230–241
25. Roth ME, Grant-Kels JM, Kuhn MK, Greenberg RD, Hurwitz S (1990) Melanoma in children. J Am Acad Dermatol 22:265–274
26. Schneiderman H, Wu AY, Campbell WA, Forouhar F, Yamase H, Greenstein R, Grant-Kels JM (1987) Congenital melanoma with multiple prenatal metastases. Cancer 60:1371–1377
27. Seab JA Jr, Graham JH, Helwig EB (1989) Deep penetrating nevus. Am J Surg Pathol 13:39–44
28. Sellami M, Auclerc G, Weil M, Maral J, Banzet P, Jacquillat C (1986) Melanome malin de l'enfant et de l'adolescent. A propos de 37 cas. Bull Cancer Paris 73:2–7
29. Spitz S (1948) Melanoma of childhood. Am J Pathol 24:591–609
30. Trozak DJ, Rowland WD, Funan H (1975) Metastatic malignant melanoma in prepubertal children. Pediatrics 50:191–204
31. Vennin P, Baranzelli MC, Demaille MC, Desmons F (1985) Les melanomes malins de l'enfant et de l'adolescent. Huit observations. Presse Med 14:529–532

Behandlung verruköser epidermaler Nävi

A. Bon und A. Eichmann

Zusammenfassung

Die Mehrzahl der epidermalen Nävi gehört zu den verrukösen epidermalen Nävi. Vor Einleitung einer Therapie ist die histologische Typisierung indiziert. Beschrieben werden 10-Jahres-Resultate nach Dermabrasion verruköser epidermaler Nävi. Die Rezidivrate ist hoch.

Schlüsselwörter: Verruköser epidermaler Nävus, Dermabrasion, Rezidive

Summary

The majority among epidermal nevi consists of the verrucous type. The histological diagnosis should always be established before beginning any treatment. We describe longterm results (10 years) after dermabrasion of verrucous epidermal nevi. The rate of recurrence seems to be high.

Einleitung

Epidermale Nävi sind Hamartome, die ihren Ursprung in den Keimzellen der Basalschicht des embryonalen Epithels haben.

Genaue Daten über Inzidenz sind schwer zu eruieren. Angenommen wird nach Solomon [9] eine Häufigkeit von 1 auf 1000 Geburten. Neuere Untersuchungen mit größeren Patientenzahlen fehlen.

Das klinische Spektrum ist groß [8, 9]. Die Mehrzahl der epidermalen Nävi stellt Mischformen aus verschiedenen epithelialen Zellanteilen dar. Die Klassifizierung erfolgt nach dem quantenmäßig vorherrschenden Zelltyp im histologischen Bild [8]. Ca. 60% aller epidermalen Nävi sind verruköse epidermale Nävi.

Überwiegend manifestieren sich verruköse epidermale Nävi im Bereich des Stammes [2, 8].

Therapiemöglichkeiten

Die Zusammenstellung der Behandlungsmöglichkeiten anhand der Literatur ergibt, daß keine größeren Patientenkollektive mit längerer Nachbeobachtungszeit untersucht wurden.

Exzision

Sind einfache Exzisionen oder plastisch-chirurgische Operationen durchführbar, bieten sie den Vorteil der vollständigen Entfernung, ohne daß ein Rezidiv befürchtet werden muß. Die Größe der epidermalen Nävi und die operativen Risiken schränken diese Therapieform ein.

Laser-Kryotherapie

Die Lasertherapie [5, 6] eröffnete neue Möglichkeiten. Im Vergleich zum Argonlaser ist mit dem CO_2-Laser ein genaueres schichtweises Abtragen mittels Vaporisation möglich.

Für Argon-CO_2-Laser-Therapie und im besonderen für die Kryotherapie — nach der in Einzelfällen günstige Resultate erzielt wurden [3] — gilt folgendes:

- Um die Narbenbildung möglichst gering zu halten, sind pro Sitzung kleine Areale zu behandeln.
- Die Therapie soll in Intervallen von einigen Wochen erfolgen.
- Die Behandlungen erstrecken sich über einen langen Zeitraum; die einzelnen Zyklen können jedoch ambulant durchgeführt werden.

Verschiedene weitere Therapien lokal wie systemisch (Retinoide) [1, 4] wurden versucht. Ihnen gemeinsam ist, daß nach Absetzen der Therapie die Läsionen wieder in ursprünglicher Form auftreten. Die Vielfalt der angewendeten Therapien zeigt, daß die Optimale noch nicht gefunden ist.

Zusammenstellung eigener Resultate nach Dermabrasion von histologisch gesicherten epidermalen Nävi

7 jugendliche Patienten mit unterschiedlich großen verrukösen epidermalen Nävi wurden mittels Dermabrasion behandelt und 10 Jahre nach Therapie kontrolliert.

Rezidive, die meist 4–5 Jahre nach Dermabrasion aufgetreten sind, wurden bei allen Patienten beobachtet. In der Hälfte der Fälle waren diese Rezidive punktuell. Es ist festzuhalten, daß, obwohl die Rezidivrate hoch erscheint, die Rezidive insgesamt deutlich diskreter sind als die Ausgangsbefunde.

Nebenwirkungen: Fleckförmige *Pigmentverschiebungen* glichen sich im Verlaufe der Jahre aus.

Anfänglich *hypertrophe Narben* erwiesen sich ohne aktive Therapie als regredient. Entsprechende Nebenwirkungen finden sich gemäß Literatur auch nach den vorgängig erwähnten Behandlungsmethoden.

Alle Patienten waren mit dem Resultat zufrieden und wünschten zum Zeitpunkt der 10 Jahres-Nachkontrolle keine weitere Therapie.

Schlußfolgerungen

Angaben über die Behandlungen bei epidermalen Nävi finden sich in der Literatur spärlich, ebenso fehlen Berichte über größere Patientenkollektive. Bevor die Entscheidung für eine Therapieform fällt, ist eine histologische Untersuchung möglichst an verschiedenen Stellen zu empfehlen.

Die Rezidivrate ist groß, genaue Zahlen existieren nicht. Zudem bedeutet ein Rezidiv, wie anhand eigener Fälle dargestellt, nicht zwingend Erreichen der Ausgangssituation mit Wunsch nach erneuter Therapie.

Mit der Dermabrasion lassen sich subjektiv wie objektiv zufriedenstellende Ergebnisse erreichen [7].

Da es sich bei den epidermalen Nävi um Hamartome handelt, dürfen keine übertriebenen Erwartungen an die Therapie gestellt werden.

Literatur

1. Abdel-aal M (1983) Treatment of systematized verrucous epidermal nevus by aromatic retinoid. Clin Exp Dermatol 8:647−650
2. Atherton D, Rook A (1986) Nevi and other developmental defects. In: Textbook of Dermatology. 4 ed; S 169−179
3. Fox B, Lapins N (1983) Comparison of treatment modalities for epidermal nevus: A case report and review. J Dermatol Surg Oncol 9/11:879−885
4. Happle R, Kastrup W (1977) Systemic retinoid therapy of systematized verrucous epidermal nevus. Dermatologica 155:200−205
5. Landthaler M, Haina D (1984) Argon Laser therapy of verrucous nevi. Plast Reconstr Surg 74/1:108−111
6. Ratz J, Bailin Ph (1986) Carbon Dioxide Laser treatment of epidermal nevi. J Dermatol Surg Oncol 12/6:567−570
7. Roenigk H (1977) Dermabrasion for miscellaneous cutaneous lesions. J Dermatol Surg Oncol 3/3:322−328
8. Rogers M, McCrossin I (1989) Epidermal nevi and the epidermal nevus syndrome. A review. J Am Acad Dermatol 20:476−488
9. Solomon L, Esterly N (1975) Epidermal and other congenital organoid nevi. Curr Probl Pediatr 6:1−56

Wann ist die Serienexzision von Naevi indiziert?

A. SCHOLZ, G. SEBASTIAN, I. HACKERT und M. JATZKE

Zusammenfassung

In der Zeit von 1981 – 1990 wurden bei 86 Patienten Pigmentnaevi mit Serienexzisionen entfernt. 54 Patienten konnten nachuntersucht werden. Bei den Kontrollen wurden folgende Daten dokumentiert: Alter, Geschlecht, Lokalisation der Naevi, Verhältnis von Naevusachse zu RSTL, Länge und Breite, Atrophie oder Hypertrophie, Repigmentierung der Narben. Das kosmetische Ergebnis wurde von Arzt und Patient eingeschätzt. Die Auswertung der erhaltenen Daten führt zu Richtlinien für den Zeitpunkt der Operation, für die zu Serienexzisionen sinnvolle Breite der Naevi und zu einer Rangordnung der Lokalisationen von geeignet (Gesicht und Hals), bedingt geeignet (Extremitäten und Thorax) und kontraindiziert (Schulter, Hüft-Gesäßregion und Hüftgelenk).

Schlüsselwörter: Pigmentnaevi, Serienexzision, Narben.

Summary

In a follow-up study of 54 patients with pigmented nevi treated by series excisions from 1981 to 1990, we documented the patients' age, sex, localization of nevi, relation of nevus axis to RSTL (relaxed skin tension lines), length and breadth, atrophy or hypertrophy, repigmentation of scars. The cosmetic result was assessed by doctor and patient. The analysis of results led to recommendations for optimal timing of operation and for suitable breadth of nevi and to a ranking of localizations into suitable (face and neck), sometimes suitable (extremities and trunk) and unsuitable (shoulder, hips and buttocks).

Die Diskussion über eine ästhetisch befriedigende Therapie pigmentierter Mäler und anderer naevoider Fehl- und Neubildungen führt immer wieder zu den primär chirurgischen Behandlungsformen zurück [1, 2]. Der einzeitigen Entfernung sind allerdings durch Größe und Lokalisation der Mäler bestimmte Grenzen gesetzt. Diese lassen sich bis zu einer gewissen Ausdehnung mit Hilfe von Serienexzisionen überwinden (Abb. 1–3) [3, 5].

Zusammengefaßt sollten bei der Serienexzision folgende Gesichtspunkte berücksichtigt werden:

a) Gesunde Haut am Rande der Mäler erst im letzten Operationsakt anrühren: Beginn der Serien deshalb im mittleren Naevus-Anteil.
b) Schnittführung dem RSTL-Prinzip anpassen.
c) Abschlußexzision mit Intracutannaht mit atraumatischem Nahtmaterial.

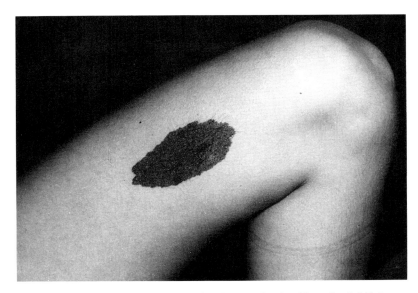

Abb. 1. Naevus pigmentosus et pilosus bei einer 12jährigen Patientin, Oberschenkel links

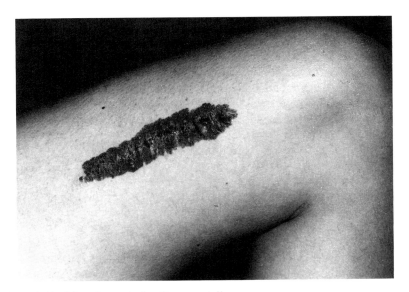

Abb. 2. Ergebnis nach Exzision des zentralen Naevusanteiles

d) Abstand zwischen den Exzisionen: 8 – 10 Wochen.
e) Histologische Kontrollen der Teilexzisate.

Das Bemühen unserer Untersuchung soll sein, eine Orientierung für die Entscheidung zu finden, bis wann eine Serienexzision sinnvoll ist und ab wann man sich primär zu einer plastisch-chirurgischen Therapie entscheiden sollte.

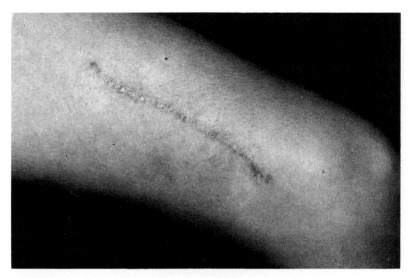

Abb. 3. Narbe am linken Oberschenkel 3 Monate nach Exzision des Restnaevus

Ergebnisse

In der Zeit von 1981–1990 führten wir in der Klinik und der Poliklinik für Hautkrankheiten der Medizinischen Akademie „Carl Gustav Carus" Dresden bei 86 Patienten Serienexzisionen durch. Auf unsere Anforderung hin erschienen 54 Patienten zur Nachuntersuchung. Davon waren 31 Männer und 23 Frauen. Bei einer Aufteilung in 2 Altersgruppen gehörten 41 Patienten zu der Gruppe 1–18 Jahre und 13 Patienten waren älter als 18 Jahre. Die Lokalisation der Naevi verteilte sich in folgender Weise (Tab. 1). Die Ausrichtung der Naevusachse ergab im Verhältnis zu den RSTL folgende Aufteilung:
30mal parallel zu den RSTL,
24mal entgegen den RSTL.

Bei den Kontrolluntersuchungen beurteilten wir die Länge und Breite der Narben, die Tendenz zu Atrophie oder Hypertrophie, eine erfolgte Repigmentierung und in gemeinsamer Auswertung mit den Patienten das kosmetische Ergebnis (Tab. 2). Hierzu ist zu ergänzen, daß von den 12 atrophen Narben 6 im Hüftbereich, 4 an der Schulter und 2 im Halsbereich lokalisiert waren. Die 5 hypertrophen Narben verteilten sich 2mal auf die Brust, 2mal am Arm und 1mal am Hals (4 (!) Serien durchgeführt). Die Repigmentierungen zeigten sich überwiegend (5 von 7) am Stamm und nur vereinzelt (2 von 7) am Hals. Das kosmetische Ergebnis

Tabelle 1. Lokalisationsverteilung der mit Serienexzision entfernten Pigmentnaevi

Lokalisation	Gesicht	Hals	Thorax/Rücken	Extremitäten
Anteil	13	7	17	17

Tabelle 2. Charakter der Operationsnarben nach erfolgter Serienexzision

Charakter der Narbe	Narbe im Hautniveau	Atrophe Narbe	Hypertrophe Narbe	Repigmentierung
Anzahl der Patienten	30	12	5	7

Tabelle 3. Einschätzung der kosmetischen Qualität der Narbe durch Arzt und Patient nach Abschluß

Qualität der Narbe	sehr gut	gut	befriedigend	schlecht
Anzahl der Patienten	29 19: Gesicht/Hals 10: Extremitäten	16 8: Stamm 6: Extr. 2: Hals	6 3: Hüfte/Gesäß 2: Brust 1: Hals	3 3: Schulter
Naevusachse entgegen RSTL	2	0	1	3

wurde von Arzt und Patient bei der Nachuntersuchung in folgender Weise gemeinsam eingeschätzt (Tab. 3).

Diskussion der Ergebnisse

Die Altersverteilung ergab, daß die überwiegende Zahl unserer Patienten (76%) im jugendlichen Alter mit der Frage zur operativen Entfernung der Pigmentnaevi zum Arzt kam.

Den Untersuchungen Rollhäusers entsprechend ist die Dehnbarkeit der Haut bei Kindern größer als im Erwachsenenalter [4].

Neben dem Zeitpunkt geht es um die Durchführbarkeit, die Indikation zur Serienexzision überhaupt. Hierfür sind die Breite und die Lokalisation des Naevus entscheidend. Zur Breite muß gesagt werden, daß es möglich sein muß, bei einer Faltenbildung der Haut die Naevusränder aneinanderlegen zu können. Wenn dieses stretching nicht machbar ist, muß primär ein plastisch-chirurgisches Verfahren eingesetzt werden. Für das Entscheidungskriterium Lokalisation ergeben sich aus unseren Nachuntersuchungen folgende Empfehlungen:

1. Im Gesicht und am Hals resultieren kosmetisch gute bis sehr gute Narben ohne Verbreiterung nach Operationsabschluß und ohne Repigmentierung, auch wenn die Naevusachse gegen die RSTL verläuft.
2. An den Extremitäten kommt es ebenfalls überwiegend zu guten bis sehr guten Resultaten. Auch hier verliefen bei 11 von 17 Patienten die Naevusachsen gegen die RSTL, ohne daß die Abschlußnarben entscheidend negativ beeinflußt wurden. Auf eine gewisse postoperative Spreitung der Narbe soll der Patient beim Aufklärungsgespräch hingewiesen werden.

3. In bezug auf eine kosmetisch vertretbare Narbe sind Naevi am Körperstamm nur mit Zurückhaltung für eine Serienexzision geeignet. Nackenregion, Schultergelenk sowie Schulter, Hüftgelenk und Hüft-Gesäßregion sind Lokalisationen, an denen Serienexzisionen vermieden werden sollten. Die seitlichen Thoraxpartien sind noch am ehesten für diese Therapieform geeignet.

Literatur

1. Friedrich HC (1963) Über die Technik der Entfernung von Pigmentmälern. Derm Wschr 148:557−572
2. Kuske H (1960) Pigmentanomalien einschließlich Naevuszellnaevus. In: Dermatologie und Venerologie, hrsg. von H.A. Gottron und W. Schönfeld, Bd IV, S 180, Stuttgart
3. Morestin H (1916) Cicatrice trae sten due to Crâne reduite par des Excisions successives. Bull Et Mon de Soc de Chir 150:2052−2054
4. Rollhäuser H (1951) Die Zugfestigkeit der menschlichen Haut. Morph Jb 90:249−261
5. Scholz A, Sebastian G (1971) Möglichkeiten und Grenzen der Serienexzision pigmentierter Mäler. Dermatol Monschr 157:412−417

Pathogenese-orientierte Behandlung eingewachsener Zehennägel und des angeborenen Nagelschiefstandes bei Kindern

E. Haneke

Zusammenfassung

Zehennägel können in jedem Alter in die lateralen Nagelfurchen und -wälle einwachsen. Konservative Behandlung ist bei Neugeborenen, eine Operation für die infantile und adoleszente Form eingewachsener Zehennägel indiziert.

Schlüsselwörter: Eingewachsener Zehennagel, chirurgische Behandlung, angeborener Schiefstand der Großzehennägel, selektive Matrixhornexzision.

Summary

Toenails may grow in the lateral nail sulcus at any age. Conservative treatment is indicated for neonatal, surgery for infantile and adolescent forms of ingrown nails.

Bei Kindern sind 4 verschiedene Typen eingewachsener Zehennägel (EZN) zu differenzieren, die jeweils eine unterschiedliche Ätiopathogenese aufweisen, die bei der Behandlung zu berücksichtigen ist.

Neonatale Formen

Die häufigere der neonatalen Formen des EZN beruht darauf, daß der freie Rand der Nagelplatte noch nicht das Hyponychium erreicht hat. Dadurch entwickelt sich ein distaler Nagelwall, in den die Nagelplatte einwächst oder der das Nagelwachstum behindert. Nicht selten ist das Nagelbett im distalen Anteil noch deutlich schmaler, wodurch die gesamte Nagelplatte regelrecht eingebettet erscheint. Therapie der Wahl sind geduldige, mehrmals täglich wiederholte, redressierende Massagen mit einer blanden Fettcreme von proximal-dorsal nach distal-plantar, wodurch sich der distale Nagelwall langsam beseitigen läßt und der Nagel normal herauswachsen kann. Eine chirurgische Behandlung ist nicht erforderlich [6, 7].

Eine andere Art des neonatalen EZN ist die angeborene Hypertrophie der seitlichen Nagelwälle, die meist mit einer verstärkten transversalen Wölbung und oft auch mit einer gewissen Achsenabweichung der Nagelplatte vergesellschaftet ist. Da sich diese Veränderung spontan zurückbildet, ist eine operative Therapie nicht indiziert [1].

Infantile Form

Der angeborene Nagelschiefstand ist die häufigste Ursache für EZN bei Säuglingen und Kleinkindern unter 2 Jahren. Es besteht eine deutliche Abweichung der Längsachse des Halluxnagels nach lateral. Der Nagel ist oft schon bei Ein- bis Zweijährigen verdickt, übermäßig transversal gewölbt und besteht aus austernschalenartigen, dachziegelförmig übereinanderliegenden, schmutzig-grauen Lamellen. Der laterale Nagelrand bohrt sich häufig in den Nagelwall ein und kann eine chronische Entzündung verursachen. Die Haftung zwischen Nagelplatte und Nagelbett geht verloren, so daß man mit einer Knopfsonde weit nach proximal unter die Nagelplatte vordringen kann. Folge davon ist eine Schrumpfung des Nagelbettes mit Hinüberwachsen der plantaren Zehenspitzenhaut in das eigentliche Nagelfeld. In der Xeroradiographie ist zu erkennen, daß auch die knöcherne Endphalanx eine − allerdings geringere − Achsenabweichung aufweist.

Therapie der Wahl ist die Korrektur der Nagellängsachse, bevor es zu irreversibler Nagelschädigung und Schrumpfung des Nagelbetts gekommen ist. In Narkose, oder bei etwas älteren Kindern evtl. auch in Leitungsanästhesie, wird das gesamte Nagelorgan durch einen rund um die Zehenspitze ca. 3 mm plantar vom Nagel geführten Schnitt von der Phalanx bis fast zum Gelenkspalt abpräpariert und mit Hilfe eines medialen Burow-Dreiecks rotiert, so daß die Nagelachse exakt nach vorne ausgerichtet ist. Da häufig eine gewisse Dorsalluxation der Zehenspitze vorliegt, wird die Inzision zu einer sichelförmigen Keilexzision aus der Zehenspitze ergänzt [2]. Diese Keilexzision ist insbesondere erforderlich, wenn die Endphalanx kugelförmig aufgetrieben ist und der Nagel nach oben-lateral zeigt. Der für die Großzehe sehr große Eingriff wird von den Kindern erstaunlich gut toleriert. Nekrosen sind nicht zu befürchten, wenn die zum Arcus arteriosus dorsalis der Endphalanx führenden Arterien nicht verletzt werden [7].

Adoleszente Form

Bei Schulkindern und Jugendlichen, insbesondere bei Hochwüchsigen mit sehr großen Füßen und Hyperhidrosis pedum, sind EZN sehr häufig. Die Großzehen sind meist sehr lang mit stark gewölbtem Nagel. Schlecht passende, vorn zu enge Schuhe führen oft zur klinischen Manifestation des Leidens, das durch zu breite Nägel im Verhältnis zum Nagelbett angelegt ist. Sowohl der mediale, laterale als auch beide Nagelränder können in die seitlichen Nagelfurchen hineingepreßt werden und zu chronischer Entzündung mit Ausbildung von Granulationsgewebe, Sekundärinfektion und erheblicher Beeinträchtigung aller physischen Aktivitäten führen. Unzählige konservative Maßnahmen wurden zur Behandlung empfohlen, sind aber, da sie das Mißverhältnis von zu breitem Nagel bei zu schmalem Nagelbett nicht beseitigen, auf die Dauer meist erfolglos. Daraus ergibt sich, daß die einzig logische Behandlung die permanente Verschmälerung der Nagelplatte ohne weitere Verletzung von Nagelwällen und Nagelbett ist [3]. Dazu bieten sich zwei Techniken an [4, 5]: In Leitungsanästhesie wird nach Spaltung des Nagels zunächst der seitlich eingewachsene Anteil der Nagelplatte extrahiert. Der proximale Nagelwall wird in Verlängerung der seitlichen Nagelgrube gespalten und aufgeklappt, um das laterale Matrixhorn freizulegen. Dieses wird sorgfältig herauspräpariert, die Wundhöhle mit einem Lokalantibiotikum gefüllt und die Inzision des proximalen Nagelwalls durch Naht mit 5-0-Fäden oder mit Klebeplastern verschlossen. Ein dicker Salbenverband beendet die Operation. Eine noch einfachere Methode ist die Phenolkaustik des lateralen Matrixhorns. Der eingewachsene Nagelplattenanteil wird extrahiert, und anschließend wird in Blutleere das Matrixhorn mit einem in Phenolum liquefactum (90% Phenol) 3 Minuten kräftig eingerieben. Inzisionen sind nicht erforderlich. In die Wundhöhle kommen Leukasekegel, ein Salbenverband wird angelegt. Bei beiden Methoden wird der Verband nach 24 Stunden in einem desinfizierenden Fußbad gewechselt. Der nächste Verband kann bei der rein chirurgischen Methode für die nächsten 3 bis 7 Tage verbleiben, bei der Phenolkaustik sind tägliche Fußbäder indiziert. Rezidive sind praktisch ausgeschlossen. Sowohl das funktionelle als auch das kosmetische Ergebnis sind ausgezeichnet.

Die beschriebenen Methoden zur Behandlung eingewachsener Nägel sind effektiv und können die Kinder von ihrem schmerzhaften Leiden im allgemeinen dauerhaft befreien. Sie verlangen keine außergewöhnlichen chirurgischen Fertigkeiten, sondern lediglich Kenntnisse des Nagelorgans, die jeder Dermatologe besitzen sollte.

Literatur

1. Baran R (1991) The treatment of ingrowing toenails in infancy. Zbl Haut GeschlKr 159:336
2. Baran R, Bureau H (1983) Congenital malalignment of the big toenail as a cause of ingrowing toenail in infancy. Clin exp Dermatol 8:613–623
3. Haneke E (1979) Chirurgische Behandlung des Unguis incarnatus. In: Salfeld K (Hrsg) Operative Dermatologie. Springer, Berlin Heidelberg New York, S 185–188
4. Haneke E (1984) Segmentale Matrixverschmälerung zur Behandlung des eingewachsenen Zehennagels. Dtsch med Wschr 109:1451–1453
5. Haneke E (1986) Surgical treatment of ingrowing toenails. Cutis 37:251–256
6. Haneke E (1988) Nail abnormalities in neonates and their treatment. Ped Dermatol News 6:69–72
7. Haneke E (1989) Ingrowing toenails in children. 5th Int Congr Ped Dermatol, Milano

Spezielle Gesichtspunkte in der Behandlung kindlicher Verbrennungen und Verbrühungen

E. DIEM

Zusammenfassung

Ausgehend vom Schweregrad der thermischen Schädigung wird ein Behandlungs- und Nachbehandlungskonzept erstellt.

Schlüsselwörter: Verbrennung, Verbrühung bei Kindern, Klassifikation, chirurgische Therapie

Summary

According to the severity of the thermal trauma the therapeutic concepts for managing this problem in children is developed.

Einleitung

Ursächlich für thermische Schäden im Kindesalter sind vorwiegend Verbrühungen, nur in etwa 15% dagegen Flammenverbrennungen. Bei Säuglingen und Kleinkindern ist unter Umständen bereits ab 5% zwei- bis drittgradiger thermischer Schädigung mit komplexen systemischen Homöostasestörungen im Sinne des Verbrennungsschocks zu rechnen [2].

Die *Tiefe der Verbrennung* oder Verbrühung wird traditionsgemäß in *drei Graden* angegeben. Die *Ausdehnung der Verbrennung* wird entsprechend Nomogramm, Neunerregel in Modifikation für Kinder oder nach den genaueren Tabellen von Lund und Browder berechnet. Aus diesen beiden Parametern leitet sich die Prognose ab [1].

Die therapeutischen Schritte sind in

1. *Präklinische Versorung,*
2. *poliklinische oder ambulante Behandlung bei zweitgradigen Verbrennungen unter 5%* und
3. *stationäre Behandlung bei Schockgefährdung* oder *umschriebenen drittgradigen Verbrennungen*

zu teilen.

Im klinischen Verlauf schwerer Verbrennungen unterscheiden wir:

1. Die unmittelbare postcombustionelle Phase der ersten 48 Stunden mit intensiver Flüssigkeitstherapie zur Prophylaxe des Verbrennungsschocks.
2. Die frühe postcombustionelle Phase mit Entzündung, drohender Sepsis, Autokanibalismus, respektive Nekrektomie, Transplantation und Wundheilung.
3. Die Spätphase (Rehabilitationsphase) mit unter Umständen einer Vielzahl von plastisch rekonstruktiven Eingriffen zur Wiederherstellung von Form und Funktion.

„Management der Verbrennungswunden"

Diese werden heute in der Regel, wenn sie zwei- bis drittgradig sind, als „chirurgische Einheit" angesehen. Die *frühe chirurgische Intervention* hat gerade bei Kindern mit über 60% Verbrennungen bezogen auf die Körperoberfläche Morbidität und Mortalität durch verbesserte immunologische, hämatologische und metabolische Funktionen dramatisch gebessert. Kinder mit tief zwei- bis drittgradigen Verbrennungen sind Kandidaten für die chirurgische Behandlung, unabhängig von der Ausdehnung des thermischen Schadens [5–7].

Wir unterscheiden

1. Die *tangentiale* oder *laminare Nekretomie* bis in vitale Dermisschichten mit unmittelbarer Spalthauttransplantation.
2. Das *tangentiale Débridement*, das heißt die Abtragung bis in vitale Gewebsschichten (z. B. Fett).
3. Die *vertikale tiefe Nekrektomie* bis an die Faszie.

Bei drittgradigen Verbrennungen < 5% Körperoberfläche wird in der Regel die Sofortexision durchgeführt. Liegt die Ausdehnung darüber, wird zwischen dem dritten und fünften Tag nach Stabilisierung der Vitalfunktionen und Rückbildung der Verbrennungsödeme mit Nekrosenexzisionen und plastischer Deckung begonnen, wobei in der Regel nicht mehr wie 10 bis 15% der Verbrennungsnekrosen in einer Sitzung reseziert werden. Voraussetzung hierfür ist suffizienter Blut- und Komponentenersatz prä-, intra- und postoperativ. Hierzu ist es nützlich, Blut- und Erythrozytenvolumen der kleinen Patienten zu kalkulieren. Bei tangentialen Abtragungen muß mit Blutverlusten von 100 bis 135 cm^3/% exzidierter Nekrose gerechnet werden. Blutverluste werden um so schlechter toleriert, je rascher sie eintreten. Bei *Massivverbrennungen*, die nicht in einem Schritt nekrosektomiert und mittels Meshgraft-Technik sofort autolog transplantiert werden können, wird in der Regel mit der ersten vertikalen Nekrektomie und Transplantation am Rücken (Aufliegeflächen!) begonnen. Durch tägliche Hydrotherapie, tangentiales Débridement, antibakterielle lokale Chemotherapie und enzymatische Nekrolyse, fallweise Immunsuppression unter „Life Island Bedingungen" werden dann die weiteren operativen Schritte repetitiv bis zum endgültigen Defektverschluß vorbereitet. Neben homologen und heterologen Transplantaten sowie „Kunsthaut" zur Interimsdeckung gewinnt zunehmend die Explantation von gezüchteten patienteneigenen Epidermalzellen an Bedeutung [4]. Granulationsgewebsbildung soll möglichst frühzeitig durch — wenn auch interimsmäßige Deckung — am „Überschießen" gehindert werden. Für thermische Verletzung mit mosaikartigem Schädigungsmuster von zweit- und oberflächlich drittgradigen Verbrennungen kommt als Alternative zur tangentialen Nekrektomie, vor allem auch bei umschriebenen Verbrennungen, die enzymatische Nekrolyse mit proteolytischen und fibrinolytischen Enzymen in Frage, sofern die Ausdehnung nicht über 15% Körperoberfläche beträgt [3]. Dabei ist besonders auf die Gefahr einer invasiven Wundinfektion zu achten und ein regelmäßiges bakterielles Monitoring durchzuführen. Auch bei enzymatischer Nekrolyse werden alle innerhalb von drei Wochen nicht reepithelialisierten Areale transplantiert, um hypertrophe Narbenbildung zu vermeiden.

Von entscheidender Bedeutung für das spätere Ergebnis nach zweit- bis drittgradigen Verbrennungen ist die Anwendung konstanter Drücke auf den abgeheilten Verbrennungswunden durch Spezialverbände, um die Ausbildung hypertropher Narben zu verhindern.

Diese dreidimensional gewebten *Kompressionsverbände nach Maß* werden unmittelbar nach Abheilen der Verbrennungswunden nach individuellen Bedürfnissen angemessen und für 24 Stunden täglich getragen. Eine Ausnahme bilden lediglich kurze Unterbrechungen für Übungsbehandlungen oder für das Baden. Diese Druckverbände werden so lange angelegt, bis Anhaltspunkte für eine Erweichung, ein Abblassen und Flacherwerden von Verbrennungsnarben klinisch vorliegen. Der Zeitraum, um dies zu erreichen, beträgt in der Regel zwischen 6 und 18 Monate. Besondere Sorgfalt ist auch auf die *Pflege der abgeheilten und transplantierten Verbrennungswunden* in der Nachbehandlung zu legen, ebenso wie Lichtschutz und andere den Eltern der Kinder zu erklärende Maßnahmen.

Frühe rekonstruktive Maßnahmen werden bei Ausbildung von Kontrakturen und Schrumpfungen, vor allem an den Augenlidern, dem Nacken, den Axillen sowie über den großen Gelenken aber auch im speziellen der Hände, notwendig. *Spätere rekonstruktive Maßnahmen* bei Kindern erfordern ausgedehnte hypertrophe Narben und Keloide, vor allem im Gesicht, posttraumatische Alopezien sowie der Aufbau der Brust bei Mädchen. Hier sind die modernen Techniken der Implantation von Hautexpandern neben diversen mikrovaskulären freien Transplantationstechniken von eminenter Bedeutung.

Literatur

1. Diem E (1990) Klinik und Therapie der Verbrennungssepsis. W. Maudrich Verlag, Wien
2. Diem E (1978) Der Verbrennungsunfall beim Kind. Wien Klin Wschr 90:289–299
3. Diem E (1990) Einheitliches Therapiekonzept umschriebener Verbrennungen. Wunsch und Wirklichkeit. Ztsch Hautkr 65:521–526
4. Diem E (1991) Systematik, Methodik und Indikationsstellung des passageren Hautersatzes. Ztsch Hautkr, 66 Suppl, 3:47–49
5. Harmel RP Jr, Vane DW, King DR (1986) Burn Care in Children: Surgical Considerations. Clin Plast Surg 13:95–105
6. Herndon DN, Thompson PB, Desei MH et al (1985) Treatment of Burns in Children. Pediatric Clin North Am 32:1311–1332
7. Parks DH (1990) Timing of Burn Therapy in Pediatric Patients. Clin Plast Surg 17:65–70

Schwangerschaft und malignes Melanom der Haut: Eine Analyse der Fälle der Universitäts-Hautklinik Homburg/Saar zwischen 1960 und 1988

F. A. BAHMER und R. MZYK

Zusammenfassung

Bei 17 von 166 Patientinnen, die wegen eines malignen Melanoms in unserer Klinik zwischen 1960 und 1988 behandelt wurden, trat das Melanom während einer Schwangerschaft oder bis zu sechs Monaten danach auf. Davon waren 16 Melanome an der Haut lokalisiert, eines extrakutan (Halsmark). Die Analyse verschiedener Faktoren der kutanen Tumoren zeigte, daß die schwangeren Patientinnen häufiger noduläre und dickere Melanome aufwiesen und sich zum Zeitpunkt der Diagnose häufiger im Stadium II mit regionären Lymphknotenmetastasen befanden. In unserem Kollektiv war die Prognose der schwangeren Patientinnen mit Melanom ernst. Die mittels aktuarischer Methode bestimmte 5-Jahres-Überlebensrate lag bei knapp 50%, die 8-Jahres-Überlebensrate bei 0%.

Schlüsselwörter: Malignes Melanom, Schwangerschaft.

Summary

Among 166 women of childbearing age treated for malignant melanoma in our clinic between 1960 and 1988, 17 developed the tumor during pregnancy or up to 6 months thereafter. There were 16 cutaneous melanomas and one extracutaneous (meningeal) melanoma. The analysis of various factors for the former showed that the pregnant patients presented more often with nodular melanomas, somewhat thicker tumors, and with regional lymph node metastases. The prognosis was poor for the pregnant patients, with a 5-year survival rate of about 50% and an 8-year survival rate of 0%.

Einleitung

Die in vielen Ländern beobachtete Zunahme der Inzidenz des malignen Melanoms hat zu einer intensiven Beschäftigung mit diesem facettenreichen Tumor geführt. Außer dem prognostisch wichtigsten Faktor Tumordicke scheinen auch die Lokalisation und das Geschlecht einen gewissen Einfluß auf die Prognose zu haben mit Vorteilen für Frauen [1, 4]. Wahrscheinlich spielen dafür hormonelle Faktoren eine Rolle, obwohl der oder die Mechanismen nicht bekannt sind. Bemerkenswerterweise ließen sich in Melanomgewebe weder Östrogen- noch Gestagen-Rezeptoren in nennenswerter Menge nachweisen [8].

Im Hinblick auf mögliche Einflüsse hormoneller Art ist von besonderem Interesse, ob eine Schwangerschaft mit ihrer besonderen hormonellen Konstellation Einfluß auf den Verlauf der Melanomkrankheit hat. Die überwiegend kasuistisch orientierte Literatur ergibt keinen eindeutigen Trend, überwiegend wird aber von einem eher verschlechternden Einfluß einer Schwangerschaft ausgegangen [4, 9].

Wir haben deshalb die Unterlagen der in unserer Klinik im Verlauf von über 28 Jahren behandelten Melanompatientinnen im gebärfähigen Alter analysiert trotz der Tatsache, daß die Angaben in den Unterlagen über einen solch langen Zeitraum hinweg nicht immer vollständig sind. Eine Interpretation der Daten muß deshalb mit der gebotenen Zurückhaltung erfolgen.

Untersuchungsgut

Ausgewertet wurden die Daten von Patientinnen im Alter zwischen 15 und 45 Jahren, die wegen eines malignen Melanoms zwischen Januar 1960 und Mai 1988 in unserer Klinik behandelt wurden. Von insgesamt 166 auswertbaren Fällen dieser Altersgruppe trat das Melanom bei 17 (= 10,2%) während oder bis zu 6 Monate nach Beendigung einer Schwangerschaft auf. Bei allen Patientinnen wurde das Wachstum des Tumors bzw. der Tumor selbst aber während der Schwangerschaft bemerkt. In einem Fall trat das Melanom im Halsmark auf. Die Analyse stützt sich daher nur auf die verbleibenden 16 Fälle mit einem malignen Melanom der Haut.

Außer den üblichen Daten zur Sozial- und gynäkologischen Anamnese wurden folgende, den Tumor betreffende Variablen bestimmt: Typ und Lokalisation, Invasionstiefe nach Clark und maximale vertikale Tumordicke nach Breslow. Diese letzteren Variablen waren für alle Patientinnen fast vollständig zugänglich, während dies bei anderen, insbesondere anamnestischen Daten, nicht der Fall war. Dies ist aufgrund des retrospektiven Charakters der Untersuchung über einen extrem langen Zeitraum hinweg nicht anders zu erwarten, für die Fragestellung auch nicht entscheidend. Eine Analyse der Häufigkeitsverteilungen für die einzelnen Variablen mittels chi-Quadrat-Test wurde zwar durchgeführt, die Ergebnisse werden aber wegen der unterschiedlichen Altersverteilung (s.u.) nicht aufgeführt [9]. Die Überlebenszeitkurve wurde mittels aktuarischer Methode bestimmt, deren Ergebnisse mit der Kaplan-Meier-Statistik vergleichbar sind [7].

Ergebnisse

Das Durchschnittsalter der schwangeren Patientinnen lag mit 26,7 Jahren deutlich niedriger als das der Vergleichsgruppe der übrigen Patientinnen mit 33,4 Jahren. Die Ergebnisse für die Variablen: Typ des Primärtumors, Tumordicke und Stadium der Erkrankung sind in den Abb. 1–3 graphisch dargestellt. Hinsichtlich der Lokalisation des Tumors bestanden keine wesentlichen Unterschiede. Die Abbildung 1 zeigt aber, daß schwangere Patientinnen häufiger noduläre Melanome hatten. Der Anteil dickerer Melanome (> 3 mm) war bei dieser Gruppe entsprechend höher (Abb. 2), außerdem lagen häufiger Stadium II Tumoren mit regionären Lymphknotenmetastasen (Abb. 3) vor. In Abb. 4 ist die Überlebenskurve für die schwangeren Patientinnen dargestellt. Die 5-Jahres-Überlebensrate betrug in unserem Kollektiv nur knapp 50%, die 8-Jahres-Überlebensrate lag bei 0%.

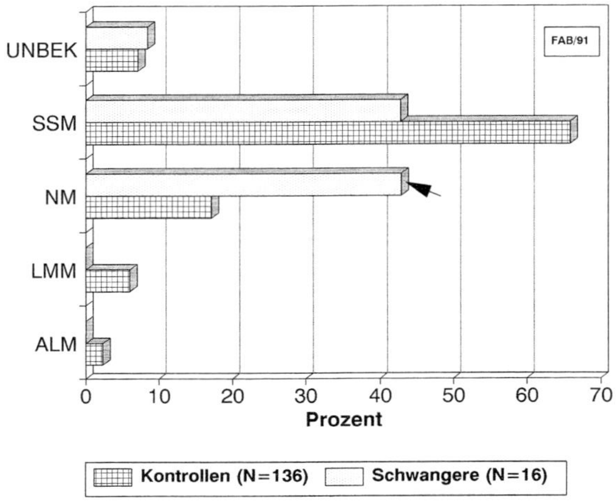

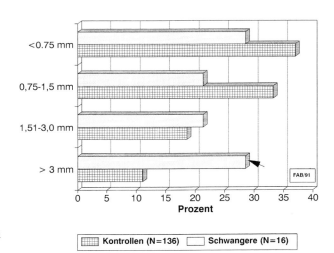

Abb. 1. Typ des Primärtumors bei Melanomen in der Schwangerschaft und bei Kontrollpatientinnen. Der Pfeil markiert den auffallend hohen Anteil nodulärer Melanome (Unbek = unbekannter Typ; SSM = oberflächlich spreitendes Melanom; NM = noduläres Melanom; LMM = Lentigo-maligna-Melanom; ALM = akral-lentiginöses Melanom)

Abb. 2. Maximale vertikale Tumordicke. Der Pfeil markiert den höheren Anteil dickerer Tumoren bei den Schwangerschaft-assoziierten Melanomen

Diskussion

Die Analyse der Daten von 16 Patientinnen mit Schwangerschaft-assoziiertem Melanom der Haut bestätigt die von verschiedenen Untersuchern geäußerte Auffassung, daß sich eine Schwangerschaft negativ auf den Verlauf der Melanomkrankheit auswirkt [4, 9]. Da nur höheres Lebensalter mit einer etwas schlechteren Prognose assoziiert ist [1], ist anzunehmen, daß das niedrigere Durchschnittsalter unserer schwangeren Patientinnen die Vergleichbarkeit der Daten nicht wesentlich beeinträchtigt hat. In unserem Kollektiv zeigten die schwangeren Patientinnen eine ungünstige Konstellation mit eher nodulären und dickeren Melanomen und häufigeren Lymphknotenmetastasen zum Zeitpunkt der Diagnose.

Aus immunologischer Sicht besonders interessant ist die Tatsache, daß das mütterliche Immunsystem während der Schwangerschaft in gewissem Umfang

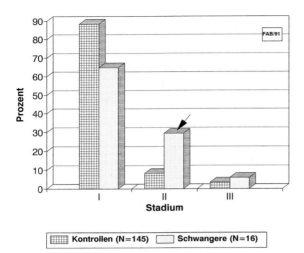

Abb. 3. Tumorstadium (I = nur Primärtumor; II = regionäre Lymphknotenmetastasen; III = Fernmetastasen). Der Pfeil markiert den höheren Anteil von Stadium II Tumoren bei den schwangeren Frauen

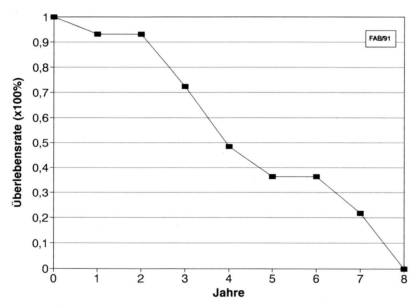

Abb. 4. Überlebenskurve der Patientinnen mit Schwangerschaft-assoziiertem Melanom (aktuarische Methode)

supprimiert ist, da ja der Foetus zumindest partiell ein Allotransplantat darstellt [2]. Möglicherweise öffnet dies eine Art „immunologisches Fenster", welches das Wachstum maligner Tumoren begünstigt. Dieser Mechanismus, der für maligne Lymphome wahrscheinlich erscheint, ist auch beim Melanom denkbar. Im Fall des spinalen Melanoms im HWS-Bereich (Fall 17) wurde das Melanom erst während der Schwangerschaft manifest, nachdem schon mehr als zwei Jahre vorher passagere sensible Ausfälle aufgetreten waren [9].

Insgesamt legen unsere Daten den Schluß nahe, daß eine Schwangerschaft einen ausgesprochen negativen Einfluß auf den Verlauf der Melanomkrankheit hat. Ein derart deutlich negativer Einfluß wie in unserem Kollektiv wurde aber in keiner anderen Studie gefunden [4]. Lediglich Houghton et al. [5] berichten über eine wesentlich schlechtere Prognose bei ihren schwangeren Patientinnen.

Trotz des negativen Einflusses einer Schwangerschaft auf das Melanom kann die Frage, ob gegebenenfalls eine Interruptio angezeigt ist, nicht pauschal bejaht werden [6, 12]. Die Entscheidung ist in jedem Einzelfall und nur nach intensiver Beratung mit der Schwangeren zu treffen. Eine hormonelle Kontrazeption dagegen erscheint bei Melanompatientinnen nicht indiziert, zumindest soweit andere Methoden der Empfängnisverhütung möglich sind [3, 12].

Über mögliche Ursachen für den ungünstigen Verlauf des Schwangerschaftassoziierten Melanoms bei den von uns untersuchten Patientinnen kann nur spekuliert werden, da retrospektive Untersuchungen wie diese mit einer Reihe von Problemen behaftet sind. Genauere Aufschlüsse sind nur im Rahmen einer großen, sorgfältig geplanten, prospektiven und kontrollierten Studie möglich. Erste Ansätze dazu sind im Rahmen der AG „Malignes Melanom" in der DDG erkennbar.

Literatur

1. Balch CM, Soong S-J, Shaw HM, Milton GW (1985) An Analysis of Prognostic Factors in 4000 Patients with Cutaneous Melanoma. In: Balch CM, Milton GW, Shaw HM, Soong S-J: Cutaneous Melanoma. Clinical Management and Treatment Results Worldwide. J B Lippincott, Philadelphia, 321–352
2. Banks PM (1985) Pregnancy and lymphoma. Arch Pathol Lab Med 190:802
3. Holly EA (1986) Cutaneous melanoma and oral contraceptives: a review of case-control and cohort studies. In: Gallagher RP (ed) Epidemiology of malignant melanoma. Recent Results in Cancer Research, Vol 102. Springer, Berlin Heidelberg New York, S 108–117
4. Holly EA (1986a) Melanoma and pregnancy. In: Gallagher RP (ed) Epidemiology of malignant melanoma. Recent Results in Cancer Research, Vol 102. Springer, Berlin Heidelberg New York, S 118–126
5. Houghton AN, Flannery J, Viola MV (1981) Malignant melanoma of the skin occurring during pregnancy. Cancer 48:407–410
6. Korting GW (1980) Haut- und Geschlechtskrankheiten der Mutter als Indikation zur Einleitung einer Interruptio. Hautarzt (Suppl) 31:9–12
7. Lee ET (1980) Statistical Methods for Survival Analysis. Lifetime Learning Publications, Belmont, California
8. Luderschmidt Ch (1986) Hormonrezeptoren bei malignen Melanomen. Verh Dtsch Ges Pathol 70:488
9. Mzyk RC Schwangerschaft und malignes Melanom der Haut: Analyse der Fälle der Universitäts-Hautklinik Homburg/Saar zwischen 1960 und Mai 1988 und Literatur-Übersicht. Dissertation, Medizinische Fakultät der Universität des Saarlandes, 1989
10. Shaw HM, Milton GW, Farago G, McCarthy WH (1978) Endocrine influences on survival from malignant melanoma. Cancer 42:667–669
11. Shiu MH, Schottenfeld D, McLean B, Fortner JB (1976) Adverse effects of pregnancy on melanoma: a reappraisal. Cancer 37:181–182
12. Zaun H (1983) Schwangerschaft und Ovulationshemmer als Risikofaktoren beim malignen Melanom. Hautarzt 34:593–595

Maligne Tumoren der Altershaut

R. P. A. MÜLLER

Zusammenfassung

Der natürliche Alterungsprozeß ist physiologisch, komplex, zielgerichtet und nahezu irreversibel. Ein markantes Kennzeichen der Altershaut ist die hohe Inzidenz an malignen Tumoren. Dafür verantwortlich sind einerseits endogene Faktoren, wie die Abnahme von Leistungen des Immunsystems und andererseits wirken exogene Noxen ständig auf das Hautorgan ein, so daß im Alter ein stärkerer kumulativer Gesamtschaden resultiert.

Der Anteil älterer Menschen wird in den nächsten Dekaden ansteigen und daher werden wir künftig mit noch mehr malignen Hauttumoren konfrontiert werden. Eine noch stärkere Inzidenzzunahme dürfte aus ökologischen Gründen auf uns zukommen, wenn es uns nicht gelingt eine bessere primäre Prävention zu betreiben.

Im Vordergrund des Interesses ätiologischer Hauttumor-Forschung stehen die Wirkungen des Lichtes und immunologische Vorgänge. Nahezu 80% aller malignen Hauttumoren sind in belichteten Körperarealen lokalisiert und haben das Licht, wenn nicht als Haupt- so mindestens als Co-Faktor gemeinsam. Auch das Immunsystem unterliegt einem Alterungsprozeß. Vor allem die zelluläre Immunität zeigt deutliche altersbedingte Charakteristika. Zentrale Bedeutung hat dabei der Verlust der natürlichen Killer-Zell-Aktivität, sowohl bei der altersunabhängigen als auch bei der altersbedingten Tumorhäufung. Die abnehmende physiologische Leistungsfähigkeit, die altersbedingte Expression der Onkogene sowie die senile Immundefizienz und der chronisch-kumulative Gesamtschaden exogener Noxen sind Erklärungen für die Inzidenzzunahme maligner Tumoren der Altershaut.

Schlüsselwörter: Tumoren der Altershaut, Bevölkerungsstatistik, Karzinogenese.

Summary

The natural aging process is physiological, complex, continuous and practically irreversible. A prominent characteristic of senile skin is the high incidence of malignant tumors. Responsible for this are endogenic factors such as the declining performance of the immune system as well as exogenic noxae which continually influence the skin, so that, in old age, a higher degree of total cumulative damage results. The proportion of elderly people will increase in coming decades and, as a consequence, we shall be confronted with even more malignant skin tumors in the future. An even higher increase in incidence may be expected due to environmental reasons, if we do not succeed in improving primary prevention. The main attention in research into the etiology of skin tumors is focussed on the effects of light and on immunological processes. Almost 80% of all malignant skin tumors are located in areas of the body exposed to light and have light in common, when not as a main causative factor, at least as a cofactor. The immune system also is subject to an aging process. In particular, cellular immunity shows characteristics clearly dependent on age. A key role in this is played by the loss of natural killer cell activity, in the accumulation of tumors dependent on age as well as in those independent of age. Declining physiological performance, the expression of oncogenes due to age as well as senile immunodeficiency and the chronic cumulative damage resulting from exogenic noxae are explanations for the higher incidence of malignant tumors in senile skin.

Der natürliche Alterungsprozeß ist ein programmatisch-dynamischer Vorgang, physiologisch sehr komplex, zielgerichtet und nahezu irreversibel.

Die weltweit beobachtete Zunahme der Inzidenzzahlen maligner Hauttumoren und die höhere Lebenserwartung sowie die Expositionsintensivierung mit Karzinogenen machen die epidemiologische und ätiologische Forschung zum integralen Bestandteil der dermato-onkologischen Arbeit.

Vor dem Hintergrund der Tatsache, daß in vielen Ländern für die kommenden Jahrzehnte eine deutliche Zunahme des Prozentsatzes älterer Mitmenschen prognostiziert wird, erhält die Forschung zum Thema „Tumoren der Altershaut" einen besonderen Stellenwert.

Einige Autoren differenzieren ein Zeitaltern auf der Basis einer genetischen Fixierung und durch endogene Faktoren bestimmt, sowie ein Umweltaltern, bei welchem vorwiegend exogene Faktoren entscheidend sind [7, 11, 22]. Gelegentlich werden auch andere Vorgänge mit dem Begriff „Alterung" belegt — insbesondere die sogenannte Lichtalterung, doch haben diese Vorgänge zumeist per se nichts mit der chronologischen Alterung zu tun [12, 18].

Als Trennorgan zwischen exogen und endogen können sich an der Haut Noxen generell akut-intensiv und/oder chronisch-kumulativ auswirken. Die am charakteristischen Aufbau der Haut beteiligten Zelltypen sind diesen Noxen ausgesetzt und nach erfolgter maligner Transformation können die jeweiligen Hauttumortypen entstehen. Diese realisierenden Umstände werden heute im Bereich der immunologischen Situation des Organismus gesucht [1, 6, 16]. Die Reproduzierbarkeit der Tumoren findet einerseits in den speziellen Ausgangszelltypen und andererseits in den tumorrelevanten Onkogenen eine logische Basis [17, 19].

Epidemiologische Studien zeigten, daß die Altershaut, bzw. die Haut des alternden Menschen, häufigster Sitz maligner Tumoren ist [9, 14]. Daher ist die Frage zu eruieren, welche Leistungen zum einen die Alterung der Haut charakterisieren und zum anderen, wie diese im Zusammenhang mit dem häufigen Entstehen maligner Tumoren zu bewerten sind.

Das Immunsystem unterliegt ebenfalls einem Alterungsprozeß und weist einige altersspezifische Charakteristika auf. Obwohl die Zahlen der immunkompetenten Zellen im Alter relativ konstant bleiben und nur geringe Abweichungen zu Messungen an jüngeren Personen aufweisen, ergeben sich aber bei den Funktionsanalysen und bei der Betrachtung von Zell-Subpopulationen evidente Unterschiede [2, 3]. Die altersbedingte Reduktion der Leistung des Immunsystems ist sicherlich ebenso ein Korrelat zur Inzidenzsteigerung der Hauttumoren im Alter, wie dies für die kumulative Gesamtdosis tumorrelevanter Noxen seit langem sowohl experimentell wie empirisch bekannt ist.

Unter den exogenen Noxen nimmt das Licht eine herausragende Stellung ein [21]. Ca. 80% – 90% aller Hauttumoren haben das Licht hinsichtlich ihrer Karzinogenese entweder ausschließlich oder zumindest als Kofaktor gemeinsam [7, 14]. Etwas anders gelagert ist die Bedeutung chemischer Stoffe bezüglich der Karzinogenese. Experimentell gewonnene Daten und diverse klinische Beobachtungen zeigten, daß gewisse Chemikalien einen direkten, altersunabhängigen Einfluß auf die Zellen nehmen [5, 20].

Waren bis vor einigen Jahren die somatische Mutation und/oder die virale Infektion Diskussionsgegenstand hinsichtlich der Karzinogenese, dann erlaubt uns heute das Onkogen-Modell diese historischen Ansichten vereinheitlichend zusammenzufassen. Somatische Zellen besitzen eine altersabhängige Variabilität ihrer Onkogen-Expression. Manche Autoren sind der Meinung, daß bei der Karzinogenese mehrere Onkogene regulierend zusammenspielen müssen und daß dann noch andere Faktoren notwendig sind, damit die genetisch fixierte Information realisiert werden kann [19].

Bevölkerungsstatistik, Tumorhäufigkeit

Ausgehend von Mitteilungen im amerikanischen Schrifttum zur Bevölkerungsvorausschätzung bis zum Jahr 2000, wonach dann über 20% der Bevölkerung 65 Jahre und älter sein werden, lag es nahe, ähnliche Informationen für Deutschland zu recherchieren.

Die Vereinigung der beiden deutschen Staaten ergab im Jahre 1990 für Deutschland 77,8 Mio. Einwohner, davon waren ca. 10,8 Mio. Deutsche 65 Jahre und älter, bei einer durchschnittlichen Lebenserwartung von 70,5 Jahren für Männer und 76,5 Jahren für Frauen. Legt man eine ähnliche Schätzung wie für die USA zugrunde, dann wären im Jahre 2000 ca. 16 Mio. Einwohner in Deutschland 65 Jahre und älter.

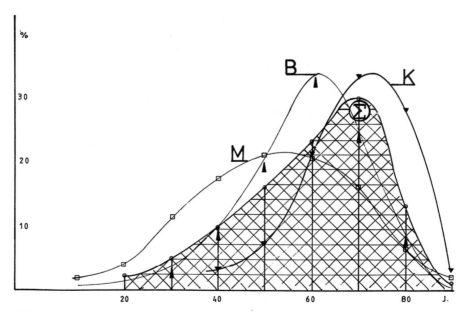

Abb. 1. Alterskurven der einzelnen Tumor-Typen. (*M* = Melanome, *B* = Basaliome, *K* = Karzinome, *E* = Gesamttumoren)

Eine in den Jahren 1985 und 1986 durchgeführte Analyse von 1663 malignen Hauttumoren erbrachte ein Häufigkeitsmaximum dieser Tumortypen um das 68. Lebensjahr und außerdem unterschiedliche Kurvenverläufe für die einzelnen Tumortypen (s. Abb. 1). Insgesamt können, und dies belegen auch weitere ähnlich projektierte Analysen, die malignen Hauttumoren als Tumoren des höheren Lebensalters bezeichnet werden (Literatur bei [14]).

Was die Angaben zur Inzidenz einzelner Tumortypen anbelangt, so ist man bislang, aufgrund des Fehlens eines zentralen Tumorregisters für Deutschland, auf Angaben kleinerer, regionaler Register angewiesen. Geht man von einer Schätzung von ca. 100 maligner Hauttumoren pro 100 000 Einwohner und Jahr aus, dann würde dies bedeuten, vor dem Hintergrund von 26% Einwohner, welche älter als 55 Jahre sind, daß aktuell ca. 22 000 Neuerkrankungen pro Jahr in Deutschland zu erwarten sind bei steigender Aussicht für die Zukunft.

Bei dieser Schätzung unberücksichtigt bleibt jedoch die weltweit berichtete Inzidenzzunahme der malignen Hauttumoren. Die vorgestellten Zahlen beziehen sich nur auf die Altersstruktur der Bevölkerung.

Im Jahre 1989 führte das Statistische Bundesamt eine Bevölkerungsvorausschätzung für die Bundesrepublik bis zum Jahre 2030 durch und kam darin auf 26,6% Einwohner 65 Jahre und älter für 2030 in den alten Bundesländern. Dies bedeutet einen Zuwachs von 11% an älteren Einwohnern zum Zustand 1991. Gleichzeitig wird eine 14%ige Abnahme der Gesamtbevölkerung im gleichen Zeitraum erwartet.

Die modifizierte Darstellung des Zahlenmaterials bis zum Jahr 2010, danach sind bis 2010 bereits 20,5% älter als 65 Jahre, zeigt deutlich, vor welch enormer Aufgabe die onkologische Dermatologie steht. Allein die prognostizierbare Altersverschiebung wird künftig die Zahlen für Hauttumoren ansteigen lassen (Tabelle 1).

Die Analyse zur Altersverteilung und Lokalisation maligner Hauttumoren zeigt, daß nur ca. 7% der Tumorträger jünger als 40 Jahre waren. In den vier Groß-Lokalisationen variieren die Maxima der Altersverteilungen. So liegt das Maximum im Kopf-Hals-Bereich zwischen dem 70. und 80. Lebensjahr und wird durch die hohe Besetzung an Basaliomen entscheidend bestimmt. An der Unteren Extremität mit einem Altersgipfel in der 5. Lebensdekade ist es der hohe Anteil an Melanomen, welcher die Verschiebung des Altersgipfels zu jüngeren Altersklassen bewirkt (Tabelle 2).

Tabelle 1. Bevölkerungsvorausschätzung 1991 – 2010 der alten Bundesländer (mod. nach Angaben des statistischen Bundesamtes 7. 9. 90)

	15 – 65 Jahre				65 Jahre und älter			
	♂ ♀		Total	%	♂ ♀		Total	%
1991 63 278 400	22,15/21,51		43 660 600	68,9	3,39/6,46		9 850 600	15,6
2000 64 300 400	21,72/21,21		42 927 200	66,8	4,26/6,76		11 016 700	17,1
2010 62 295 000	20,48/20,42		41 202 200	66,2	5,32/7,42		12 740 800	20,5

Tabelle 2. Altersverteilung und Lokalisationen maligner Hauttumoren

		0–10	11–20	21–30	31–40	41–50	51–60	61–70	71–80	81–90	>90
72,3%	Kopf-Hals	2	–	3	20	66	178	251	454	211	24
8,9%	Obere Extr.	–	1	2	13	21	36	34	31	7	3
9,9%	Stamm	–	–	8	14	26	39	45	29	4	1
8,4%	Untere Extr.	–	5	15	25	18	37	24	12	3	1
	Σ	2	6	28	72	131	290	354	526	225	29
	% von 1663	0,12	0,36	1,68	4,37	7,88	17,44	21,29	31,63	13,53	1,74

Diverse Aspekte zur Karzinogenese

Im Vordergrund des Interesses ätiologischer Forschungen stand und steht noch heute die Einwirkung des Lichtes auf die Haut. Von besonderem onkologischen Interesse sind dabei die Wellenlängen im Bereich von 280—315 nm (UV-B). Lichtquanten dieses Wellenlängenbereiches treten in Wechselwirkung mit DNA-Strukturen, beeinflussen die Tertiärstruktur des Kollagens und wirken außerdem immunsuppressiv [4, 20]. Die chronische Exposition führt zu einem kumulativen Gesamtschaden, welcher sich mikro- und makromorphologisch aber auch biochemisch und immunologisch nachweisen läßt [18, 22]. Summarisch wird dieses Ergebnis oft als Lichtalterung bezeichnet. Das Zeitaltern weist aber andere makro- und mikromorphologische Charakteristika auf (Tabelle 3). Der Lichteinfluß an der Haut manifestiert sich in einer Hautverdickung (Lichtschwiele) und in einer Reduktion der Mitoserate. Die Elastose, senil wie aktinisch, aber auch die senile und aktinische Keratose zeichnen für die Verwandtschaft beider Vorgänge.

In den Jahren 1970—1980 wiesen verschiedene Arbeitsgruppen die Wirkung der UV-Strahlung auf molekularer Ebene nach [10]. Danach kann der durch die UV-Strahlung gesetzte DNA-Schaden durch zelluläre Reparaturmechanismen behoben werden. Fallen diese Reparaturmechanismen aus oder werden sie durch eine zu große Zahl von Schadstellen überfordert, dann kann dies zum Ausgangspunkt der malignen Transformation werden. Bei der Quanten-Interaktion mit der DNA kommt es entweder zu einer Dimeren-Bildung durch eine chemische Zykloadditions-Reaktion, zu einer Cytosinhydratation oder zu einem DNA-Kettenabbruch. Diesen somatischen Mutationen stehen diverse Reparaturmechanismen, wie die Exzisionsreparatur(dark-repair) und die lichtabhängige Photoreaktivie-

Tabelle 3. Makro- und mikromorphologische Charakteristika des Zeitalterns

- Hautverdünnung
- Pigmentierung (Lentigo senilis)
- Keratosen (Senile, Follikuläre)
- Xerose
- Verstreichung der Retezapfen
- Senile Parakeratose
- Erhöhte Mitoserate

- Verminderte Drüsenfunktion
- Pseudonarben
- Gefäßfragilität
- Senile Elastose

Tabelle 4. Tumorhäufung *ohne* Altersbindung

- Noxenüberbelastung (spezielle/kumulativ)
- Altersakzeleration (z. B. Progerie)
- Gendefekte (z. B. Xeroderma pigmentosum)
- Immunsuppression (Transplantation)
- Immundefekte (z. B. AIDS)

rung gegenüber − beide Reparaturmechanismen zeigen aber im Alter eine reduzierte Kapazität [10, 16].

Bei Überlegungen zur Genese maligner Hauttumoren ist auch zu differenzieren in solche Gruppen, welche keine Altersbindung aufweisen. In Tabelle 4 sind
exemplarisch einige ätiologische Ursachen für Tumorhäufungen ohne Altersbindung zusammengestellt.

Sowohl experimentell wie epidemiologisch konnte gezeigt werden, daß unter
dem Einfluß spezieller onkogener Noxen (Strahlen, chemische Verbindungen und
div. Viren-Typen) gehäuft maligne Hauttumoren auftraten. In anderen Experimenten wurde der Nachweis einer kumulativen Noxenwirkung erbracht [16, 21,
22].

Bei Erkrankungen mit einer ausgeprägten Altersakzeleration, wie z. B. der
Progerie, werden gehäuft maligne Hauttumoren beschrieben. Welchen Anteil dabei die „pathologische Alterung" oder eine evtl. gleichzeitig bestehende Dysfunk-
tion der Immunologie hat, ist bis heute noch nicht geklärt.

Bereits im Jahre 1977 veröffentlichten Hoxtell und Mitarbeiter Zahlen über
eine erhöhte Hauttumor-Rate bei nierentransplantierten Patienten mit immun-
suppressiver Therapie [8]. In der Folgezeit erschien eine Flut von Mitteilungen zur
Tumorentstehung unter immunsuppressiven Therapieregimen. Dieser, zunächst
als therapiebedingter Nebeneffekt, deklarierte Umstand rückte in den letzten Jahren immer mehr in den Mittelpunkt des wissenschaftlichen Interesses. Schließlich
kamen mit der AIDS-Problematik, bei welcher ebenfalls eine Tumorhäufung ohne Altersbindung besteht, weitere Erkenntnisse hinzu.

Das klassische Hauttumormodell − das Xeroderma pigmentosum − erfuhr
in den letzten Jahren eine echte Renaissance. Als in den 80er Jahren zwei weitere
Erkrankungen mit einer UV-Hypersensitivität und genetisch fixiertem Defekt des
Reparaturmechanismus (Cockayne-Syndrom und Trichothiodystrophie) beschrieben wurden und bei beiden Erkrankungen keine erhöhte Inzidenz an Hauttumoren festgestellt wurde, hob die Diskussion zur Photo-Karzinogenese erneut an.
Die Arbeiten von Norris und Mitarbeiter zeigten, daß XP-Patienten eine abnorm
niedrige Killer-Zell-Aktivität aufweisen. Dagegen zeigen Patienten mit dem
Cockayne-Syndrom und der Trichothiodystrophie eine normale Aktivität [13, 15].

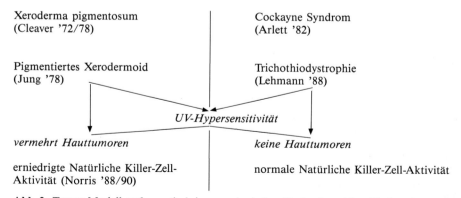

Abb. 2. Tumor-Modell auf genetisch-immunologischer Basis ohne Altersbindung

Tabelle 5. Immunologische Parameter des Alterns (zusammengestellt nach Bauer u. Böhm 1989)

* IgM-Produktion ↓
* Antikörper-Produktion ↓
* Auto-Antikörper-Produktion ↑

− Sensibilisierungs-Fähigkeit ↓
− Lymphozytentransformationsfähigkeit ↓
− Zellvermittelte Immunantwort ↓
− CD3$^+$/CD8$^+$-Abnahme
− Lymphokin-Produktion ↓
→ *Natürliche Killer-Zell-Aktivität ↓*

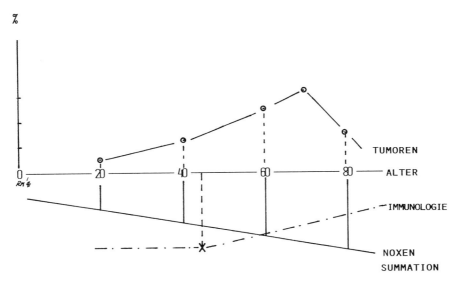

Abb. 3. Zeitliche Abhängigkeit zwischen Tumoren, Noxen und Immunologie

Die Abb. 2 faßt die wesentlichen Daten zum Tumor-Modell auf genetisch-immunologischer Basis ohne Altersbindung zusammen.

Die Erkenntnisse aus dem Tumor-Modell ohne Altersbindung leiten über zu Fragen der immunologischen Leistungen der Altershaut und deren Bedeutung für die hohe Tumorinzidenz im Alter.

Die Abnahme von Leistungen und Toleranzbreiten des Immunsystems im Alter ist sicherlich ein weiteres Korrelat zur allgemeinen Inzidenzsteigerung der Tumoren und für die Hauttumoren im Speziellen. Sowohl die humoralen als auch die zellulären Immunparameter zeigen altersspezifische Charakteristika (Tabelle 5). Dabei weist das T-Zell-System deutlichere Veränderungen als das humorale System auf. Ein wesentlicher Grund dafür ist die altersabhängige Thymusinvolution. Etwa nach der Hälfte der durchschnittlichen Lebenserwartungszeit (ca. 38 LJ) ist die Thymusinvolution abgeschlossen [2]. Dieser Tatsache steht gegenüber, daß der Noxeneinfluß weiter besteht und im Laufe der Jahre die kumulative

Gesamtdosis ständig wächst. Somit wird die Tumorrealisation im Alter einerseits durch die kumulative Gesamtdosis und andererseits durch die Involution des Immunsystems immer wahrscheinlicher (Abb. 3). Diese eher theoretischen Überlegungen finden ihren Beleg in der beobachteten hohen Inzidenz an malignen Tumoren der Altershaut.

Literatur

1. Allen JI, Perri RT, McClain CJ, Kay NE (1983) Alternatives in human natural killer cell activity and monocyte cytotoxicity induced by zinc deficiency. J Lab Clin Med 102:577−589
2. Bach JF, Carnaud C (1976) Thymic factors. Prog Allergy 21:342−408
3. Bauer R, Böhm I (1989) Immunologie im Alter. Z Hautkr 64 (11):962−968
4. Czernielewski M, Masouye I, Pisani A (1988) Effect of aging and chronic sun-exposure on Langerhans cell densities in human epidermis. Photodermatology 5:116−120
5. Eichmann F (1981) Cancer cutanees professionals. J Med Esthet Chir Derm 8 (29):12−14
6. Hersey P, MacDonald N, Burns C (1987) Analysis of the effect of a sunscreen agent of natural killer cell activity induced in human subjects by radiation from solarium lamps. J Invest Dermatol 88:271−276
7. Hönigsmann H (1989) UV-induzierte Hautalterung und Karzinogenese. In: Meigel W (Hrsg) Altersbedingte Hautveränderungen. Editiones Roche, pp 19−26
8. Hoxtell EO et al. (1977) Incidence of skin carcinoma after renal transplantation. Arch Dermatol 113:436−442
9. Jones EW (1990) Some special skin tumours in the elderly. Br J Dermatol 122 (35):71−75
10. Jung EG (1981) Biologische Grundlagen des UV-Schadens. In: Petres J, Müller RPA (Hrsg) Präkanzerosen und Papillomatosen der Haut. Springer, Berlin Heidelberg New York, pp 97−100
11. Kindl G, Raab W (1988) Licht und Haut. 2. Auflage. Govi-Verlag, Frankfurt/Main
12. Kurban RS, Bhawan J (1990) Histologic changes in skin associated with aging. J Dermatol Surg Oncol 16/10:908−914
13. Lehmann AR, Bridges BA (1990) Sunlight-induced cancer: some new aspects and implications of the xeroderma pigmentosum model. Brit J Derm 122 (35): 115−119
14. Müller RPA, Petres J (1984) Semimaligne und maligne Tumoren der Haut im Kopf-Hals-Bereich. In: Müller RPA, Friederich HC, Petres J (Hrsg) Operative Dermatologie im Kopf-Hals-Bereich. Fortschr d op Derm, Bd 1, Springer, Berlin Heidelberg New York Tokyo
15. Norris PG, Limb GA, Hamblin AS, Hawk JLM (1988) Impairment of natural-killer-cell activity in xeroderma pigmentosum. J Invest Dermatol 94:1668−1669
16. Roberts LK, Lynch DH, Samlowski WE, Daynes RA (1989) Ultraviolet radiation and modulation. In: Noris DA, (ed) Immune mechanisms in cutaneous disease. Marcel Dekker Inc, New York Basel
17. Rowley JD (1983) Human oncogene locations and chromosome aberations. Nature 301:290−291
18. Taylor ChR, Stern RS, Leyden JJ, Gilchrest BA (1990) Photoaging/photodamage and photoprotection. J Am Acad Dermatol 22(1):1−15
19. Trent JM, Rosenfeld SB, Meyskens FL (1983) Chromosome 69 involvement in human malignant melanoma. Cancer Genet Cytogenet 9/2:177−180
20. Uitto J, Fazio MJ, Olsen DR (1989) Molecular mechanisms of cutaneous aging. J Am Acad Dermatol 21:614−622
21. Urbach F (1980) Ultraviolett radiation and skin cancer in man. Prev Med 9(2):227−230
22. Yaar M, Gilchrest B (1990) Cellular and molecular mechanisms of cutaneous aging. J Dermatol Surg Oncol 16/10:915−922

Die Röntgenweichstrahlentherapie als Alternative bei älteren Patienten

R. G. PANIZZON

Zusammenfassung

Nebst Malignomen können häufig auch *gutartige Hautveränderungen* mit einer Röntgentherapie günstig beeinflußt werden, vorausgesetzt, daß die Therapie rechtzeitig begonnen wird. Bei einem generalisierten Pruritus ist der Effekt der Strahlenbehandlung, insbesondere mit der Fernbestrahlung, eklatant. Ferner sind chronisch-licheninfizierte Ekzeme im Alter nicht allzu selten und der Therapeut weiß die Möglichkeit der Strahlenbehandlung anstelle von fluorierten Kortikosteroiden bei der atrophen Altershaut sehr zu schätzen. Weniger bekannt, jedoch sehr dankbar, ist die Strahlenbehandlung mit kleinen Dosen für schmerzhafte Ulcera cruris. Weiter können auch Patienten mit hartnäckigem Pruritus ani bzw. vulvae von einer Grenzstrahlenbehandlung profitieren. Die Behandlung von *Tumoren* ist bei älteren Leuten als ideal zu bezeichnen. Werden ältere Leute mit einem Malignom befragt, ob sie dieses chirurgisch entfernt oder bestrahlt haben möchten, ziehen diese Patienten meistens das letztere vor. Erwähnen möchten wir das Pseudokarzinom Keratoakanthom, das wir wie ein Spinaliom behandeln. An Präkanzerosen zeigen ausgedehnte senile Keratosen, der Morbus Bowen, die Erythroplasie Queyrat, aber auch die Lentigo maligna sehr gute Heilungsergebnisse. Von den eigentlichen Hautmalignomen stellt das Basaliom die Indikation schlechthin dar. Um ein sehr gutes Ergebnis erzielen zu können, ist jedoch zu beachten, daß es sowohl unterschiedliche klinische Formen als auch histologische Untertypen gibt, die verschieden gut auf die Röntgenbehandlung ansprechen. Das Spinaliom behandeln wir in der Regel gleich wie das Basaliom. Schließlich möchten wir noch die ausgezeichneten palliativen Ergebnisse bei Mycosis fungoides und dem Kaposi-Sarkom (klassischer Typ und AIDS-Typ) erwähnen. Hinweisen möchten wir noch auf die Möglichkeit der Strahlenbehandlung ausgedehnter Lentigo maligna-Melanome, die wir nicht länger als strahlenresistent betrachten sollten. Die Radiotherapie ist für den älteren Patienten schmerzlos, ambulant möglich, funktionell erhaltend, aber der Patient muß jedoch zu mehreren Sitzungen kommen. Für eine weitergehende Information empfehlen wir die Monographie „Modern Dermatologic Radiation Therapy".

Schlüsselwörter: Röntgenweichstrahlentherapie, Präkanzerosen, Basaliom/Spinaliom, Lentigo maligna Melanom, Mycosis fungoides/Kaposi-Sarkom, ältere Patienten

Summary

Not only skin tumors but also *benign skin diseases* may be treated successfully with radiotherapy. Generalized intractable pruritus, for example, responds after only a few sessions of teleroentgentherapy. Chronic and recurrent eczemas are often a problem for the treating physician, especially in elderly atrophic skin where corticosteroids are not a very good choice. A successful treatment modality, not often heard of, is radiotherapy with small single doses for painful leg ulcers. Elderly people often profit from radiotherapy for persistent anal or vulvar pruritus. *Skin tumors* in the elderly, especially basal cell carcinomas and squamous cell carcinomas, are the ideal indication for a radiotherapy. Other excellent indications are keratoacanthomas and large or extensive senile keratoses. Further indications with very good results in our experience are diseases such as Bowen's disease, Queyrat's erythroplasia and lentigo maligna. In addition excellent palliative results are obtained in mycosis fungoides and Kaposi's sarcoma, both the classical and the AIDS-related type. These tumors respond very well after few sessions of 2-Gy doses. Finally, we want to stress that lentigo maligna melanomas should no longer be considered radioresistant. Large facial lesions in elderly people constitute an excellent indication for radiotherapy. In conclusion, radiotherapy for the elderly patient is a painless procedure, is possible on an outpatient basis, and has excellent functional and cosmetic results. On the other hand, the patient has to attend for several sessions. Further information can be found in the monograph *Modern Dermatologic Radiation Therapy*.

Seit Miescher wird in unserem Hause die Möglichkeit der Röntgenweichstrahlentherapie neben dem chirurgischen Verfahren als Alternative angewendet. Dies nicht zuletzt auch auf Wunsch der Patienten.

Wir möchten hier auf folgende Aspekte eingehen: Vor- und Nachteile einer Röntgenweichstrahlentherapie, Besprechung der Krankheitsgruppen Morbus Bowen und Erythroplasie Queyrat, Basaliome und Spinaliome sowie Lentigo maligna und Lentigo maligna-Melanom.

Vor- und Nachteile einer Röntgenweichstrahlentherapie

Vorteile:

- ältere Patienten,
- antikoagulierte Patienten,
- physisch und psychisch geschwächte Patienten,
- Patienten bzw. Lokalisation mit Neigung zu Keloiden,
- schmerzlos,
- kann ambulant durchgeführt werden,
- ist gewebeerhaltend,
- nicht sichtbare Tumoranteile können zerstört werden, d. h. relativ großer Sicherheitsabstand ist möglich.

Nachteile (die dem Patienten mitgeteilt werden müssen):

- mehrere Sitzungen sind notwendig,
- nach Karzinombestrahlungen (Basaliom und Spinaliom) sind keine Zweitbestrahlungen möglich,
- das kosmetische Resultat wird nach Jahren und insbesondere an Stamm und Extremitäten eher schlechter,
- Karzinomdosen führen zu Haarverlust.

Morbus Bowen und Erythroplasie Queyrat

Kleinere Läsionen dieser Diagnosen können ohne Zweifel chirurgisch entfernt werden. Wir kennen aber Beispiele von ausgedehnteren Herden, die eine mehrzeitige Operation bedingen. Oft findet sich ein Morbus Bowen an schwierigen Stellen, z. B. im Gesicht oder an den Händen, wo ein operativer Eingriff nicht immer ganz einfach ist. Ebenfalls kann eine Erythroplasie Queyrat an der Glans penis bzw. im Vulvabereich nach Exzision zu einem funktionell entstellenden Resultat führen. Für beide Diagnosen und bei entsprechenden Lokalisationen hat sich eine Röntgenweichstrahlenbehandlung sehr bewährt.

Wir behandeln nach folgendem Schema:

Fraktionierung: 9 bis 10×400 cGy' oder
                   3 bis 4×800 cGy^2
Strahlenqualität: '20 kV (0,4 mm Al)
                   ^{2}12 kV (1,0 mm Cellon)
Zeitintervall: 2× pro Woche
TDF-Faktor: 79

Von 77 solchen Veränderungen bei 52 Patienten, nämlich 73 Läsionen mit Morbus Bowen und 4 Läsionen mit Erythroplasie Queyrat, stellten wir nach einer Kontrolldauer von drei Jahren nur zwei Rezidive fest, d. h. eine Heilungsrate von 97,4% [3].

Basaliom und Spinaliom

Mittelgroße Basaliome und Spinaliome im Gesicht stellen die Indikation 'par excellence' innerhalb der dermatologischen Radiotherapie dar [10]. Wir kennen jedoch Tumore, welche sich an schwierigen Lokalisationen befinden bzw. welche nach einer Behandlung ein funktionell einwandfreies Ergebnis ergeben sollten. Die Radiotherapie erweist sich hier, insbesondere an den Stellen wie Augenlider, Nase, Lippen und Ohrmuscheln, als ausgezeichnetes Verfahren. Ausschlußkriterien sind u. a. in Knorpel oder Knochen infiltrierende Basaliome bzw. Spinaliome. Mit Hilfe der Gewebehalbwertstiefe, d. h. mit der Strahlenqualität und dem Fokushautabstand, bestimmen wir die exakte Eindringtiefe der Röntgenstrahlen.

Das *Dosierungsschema* wäre hier:
für kleine Felder (bis 2 cm Durchmesser): 5 bis 6×800 cGy, 1× pro Woche
für Felder von 2−5 cm Durchmesser   : 10 bis 12×400 cGy, 2× pro Woche
für Felder über 5 cm Durchmesser   : 26 bis 30×200 cGy, täglich

Die Strahlenqualität beträgt, je nach Eindringtiefe des Tumors, 20, 30, 40 oder 50 kV mit den entsprechenden Filtern.
    Dieses, von Miescher empirisch aufgestellte Fraktionierungsschema hat sich nach dem neueren Nominal-Standard-Dose (NSD)-Konzept bewährt. Storck hat dies für die Röntgenweichstrahlentherapie adaptiert und einen sog. Time-Dose-Fractionation (TDF)-Faktor angegeben. Dieser Faktor ist zahlenmäßiger Ausdruck eines günstigen Verhältnisses zwischen Tumordosis und Schonung der umgebenden Haut. Ein Faktor von 100 wird mit unserem obigen Schema erfüllt. Diese Zahl wird als optimal angesehen [4, 7, 13].

Ein weiterer wichtiger Faktor für optimale Behandlungsergebnisse scheint uns der histopathologische Befund zu sein. Anhand von 433 Basaliomen und 490 Spinaliomen wurde der histopathologische Befund in Beziehung zur Rezidivrate gebracht. Die Untersuchungen ergaben, daß 5,1% der Basaliome mit vorwiegend solidem Anteil rezidivierten, wogegen szirrhös wachsende Basaliome eine Rezidivrate von 31% aufwiesen [2]. Bei den Spinaliomen zeigen sich ähnliche Verhältnisse, indem gut differenzierte Spinaliome (Broders Klasse I) eine Rezidivrate von 7,6%, die enddifferenzierten Spinaliome (Broders Klasse IV) eine solche bis zu 50% aufwiesen [9]. Diese Resultate sollten jedoch keineswegs bedeuten, daß in Einzelfällen nicht trotzdem eine Radiotherapie durchgeführt werden kann, allerdings müssen dann die Bestrahlungsparameter geändert werden, entweder
1. durch Anwendung höherer Einzeldosen (Einzeldosis mindestens größer als 400 cGy)   oder
2. Einsatz von schnellen Elektronen [12].
Zusammenfassend können wir sagen, daß die Röntgenweichstrahlentherapie bei mittelgroßen Basaliomen bzw. Spinaliomen von vorwiegend histologisch medulärem Wachstumstyp, ohne Infiltration in Knorpel oder Knochen, bei älteren Patienten ein nach wie vor ausgezeichnetes Therapieverfahren darstellt.

Lentigo maligna/Lentigo maligna Melanom

Wir glauben, daß innerhalb der Melanome im Hinblick auf die Radiotherapie, die Lentigo maligna und das Lentigo maligna-Melanom eine Sonderstellung einnehmen. Bereits Miescher hat auf das günstige Ansprechen der Lentigo maligna auf eine Röntgen-Grenzstrahlentherapie hingewiesen [8]. Wegen angeblich schlechtem Resultat an einer kleineren Patientenzahl ist diese Behandlung, insbesondere in den USA, etwas in Verruf geraten [6]. Wir sind deshalb der Meinung, daß anhand eines größeren Krankengutes die Resultate der Röntgentherapie bei diesen Diagnosen mit den chirurgisch behandelten Patienten verglichen werden sollten.

Wir konnten 104 Patienten mit histologisch gesicherter Lentigo maligna nachkontrollieren. Bei einer mittleren Nachkontrolldauer von 7,3 Jahren (bisher längste in Literatur erwähnte) konnten wir keine Rezidive feststellen, d. h. wir haben eine Heilungsrate von 100% [1, 11]. Dagegen zeigten die chirurgisch behandelten Patienten eine Heilungsrate von 84,6%.

Ähnlich sind die Verhältnisse für das Lentigo maligna-Melanom. Von 18 röntgenbestrahlten Patienten zeigten zwei ein Rezidiv, bei einer mittleren Nachkontrolldauer von 8,0 Jahren (längste bisher angegebene Zahl), die Heilungsrate betrifft somit 89,0%. Von 43 chirurgisch therapierten LMM-Patienten zeigten 7 ein Rezidiv bei einer mittleren Nachkontrolldauer von 3,9 Jahren. Die Heilungsrate beträgt hier 83,7% [1, 11]. Diese Resultate zeigen uns, daß die Röntgentherapie in bestimmten Situationen, d. h. größere Läsionen im Gesicht bei älteren Patienten, dem chirurgischen Verfahren in keiner Weise nachsteht. Diese guten Ergebnisse können nur erreicht werden, wenn höhere Einzeldosen [5] verwendet werden.

Die funktionell-kosmetischen Resultate sind übrigens ausgezeichnet. Es ist darauf hinzuweisen, daß der Pigmentgehalt nicht sofort nach Bestrahlung verschwindet und daß es bis zu einem Jahr dauern kann, bis diese sich zurückgebildet hat.

Literatur

 1. Alber R (1991) Vergleichende Untersuchung zur Behandlung der Lentigo maligna und des Lentigo maligna Melanoms: Röntgenweichstrahlentherapie und chirurgische Behandlung. Inaugural-Dissertation, Universität Zürich
 2. Ballinari M (1989) Die Röntgenweichstrahlentherapie des Basalioms unter besonderer Berücksichtigung der histologischen Wachstumsform. Inaugural-Dissertation, Universität Zürich
 3. Blank A, Schnyder UW (1985) Soft X-ray therapy in Bowen's disease and Erythroplasia of Queyrat. Dermatologica 171:89–94
 4. Goldschmidt H, Panizzon RG (1991) Modern dermatologic radiation therapy. Springer, New York, pp 65–85
 5. Harwood AR (1983) Conventional fractionated radiotherapy for 51 patients with lentigo maligna and lentigo maligna melanoma. Int J Rad Oncol Biol Phys 9:1019–1021
 6. Kopf AF, Barth RS, Gladstein AH (1976) Treatment of melanotic frecle with X-rays. Arch Derm 112:801–807
 7. Landthaler M, Braun-Falco O (1988) Application of TDF-factor in soft-X-ray therapy. In: Orfanos CE, Stadler R, Gollnick H (eds) Dermatology in five continents, Proc of 17th World Congr of Dermatology Berlin, May 24–29 1987. Springer, New York, pp 928–930
 8. Miescher G (1954) Über melanotische Praekanzerose. Oncologia 7:92–94
 9. Nadig M (1991) Die Röntgenweichstrahlentherapie des Spinalioms unter besonderer Berücksichtigung der histologischen Wachstumsform. Inaugural-Dissertation, Universität Zürich
10. Panizzon R (1981) Die Strahlentherapie der Basaliome. In: Eichmann F, Schnyder UW (eds) Das Basaliom. Springer, Berlin, pp 103–112
11. Panizzon R (1988) Radiotherapy of lentigo maligna and lentigo maligna melanoma. In: Dermatology in five continents, Proc of 17th World Congr of Dermatology Berlin, May 24–29 1987, ed: Orfanos CE, Stadler R, Gollnick H, Springer, New York, pp 930–932
12. Reisner K, Haase W (1988) Strahlentherapie maligner und benigner Hauterkrankungen. Kursmanuskript, pp 75–86, 119–138
13. Storck H (1978) Zur Strahlentherapie der Hautkarzinome unter besonderer Berücksichtigung der fraktionierten Bestrahlung. Zschr Hautkrh 53:67–74

Sachverzeichnis

Druck: Druckerei Zechner, Speyer
Verarbeitung: Buchbinderei Schäffer, Grünstadt